全国中医药行业高等教育"十四五"创新教材
中医骨伤科学器官系统整合系列教材

# 下肢骨伤疾病诊疗学

（供中医骨伤科学等专业用）

主　编　杨凤云　王　力

U0364289

全国百佳图书出版单位
中国中医药出版社
·北 京·

**图书在版编目（CIP）数据**

下肢骨伤疾病诊疗学 / 杨凤云，王力主编 . -- 北京：
中国中医药出版社，2023.12

ISBN 978 – 7 – 5132 – 8631 – 2

Ⅰ . ①下… Ⅱ . ①杨… ②王… Ⅲ . ①下肢骨—骨疾病—诊疗 Ⅳ . ① R681.8

中国国家版本馆 CIP 数据核字（2023）第 254199 号

**中国中医药出版社出版**

北京经济技术开发区科创十三街 31 号院二区 8 号楼
邮政编码　100176
传真　010-64405721
三河市同力彩印有限公司印刷
各地新华书店经销

开本 787×1092　1/16　印张 22.5　字数 503 千字
2023 年 12 月第 1 版　2023 年 12 月第 1 次印刷
书号　ISBN 978 – 7 – 5132 – 8631 – 2

定价　128.00 元
网址　www.cptcm.com

服 务 热 线　010-64405510
购 书 热 线　010-89535836
维 权 打 假　010-64405753

微信服务号　zgzyycbs
微商城网址　https://kdt.im/LIdUGr
官 方 微 博　http://e.weibo.com/cptcm
天猫旗舰店网址　https://zgzyycbs.tmall.com

如有印装质量问题请与本社出版部联系（010-64405510）

全国中医药行业高等教育"十四五"创新教材

中医骨伤科学器官系统整合系列教材

# 专家指导委员会

# 编写说明

为了更好地贯彻国务院办公厅《关于加快医学教育创新发展的指导意见》（国办发〔2020〕34号）的文件精神，我们组织知名骨伤专家撰写了国内首套"中医骨伤科学器官系统整合系列教材"。本套教材更加适应新时代骨伤教育教学改革需求，以骨伤亚学科疾病分类及骨伤规划教材大纲为基础，以提升骨伤亚学科教学教育质量为初衷，实现了中医学类整合教材从"无"到"有"的突破，力争要求学生早临床、多临床、反复临床。

《下肢骨伤疾病诊疗学》分为3篇：上篇为下肢诊疗基础，中篇为下肢部损伤，下篇为下肢骨病。编写结构在传统教材总论部分内容的基础上，按照病因病机、致病机制、诊查要点、临床分型、辅助检查、鉴别诊断、预防调护进行系统阐述，并添加了大量配套影像学图片，结合《医宗金鉴·正骨心法要旨》相关内容进行重新编排，以保证教材内容的创新与传承的统一。

本教材由长期从事临床和教学工作的教师联合编写而成。第一主编杨凤云起草编写大纲，审定全部书稿内容。第二主编王力协同审定整理全部书稿。全书手绘图片由杨文龙负责收集及后期修改，影像学图片由张期及张静坤负责整理修订。第一章由杨文龙、王力、张期、张静坤编写，第二章由杨文龙、刘翔、项翼编写，第三章由余兆仲、杨文龙、刘翔编写，第四章由王成远、杨文龙、周乔、康剑编写，第五章由廖宁罡、杨文龙、徐善强编写，第六章由裘兴栋、徐善强编写，第七章由徐善强、杨文龙、潘旭月编写，第八章由潘旭月、杨文龙编写，第九章由刘敏、杨文龙编写，第十章由涂宏、杨文龙编写，第十一章由杨文龙、邱明亮编写，第十二章由石雷、杨文龙、晁芳芳编写。

本教材在编写中难免有不足或疏漏之处，恳请广大读者批评指正，以便进一步修订提高。

《下肢骨伤疾病诊疗学》编委会

2023年12月

# 目　录

# 上篇 下肢诊疗基础

　　以常达变是中医学，尤其是骨伤专业在学习专科知识时的基本方法。只有充分掌握正常的解剖形态和功能，才能敏锐地察觉到伤病所表现出的异常改变，为后续的诊疗行为提供依据。《医宗金鉴·正骨心法要旨》中《手法总论》明确提到："盖一身之骨体，既非一致，而十二经筋之罗列序属，又各不同，故必素知其体相，识其部位，一旦临证，机触于外，巧生于内，手随心转，法从手出。"中医学不仅专注于脏腑经络的认知，同时也重视形于外的肢体躯干。《灵枢·经水》提出"若夫八尺之士，皮肉在此，外可度量切循而得之，其死可解剖而视之"的认知方法。中医骨伤对下肢的诊疗基础同样如上述，对体相的部位描述十分详细。《医宗金鉴·正骨心法要旨》卷八十九《四肢部》将下肢骨分为胯骨、环跳、大楗骨、膝盖骨、胻骨、踝骨、跗骨、足五趾骨、跟骨，并进行了详细描述，提出了相应的治则。

　　西医学对下肢生物力学的研究，不断为诊断和治疗下肢疾病提供重要的理论基础。有学者采用红外动作捕捉系统和数字录像机同步采集步态参数，并通过软件仿真建模计算下肢动力学参数，以研究幼儿多任务行走的步态及下肢生物力学特征。也有研究运用三维运动分析系统比较太极拳练习者中伴有膝关节疼痛者和健康练习者在太极拳习练时下肢生物力学的差异。在临床应用方面，有研究采用人工变密度法的固体各向微结构模型对鞋垫中后部进行拓扑结构优化，根据鞋垫受力区域分块进行力的加载和边界条件的设置，并采用选择性激光烧结方式打印热塑性聚氨酯橡胶补高鞋垫，从而改善下肢不等长患者的行走体验。

　　本篇对下肢临床解剖进行详细描述，用大量图像例证正常下肢常见的影像学表现，并详细叙述各种影像学测量方法，分为髋、膝、踝关节来论述下肢生物力学的互相影响，以指导下肢疾病的诊断及康复。

# 第一章　下肢解剖及影像学基础

**【学习目标】**

1. 掌握下肢骨与关节临床解剖特点和正常影像学表现。
2. 熟悉下肢常用临床角度、解剖及其意义。
3. 了解下肢康复锻炼及生物力学要点。

## 第一节　下肢临床解剖学

下肢是指人体腹部以下部分，上端与躯干部直接连接，包括臀部、会阴部、股部、膝部、小腿部和足部，具有支撑体重、维持身体直立、维持人体行走和运动的功能，故下肢骨骼较上肢粗壮，骨连结形式更复杂，关节的辅助结构多而坚韧，关节的稳定性大而灵活性小，下肢肌肉也较上肢肌肉更发达。

### 一、骨学

下肢骨分为下肢带骨和自由下肢骨。

### （一）下肢带骨

下肢带骨即髋骨，是不规则扁骨，由髂骨、耻骨和坐骨融合而成，上份偏阔，中份窄厚，下份有一大孔称闭孔。16 岁以前髋骨由软骨连结，此后逐渐骨化融为一骨，三骨融合处为一个呈倒置杯形的深凹，称为髋臼，位于髋骨外侧的中部，朝向前下方。除髋臼窝（中央凹陷处）外均覆以关节软骨，包绕股骨头构成髋关节（图 1-1）。

**1. 髂骨**　髂骨位于髋骨的后上部，由髂骨体和髂骨翼组成。髂骨体位于髂骨的下部，形态肥厚，结构坚固，是构成髋臼上 2/5 的主要部分，主要承受上身的体重。髂骨翼位于髂骨体的上方，为一宽阔的骨板，其中部较薄。髂骨翼的上缘肥厚弯曲成弓形，称为髂嵴。髂嵴的前后凸起分别称为髂前上棘和髂后上棘，二棘的下方又各有一凸起，分别称为髂前下棘和髂后下棘。在髂嵴外缘距髂前上棘 5 ~ 7cm 处，有一向外突出的凸起，称为髂结节，它是重要的体表标志，临床上进行骨髓穿刺术常选择在此处进行。在髂骨翼的内部表面，有一个平滑而稍微凹陷的区域，称为髂窝。髂窝的下界有一骨嵴，称为弓状线。在髂窝的后部上方，有一个粗糙的区域，称为髂粗隆，其下与骶骨的耳状面相关节。

**2. 耻骨** 耻骨位于髋骨的前下部，分为耻骨体和耻骨支。耻骨体较肥厚，构成髋臼的前下 1/5，与髂骨融合处的前面形成稍隆的凸起，称为髂耻隆起。耻骨体向前下延伸为耻骨上支，支上有一条较锐利的骨嵴，称为耻骨梳。耻骨梳向后与弓状线相连，向前终止于一个凸起，称为耻骨结节。耻骨体向后下为耻骨下支，下支后伸与坐骨支结合。耻骨上、下支移行处的内侧，有一椭圆形的粗糙面，称为耻骨联合面。耻骨联合面有年龄和性别差异，两侧联合面相结合形成耻骨联合。耻骨联合面上缘与耻骨结节间有骨嵴，称为耻骨嵴。耻骨与坐骨共同围成闭孔。

**3. 坐骨** 坐骨是髋骨的后下部，分为坐骨体和坐骨支。坐骨体较厚，构成了髋臼的后下 2/5，并向后下方延伸为坐骨支。坐骨体的后下部分有一个粗大的隆起，称为坐骨结节，是坐骨的最低部，可以在体表触及。在髂后下棘与坐骨结节之间，有一个凸起和两个切迹。凸起称为坐骨棘，较为尖锐，呈三角形；坐骨棘上方的切迹较大且深，称为坐骨大切迹；其下方的切迹较小且浅，称为坐骨小切迹。

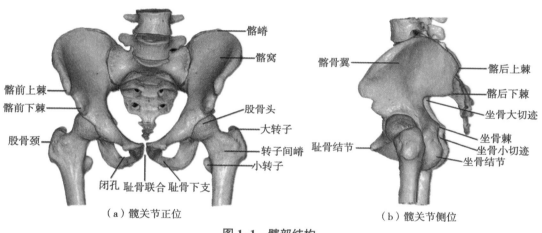

（a）髋关节正位　　　　　　　　　　（b）髋关节侧位

图 1-1　髋部结构

## （二）自由下肢骨

**1. 股骨** 股骨作为人体最长且最强健的管状骨，代表了人体的重要负荷。它的近端起点始于髋关节，远端延展至膝关节，呈现一体两端的态势。在股骨近端的干骺端，包括股骨头、股骨颈及大小转子，而在远端股骨有远侧干骺端，这构成了膝关节的重要部分（图 1-2）。

（1）股骨上端　股骨头位于人体大腿上方，呈现出末端的明显膨大，形状近似球形，故称为股骨头。股骨头的中心稍微偏下的位置，有一个凹陷的结构，称为股骨头凹，是股骨头圆韧带附着的地方。股骨颈是在股骨头外下方的较细的一部分，颈与体的夹角称为颈干角，为 120°～130°。在颈体交界处的外侧，有一处向上的隆起，称为大转子，而大转子下方较小的隆起则称为小转子。大转子的内侧存在一个凹陷的结构，名为转子窝。大转子与小转子之间，在前方存在一条转子间线，后方连接一条转子间嵴。大转子是人体非常重要的体表标志，可以在体表进行探查。

股骨颈的血运主要来自三个途径（图1-3）：①股骨头圆韧带动脉：位于股骨头圆韧带内，该动脉发自闭孔动脉（内髂动脉），管径较细，供血较为局限，仅供给股骨头内下部分。②股骨干滋养动脉：血运仅达股骨颈基底部，小部分与关节囊小动脉有吻合支。仅供应股骨头小部分血运。③股骨支持带动脉：该动脉主要来自旋股内动脉、旋股外动脉，少部分来自臀下动脉和闭孔动脉的吻合部，分为后上支持带动脉、后下支持带动脉和前支持带动脉，为供应股骨头骺及成年股骨头的主要血供来源，又称为关节囊小动脉。股骨支持带动脉和股骨头圆韧带损伤是导致股骨头缺血性坏死的主要因素。

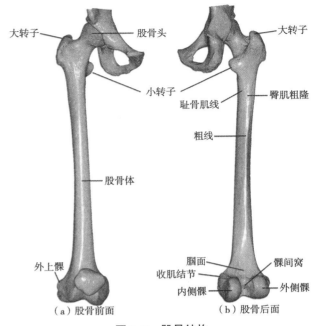

图 1-2　股骨结构

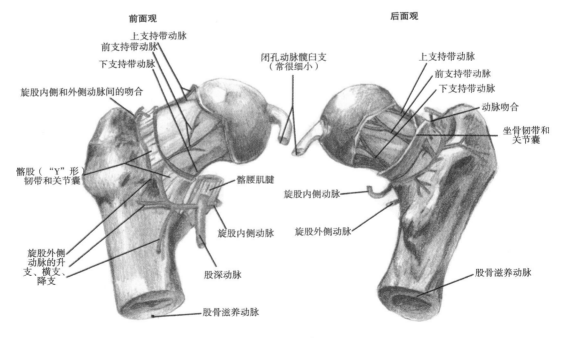

图 1-3　股骨颈的血运

（2）**股骨体**　股骨体粗壮结实，略向前弓，上端呈圆柱形，下端前后较扁。股骨体后面有纵行的骨嵴称粗线，它是由内侧唇和外侧唇合并而成的。粗线向上延续为粗糙的凸起，称为臀肌粗隆，由臀大肌附着；粗线下端内、外唇分开形成三角形的肌附着面，称为腘面。体中下部近粗线处有一滋养孔。

股骨干由骨皮质构成，其表面光滑且呈现向前向外的弧度，有利于股四头肌发挥伸膝作用。在复位和固定骨折时，应尽可能保持此弧线。股骨干形状不规则，上段呈圆柱形，中段呈三棱柱形，下段前后略扁。股骨干后侧 1/3 处有一根骨嵴，即粗线，又称为股骨嵴，具有加强股骨干坚固的作用，同时也是许多肌肉和大腿肌间膜的附着点。在股骨近端，粗线分为外侧嵴和内侧嵴，外侧嵴延伸到大转子的基底，成为臀肌粗隆，而内侧嵴作为螺旋线延伸到股骨干近端。在股骨远端，粗线分为内外侧髁上线。在粗线中部附近有开口向下的滋养孔，骨折复位的标志通常为股骨嵴。

股骨干髓腔略呈圆形，上、中 1/3 的内径大体一致，中上 1/3 交界处是髓腔最狭窄的部位，称为股骨峡部。营养股骨干的动脉主要为股骨滋养动脉，其入口为滋养孔。骨折内固定时，应注意不可将钢板放置于前方，也不应将骨钉穿透粗线（滋养孔），以免损伤滋养动脉。

股骨干由三组肌群所包绕，分别为伸肌群、屈肌群和内收肌群。其中伸肌群最大，由股神经支配；屈肌群次之，由坐骨神经支配；内收肌群最小，由闭孔神经支配。阔筋膜向深面发出三个肌间隔，附着于股骨粗线，围成三个骨筋膜鞘，容纳大腿三肌群及其血管神经。伸肌群和屈肌群相互拮抗以保持平衡，但与内收肌群没有相对抗的外展肌群。因此，股骨干骨折发生后，骨折的远折端常发生内收移位；在骨折复位后，又常有向外成角的倾向。在骨折治疗过程中应密切观察和防止这种情况发生。

（3）**股骨下端**　股骨下端的内侧髁和外侧髁向两侧膨大且向后突出，之间形成髁间窝。两髁关节面在前方相连，与髌骨相关节，形成髌面。两髁侧面上方分别有较小的凸起，称为内上髁和外上髁，是重要的体表标志。股骨远端由股骨髁及股骨干骺端组成，其中股骨髁分为内侧髁及外侧髁。内侧髁较外侧髁宽大，位置也较低，此处存在大量的松质骨，导致股骨远端皮质较为薄弱。

股骨远端存在两个薄弱区域。第一个薄弱区域是股骨髁上，此处股骨远端皮质骨移行为松质骨，呈扁平状且直径较其他位置更小，因此容易发生骨折。骨折多呈横形或斜形，也可能为粉碎性或同时合并内外侧髁的骨折。由于腓肠肌的肌腱附着于内外侧髁的后方，当骨折发生时，肌肉的收缩作用可能导致骨折远端向后方牵拉，从而造成腘动脉的损伤。第二个薄弱区域是股骨髁间窝部，该处是股骨内外侧髁前方连接处，形状为一深凹状。当膝关节处于伸直状态时，髌骨正好容纳于此处。大多数股骨远端骨折都发生在上述两个解剖力学薄弱区域。

**2. 髌骨**　在体表可以直观触及，呈三角状，底部朝上，尖端指向下方。其前沿粗糙，后端光滑并拥有关节面，是人体中最大的籽骨，位于膝关节前方，由股四头肌腱覆盖，并从其前端伸展形成髌韧带。

**3. 胫骨**　胫骨是小腿内侧的长骨，其形态为三棱柱形，主要作用是支持体重。胫骨分为一体和两端，上端粗大，形成内侧髁和外侧髁，其上有关节面，两髁之间有髁间隆起（图1-4）。胫骨平台是指胫骨上端与股骨下端之间的关节面，根据位置可分为胫骨内侧和外侧平台。两平台间整体呈大约15°倾斜，并且骨质致密坚固，相比于内侧平台，外侧平台的位置相对较高且面积更小，同时骨质相对疏松。外侧髁的后下方有一小关节面称腓关节面，与腓骨头相关节。胫骨上端与体移行处的前面有粗糙隆起，称为胫骨粗隆，体表可以摸到，其上附有韧带。胫骨体呈三棱柱形，前缘锐利，体表可以触到。下端稍膨大，内侧有一向下的凸起称内踝，是重要的体表标志；下面有关节面与距骨相关节；外侧有一关节面称腓切迹，与腓骨相接。

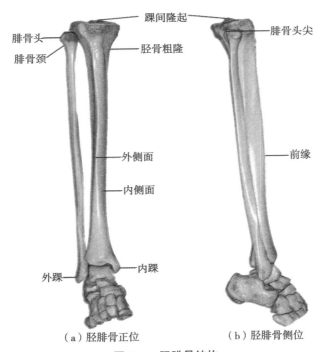

图1-4　胫腓骨结构

**4. 腓骨**　腓骨位于小腿后外侧，它并不承担体重，而是作为小腿肌肉的附着部位。腓骨可以分为一体和两端。上端膨大部分被称为腓骨头，与胫骨相关节，头部下方缩细的部分被称为腓骨颈。腓骨体相对较细，其内侧有骨间缘。下端膨大部分被称为外踝，比内踝低，其内侧有参与形成距小腿关节的关节面。

**5. 足骨**　足骨包括7块跗骨、5块跖骨和14块趾骨（图1-5）。

（1）跗骨　跗骨共7块，属于短骨，相当于腕骨，但体积较大，主要功能是支持体重。其排列为前、中、后三列，后列有距骨，与胫、腓骨形成关节，距骨下方为跟骨；中列为足舟骨，位于距骨前方偏内侧；前列由内侧向外侧，依次为内侧楔骨、中间楔骨、外侧楔骨和骰骨，三块楔骨位于足舟骨之前，骰骨位于前外侧。

（2）距骨　位于踝穴内，与胫骨远端、腓骨下端共同组成踝关节。其周围有7个关节面，约70%的表面被关节软骨覆盖。距骨分为体、颈和头三部分，其中距骨体前宽后窄，呈鞍状；距骨颈较细，其背侧和外侧有关节囊及韧带附着；距骨头呈半圆形，与舟骨形成关节。

距骨是足弓的顶部，与胫骨下端与跟骨共同构成胫距关节和跟距关节。距骨上没有肌肉附着，其血供主要来自从距骨颈前外侧进入的足背动脉分支。由于胫距关节和跟距关节间韧带的血供有限，因此，在距骨骨折有移位或脱位的情况时容易发生缺血性坏死。

（3）跖骨　跖骨共5块，属于长骨，相当于掌骨，由内侧向外侧，依次称为第1～5跖骨。每块跖骨由近及远可分为底、体和头三部分，第5跖骨底特别粗大且向外后突出称为第5跖骨粗隆。

（4）趾骨　趾骨共14块，趾骨不参与传导体重，所以较指骨短小。一般拇趾为2节，其他各趾为3节。趾骨的形态和命名方法与指骨相同。

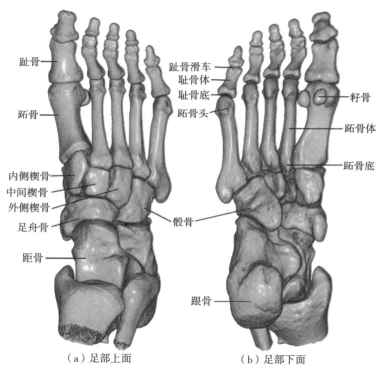

（a）足部上面　　　　　（b）足部下面

图1-5　足部结构

## 二、关节学

下肢的连结分为下肢带连结和自由下肢骨连结。

### （一）下肢带连结

下肢带连结即骨盆的连接，包括骶髂关节、髋骨与脊柱间的韧带连结和耻骨联合等结构。

**1. 骨盆的组成**　由骶骨、尾骨和两侧髋骨连接而成的坚强骨环，形如漏斗。骨盆以骶骨岬、弓状线、耻骨梳、耻骨结节，耻骨联合上缘构成的环形线为分界，可分为大骨盆和小骨盆。

（1）大骨盆　　又称假骨盆，由界线上方的髂骨翼和骶骨构成，其骨腔是腹腔的髂窝部；大骨盆参与腹腔的组成，与产道、性功能无直接关系。

（2）小骨盆　　又称真骨盆，是大骨盆向下延伸的骨性狭窄部，可分为骨盆上口、骨盆下口和骨盆腔。上口又称为入口，由界线围成；下口又称为出口，高低不平，呈菱形，其周界由后向前为尾骨尖、骶结节韧带、坐骨结节、坐骨下支、耻骨下支、耻骨联合下缘。女性骨盆是胎儿分娩的产道，容纳子宫、卵巢、输卵管、阴道及邻近的输尿管、膀胱、尿道、直肠等器官。人体直立时，骨盆上口平面向前下倾斜，女性的倾斜度比男性稍大。

**2. 骨盆的连结**　　两髂骨的耳状面与骶骨的耳状面构成骶髂关节，关节面粗糙不平，但彼此嵌合非常紧密。骨盆前面为耻骨联合连接的耻骨支和坐骨支环，纤维软骨盘分开两耻骨体；后面的骶骨和两个髂骨经骶髂关节连接，它由骨间骶髂韧带、前后骶髂韧带、骶结节韧带、骶棘韧带和相关的髂腰韧带构成。

（1）骶髂关节　　由骶骨与髂骨的耳状面构成。关节面凹凸不平、对合紧密，关节囊紧张，周围有强厚韧带加强，连接牢固，活动性甚微，辅助下肢支持体重。

（2）骶结节韧带　　从骶、尾骨侧缘连至坐骨结节，呈扇形，集中附于坐骨结节的内侧缘。

（3）骶棘韧带　　位于骶结节韧带前方，从骶、尾骨侧缘连至坐骨棘，呈三角形。骶棘韧带与坐骨大切迹围成坐骨大孔，骶结节韧带、骶棘韧带与坐骨小切迹围成坐骨小孔，部分神经、血管、肌肉等从盆腔经此两孔到达会阴和臀部。

（4）耻骨联合　　耻骨联合面由两侧耻骨通过耻骨间盘连接而成，耻骨间盘由纤维软骨构成，其中有一矢状位裂隙。女性的耻骨间盘较厚，裂隙较宽，在分娩时稍分离，有利于胎儿的娩出。耻骨联合上、下缘都有韧带附着，这些韧带的复合位提供了后方骶髂复合体的稳定性，而骶髂关节本身无内在的骨性稳定性。不同平面的骨盆稳定性依赖于不同的韧带，主要限制半骨盆外旋的韧带有耻骨联合韧带、骶棘韧带、前骶髂韧带。骶结节韧带可阻止矢状面的旋转；半骨盆垂直移位受所有上述韧带结构控制，但当其他韧带缺乏时，可由完整的骨间骶髂韧带、后骶髂韧带及髂腰韧带控制。通常，旋转不稳定的半骨盆，由于这些完整韧带结构的存在可仍保留有垂直稳定。

**3. 骨盆的功能**　　骨盆上连脊柱，支撑上身的体重，同时又是连接躯干与下肢的桥梁，是负重的重要结构。骨盆对盆腔内的膀胱、直肠、输尿管、尿道，以及女性的子宫和阴道等脏器和组织起保护作用。由于骨盆内有着丰富的交织成网的血管系统，组织间隙疏松，故外伤后可致大量出血，极易发生休克。盆腔脏器破裂可致严重感染，危及生命。

**4. 骨盆的负重弓**　　骨盆环的后方有两个负重主弓。人体站立时，重力通过骶骨，经骶髂关节传达到髋臼，称为骶股弓。而在坐位时，重力则由骶骨，经骶髂关节传达到坐骨结节，称为骶坐弓。前方上下各有一个起约束作用的副弓。上束弓经耻骨体及耻骨上

支，防止骶股弓分离；下束弓经耻
骨下支及坐骨下支，支持骶坐弓，
防止骨盆向两侧分开。

## （二）自由下肢骨连结

自由下肢骨连结包括髋关节、
膝关节、胫腓连结和足关节。

**1. 髋关节**　由髋臼与股骨头构
成。髋关节属于杵臼关节，可做
屈、伸、收、展、旋内、旋外和环
转运动，其运动幅度远不及肩关
节，但稳固性较大，以适应下肢负
重行走功能的需要（图 1–6）。

髋臼位于骨盆的两侧，开口
斜向外、下、后方。其下方有缺
口，由髋臼横韧带弥补，使之成为
完整的球窝。髋臼缘及横韧带上镶
以一圈关节盂唇软骨，以增加髋
臼的深度。股骨头朝内、上、前
方，其 2/3 纳入髋臼中。关节囊起
于髋臼边缘，在关节前面止于转子
间线，后面止于股骨颈的中外 1/3
交界处。关节囊坚韧，由浅层的纵
行纤维和深层的横行纤维构成。关
节囊前后均有韧带加强，其中以髂
股韧带最为坚强。髂股韧带位于髋
关节囊的前、上方，起于髂前下
棘，向外下分为两束，分别止于转
子间线的上部及下部，两束韧带之
间，为髋关节前侧的薄弱区。关节
囊的下方有耻股韧带，关节囊的后
方有坐股韧带，此二韧带与髂股韧
带相比，相对薄弱，故髋关节发生
脱位时，股骨头大多脱向后下方。
关节囊内有股骨头韧带，它连于股
骨头凹与髋臼横韧带之间，内含营
养股骨头的血管，与关节的稳固性

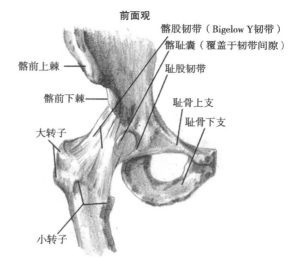

前面观

髂股韧带（Bigelow Y韧带）
髂耻囊（覆盖于韧带间隙）
髂前上棘
耻股韧带
髂前下棘
耻骨上支
耻骨下支
大转子
小转子

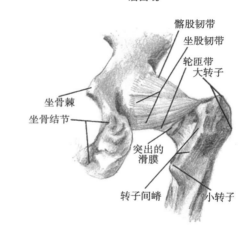

后面观

髂股韧带
坐股韧带
轮匝带
大转子
坐骨棘
坐骨结节
突出的滑膜
转子间嵴
小转子

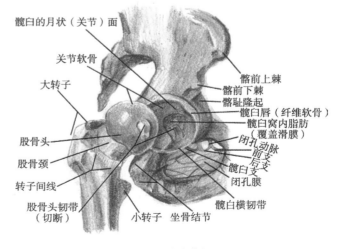

关节打开外侧面观

髋臼的月状（关节）面
关节软骨
大转子
髂前上棘
髂前下棘
髂耻隆起
髋臼唇（纤维软骨）
髋臼窝内脂肪（覆盖滑膜）
闭孔动脉
前支
后支
股骨头
股骨颈
转子间线
髋臼支
闭孔膜
股骨头韧带（切断）
小转子
坐骨结节
髋臼横韧带

图 1–6　髋关节解剖

无关。

**2. 膝关节**　是人体最大、最复杂的关节，损伤机会亦较多的关节。由股骨下端、胫骨上端和髌骨构成。髌骨与股骨髌面相对，股骨内、外侧髁与胫骨内、外侧髁相对。膝关节属于屈戌关节，主要做屈伸运动，在半屈膝时，还可做轻微的旋转运动。

膝关节的关节囊薄而松弛，附于各关节面的周缘，周围有韧带加固，以增加关节的稳定性（图 1-7）。囊的前壁有股四头肌腱和髌骨，以及起于髌骨下缘，止于胫骨粗隆的髌韧带，它是股四头肌腱的下续部分。囊的外侧有索状的腓侧副韧带，上方附于股骨外上髁，下方附于腓骨头，与关节囊之间留有间隙。囊的内侧有胫侧副韧带，起自股骨内上髁，止于胫骨内侧髁的内侧面，与关节囊和内侧半月板紧密结合。胫侧副韧带和腓侧副韧带在伸膝时紧张，屈膝时松弛，半屈膝时最松弛，因此，半屈膝时允许膝关节做少许内旋和外旋运动。囊的后壁有腘斜韧带，起自胫骨内侧髁，斜向外方，与关节囊融合，止于股骨外上髁，可防止膝关节过度前伸。

此外，关节内还有由滑膜衬覆的膝交叉韧带。膝交叉韧带有前后两条。前交叉韧带起自胫骨髁间隆起的前方内侧，与内、外侧半月板的前角附着，斜向后上外侧，附于股骨外侧髁的内侧面。后交叉韧带较前交叉韧带短而强韧，并较垂直。起自胫骨髁间隆起的后方，斜向前上内侧，附于股骨内侧髁的外侧面。膝交叉韧带牢固地连结股骨和胫骨，可限制胫骨沿股骨向前、后移位。前交叉韧带在伸膝时最紧张，能防止胫骨前移；后交叉韧带在屈膝时最紧张，可防止胫骨后移。

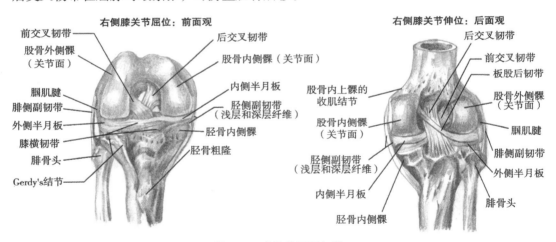

图 1-7　膝关节周围韧带

在股骨内、外侧髁与胫骨内、外侧髁的关节面之间，垫有两块由纤维软骨构成的半月板，分别称内侧半月板和外侧半月板（图 1-8）。

内侧半月板较大，呈新月 "C" 形，前角附着于胫骨髁间棘突、前交叉韧带附着点之前，后角附着于胫骨髁间棘突和后交叉韧带附着点之间。内侧半月板后半部分因与内侧副韧带相连故稳定。扭转外力时易造成此交界处的损伤。外侧半月板较小，近似 "O" 形，前角附着于胫骨髁间棘突和前交叉韧带附着点之间，后角附着于胫骨髁间棘突的后方。外侧半月板不与外侧副韧带相连，因而活动度比内侧半月板大。膝关节有轻度生理外翻，胫骨外侧平台负重较大，故外侧半月板承受压力也较大，易受损伤。外侧半月板存在先天畸形情况，称为先天性盘状半月板，此人群在运动中及成年后极易损伤。

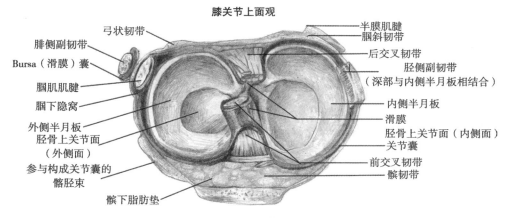

图 1-8  膝关节半月板

关节囊的滑膜层宽阔，附着于各骨关节面周缘，除关节软骨和半月板外，覆盖关节内所有结构。滑膜在髌骨上缘以上，沿股骨下端的前面，向上突出于股四头肌腱的深面，达 5cm 左右，形成髌上囊，与关节腔相通。另外，还有不与关节腔相通的滑液囊，如位于髌韧带与胫骨上端之间的髌下深囊。在髌骨下方中线的两侧，滑膜层部分突向关节腔内，形成一对翼状襞，襞内含有脂肪组织，充填于关节腔内的空隙。

髌下脂肪垫内部具有丰富的血管网络，其神经支配主要来自隐神经、胫神经和闭孔神经、股内侧神经的分支，以及股外侧神经、胫神经和腓总神经的关节分支，这些神经网络十分发达。髌下脂肪垫在膝关节中发挥着润滑、缓冲和减少摩擦的作用，同时也参与了膝关节的损伤修复过程。除滑膜、韧带和软骨外，髌下脂肪垫可能在膝骨关节炎的发病、进展和膝关节疼痛中发挥重要作用。在膝骨关节炎的早期阶段，髌下脂肪垫可以通过缓冲震荡和稳定润滑来保护膝关节，但随着膝骨关节炎的进展，其反而会通过分泌炎症介质对膝关节产生破坏性作用。

**3. 胫腓连结**  胫腓两骨的连结紧密，上端由胫骨外侧髁的腓关节面与腓骨头构成微动的胫腓关节，两骨干间有坚韧的小腿骨间膜连结，下端借大量的短纤维及胫腓前、后韧带构成坚强的韧带连结，因此，小腿两骨间活动度甚小。腓骨可以部分切除，切除后并不影响下肢的功能。

**4. 足关节**  包括踝关节、跗骨间关节、跗跖关节、跖骨间关节、跖趾关节和趾骨间关节。

（1）踝关节  亦称距小腿关节，由胫骨远端关节面，腓骨远端关节面及距骨上关节面构成，是一个复合运动关节，主要运动功能为背伸、跖屈及少量的内外翻活动（图1-9）。外踝较长在踝关节的外侧，内踝较短位于踝关节内侧，后踝位于内踝后方，三踝构成踝穴，距骨位于踝穴中，构成屈戌关节。踝穴前宽后窄，故当踝关节背伸时距骨完全位于踝穴中，加上踝关节周围的韧带保护，不容易发生骨折；当踝关节处于跖屈位时，距骨头位于踝穴变宽处，关节不稳定，还可以进行轻度的侧方运动；当小腿发生扭伤或踝部内外翻时，容易发生扭伤。

踝关节内侧存在内侧韧带，也被称为三角韧带，它起于内踝尖，向下呈扇形展开，终止于足舟骨、距骨和跟骨。外侧有三条独立的韧带，前为距腓前韧带，中为跟腓韧带，后为距腓后韧带，这三条韧带都起始于外踝，分别向前、向下、向后内侧延伸，终止于距骨和跟骨。内侧韧带较厚，而外侧韧带相对较薄弱，因此过度内翻容易引起外侧韧带扭伤。

（2）跗骨间关节　是各跗骨之间的连接关节，其中包括距跟关节、距跟舟关节和跟骰关节。这些关节的联合运动可以使足部实现内翻和外翻。内翻是指足部的内缘被提起，足底向内侧转动；而外翻则是指足部的外缘被提起，足底向外侧转动。这种内翻和外翻的运动常常与踝关节的跖屈和背屈协同进行，其中内翻常伴随着跖屈，而外翻常伴随着背屈。距跟舟关节和跟骰关节合称为跗横关节，其关节线呈现出横位的"S"形。在临床手术中，常按照这条关节线进行足部离断手术。

（3）跗跖关节　又称 Lisfranc 关节，由 5 个跖骨和 3 个楔骨、骰骨构成，属平面关节，将前足与中足分开，可做轻微滑动及屈伸运动。Lisfranc 韧带由 3 个部分组成，它于内侧楔骨向第 2 跖骨基底走行，其跖侧部分是稳定第 1、2 跖骨间隙的重要组成部分，也是跖跗关节最重要、最强大的韧带，若该韧带完全撕裂将造成关节完全脱位，且预后不佳。

（4）跖骨间关节由第 2 ～ 5 跖骨底毗邻

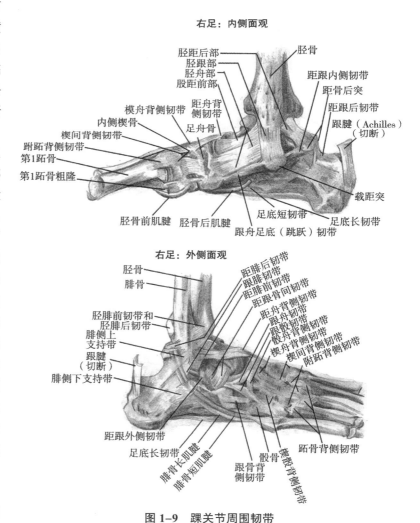

图 1-9　踝关节周围韧带

面构成，属平面关节，活动甚微。

（5）跖趾关节　是由跖骨小头和第 1 节趾骨构成的关节，其结构和功能与掌指关节相似。跖趾关节可以进行屈、伸、收、展活动，但是活动范围比掌指关节小。其中，背伸的活动范围又比跖屈小，这种现象在蹈趾上尤为显著。在全足着地时，跖骨参与形成纵弓，跖趾关节处于伸展状态。跖趾关节囊薄弱，囊的两侧有侧副韧带加强。在 5 个跖骨小头之间，有足底深横韧带相连。趾间关节为滑车关节，可以进行屈、伸活动。

（6）趾骨间关节　由各趾相邻的两节趾骨的底与滑车构成，只能做屈、伸运动。

**5. 足弓**　是由跗骨和跖骨通过关节和韧带紧密连接而形成的向上凸起的弓，在前后方向上可分为内、外侧纵弓，在内外方向上可分为横弓。内侧纵弓由跟骨、距骨、舟骨、三块楔骨及第 1 ～ 3 跖骨组成。内侧纵弓较高，具有较大的弹性，因此又被称为弹性足弓，其主要作用是缓冲震荡。外侧纵弓由跟骨、骰骨及第 4、5 跖骨组成。外侧纵弓较低，弹性较差，其主要作用是维持身体的直立姿势，因此又被称为支持弓。横弓由三块楔骨、骰骨及跖骨的后部组成。

人体站立时，足部仅以跟骨结节及第 1、5 跖骨头三点着地，形成稳定的三角支撑结构。足弓具有增加足部弹性和稳定性的作用，有利于行走和跳跃，同时能够缓冲震荡，保护足底血管和神经免受压迫。足弓的维持除了具有骨骼关节的连接和韧带的作用外，还对足底肌腱和小腿长肌腱的牵拉也起到了重要作用。如果这些韧带、肌肉和肌腱发育不良、萎缩或损伤，就可能导致足弓塌陷，足底变得平坦，这种情况被称为平底足或扁平足，影响正常的生理功能。

## 三、肌学

下肢的肌肉组织称为下肢肌包括髋肌、大腿肌、小腿肌和足肌。

### （一）髋肌

髋肌为运动髋关节的肌，主要起自骨盆的内面和外面，跨过髋关节，止于股骨上端，按其所在的部位和作用，可分为前、后两群。

**1. 前群**

（1）髂腰肌　由腰大肌和髂肌组成。腰大肌起自腰椎体侧面和横突。髂肌呈扇形，位于腰大肌的外侧，起自髂窝。两肌向下会合，经腹股沟韧带深面止于股骨小转子。作用：使大腿前屈和旋外。下肢固定时，可使躯干和骨盆前屈。

（2）阔筋膜张肌　位于大腿上部前外侧，起自髂前上棘，肌腹在阔筋膜两层之间，向下移行于髂胫束止于胫骨外侧髁。作用：使阔筋膜紧张并屈大腿。

**2. 后群**

（1）臀大肌　位于臀部浅层，大而肥厚，形成特有的臀部隆起，覆盖臀中肌下半部及其他小肌。起自髂骨翼外面和骶骨背面，肌束斜向下，止于髂胫束和股骨的臀肌粗隆。作用：使大腿后伸和外旋。下肢固定时，能伸直躯干，防止躯干前倾，是维持人体直立的主要肌之一。

（2）臀中肌　位于臀大肌的深面，起于髂骨翼外侧，其前 2/3 肌束呈三角形，后 1/3 为羽翼状，向外下走行，至大转子的外面及其后上角，为主要的髋关节外展肌，并参与外旋及后伸髋关节。

（3）臀小肌　位于臀中肌的深面。臀中、小肌都呈扇形，皆起自髂骨翼外面，肌束向下集中形成短腱，止于股骨大转子。作用：两肌均使大腿外展，前部肌束能使大腿旋内，而后部肌束则使大腿旋外。

（4）梨状肌　起自盆内骶骨前面，经坐骨大孔达臀部，止于股骨大转子。作用：外展、外旋大腿。

（5）闭孔内肌　起自闭孔膜内面及其周围骨面，肌束向后集中成为肌腱，由坐骨小孔出骨盆转折向外，此肌腱的上、下各有一块小肌，分别为上孖肌、下孖肌，与闭孔内肌腱一起止于转子窝。作用：使大腿旋外。

（6）股方肌　起自坐骨结节，向外止于转子间脊。作用：使大腿旋外。

（7）闭孔外肌　起自闭孔膜外面及其周围骨面，经股骨颈的后方，止于转子间窝。作用：使大腿旋外。

### （二）大腿肌

**1. 前群**　有缝匠肌和股四头肌。

（1）缝匠肌　是全身最长的肌，呈扁带状，起于髂前上棘，经大腿的前面，斜向内下，止于胫骨上端的内侧面。作用：屈大腿和屈膝前节，并使已屈的膝关节旋内。

（2）股四头肌　是全身最大的肌，有 4 个头：股直肌起自髂前下棘；股内侧肌和股外侧肌分别起自股骨粗线内、外侧唇；股中间肌位于股直肌的深面，在股内、外侧肌之间，起自股骨体的前面。4 个头向下形成一强腱，包绕髌骨的前面和两侧，向下延伸为髌韧带，止于胫骨粗隆。作用：是膝关节强有力的伸肌，股直肌还可屈大腿。

**2. 内侧群**　有 5 块肌，位于大腿的内侧，分层排列。起自闭孔周围的耻骨支、坐骨支和坐骨结节等处（图 1-10）。

（1）耻骨肌　长方形短肌，位于髂腰肌的内侧，长收肌的外侧。

（2）长收肌　三角形扁肌，在耻骨肌的内侧。

（3）股薄肌　带状长肌，在最内侧。

（4）短收肌　近似三角形的扁肌，在耻骨肌和长收肌后面。

（5）大收肌　为内侧群最宽大的三角形肌，在上述肌的深面。除股薄肌止于胫骨上端的内侧外，其他各肌都止于股骨粗线，大收肌还有一腱止于股骨内上髁上方的收肌结节，此腱与股骨之间有一裂孔，称为收肌腱裂孔，有大血管通过。

**3. 后群**　有股二头肌、半腱肌和半膜肌，均跨越髋关节和膝关节，常称为"腘绳肌"（图 1-10）。

（1）股二头肌　位于股后外侧，有长、短两个头。长头起自坐骨结节，短头起自股骨粗线，两头合并后，以长腱止于腓骨头。

（2）半腱肌　位于股后的内侧，肌腱细长，几乎占肌长度的一半。与股二头肌长头

一起起自坐骨结节，止于
胫骨上端的内侧。

（3）半膜肌　在半腱
肌的深面，以扁薄的腱膜
起自坐骨结节，腱膜几乎
占肌的一半，肌的下端以
腱止于胫骨内侧髁的后面。

### （三）小腿肌

**1. 前群**

（1）胫骨前肌　起自
胫骨外侧面，肌腱向下经
踝关节前方，至足的内侧
缘，止于内侧楔骨和第1
跖骨底。作用：伸踝关节
（足背屈），足内翻。

（2）趾长伸肌　起自
腓骨内侧面的上 2/3 和小腿
骨间膜，向下至足背分为 4
条腱至第 2～5 趾背移行
为趾背腱膜，止于中节和
远节趾骨底。由此肌另外
分出一腱，经足背外侧止
于第 5 趾骨底，称为第 3
腓骨肌。作用：伸踝关节，
伸第 2～5 趾，足外翻。

（3）𧿹长伸肌　位于
前两肌之间，起自腓骨内
侧面的中份和骨间膜，肌
腱经足背，止于𧿹趾远节
趾骨底。作用：伸踝关节，
伸𧿹趾。

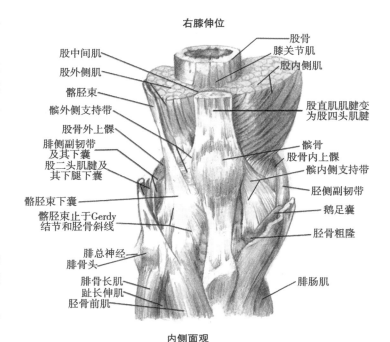

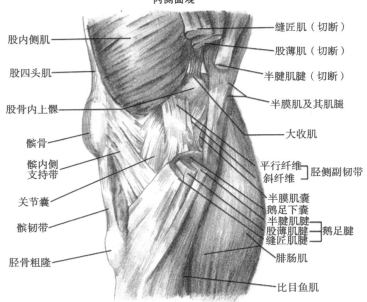

图 1-10　膝关节周围肌群

**2. 外侧群**　外侧群为腓骨长肌和腓骨短肌，两肌皆起自腓骨的外侧面，腓骨长肌起
点较高，并覆盖腓骨短肌。两肌的腱经外踝的后面转向前，在跟骨外侧面分开，短肌
腱向前止于第 5 跖骨粗隆，长肌腱绕至足底，斜行至足的内侧，止于内侧楔骨和第 1 跖
骨底。

**3. 后群**　分浅、深两层。

（1）浅层　有强大的小腿三头肌，两个浅表的头称腓肠肌，腓肠肌的内、外侧头起自股骨内、外侧髁的后面，两头相合，约在小腿中点移行为腱，位置较深的一个头是比目鱼肌，起自腓骨后面的上部和胫骨的比目鱼肌线，肌向下移行为肌腱与腓肠肌的肌腱合成跟腱。

跟腱是人类最长且最坚固的肌腱之一，成人跟腱长度约为 15cm。跟腱始于小腿中部，逐渐增厚，以跟骨结节为终结点。它可协助人类进行踝关节的跖屈活动，为步行、跳跃、奔跑等强烈活动提供拉力而不易损伤。然而，在跟腱附着处的肌肉和韧带结构附近，血液供应相对较差。这导致跟腱容易发生营养不良并导致断裂，断裂的部位主要位于跟腱附着于跟骨结节上的上下端 2 ～ 6cm。

（2）深层　有 4 块肌，腘肌在上方，另 3 块在下方。

1）腘肌：斜位于腘窝底，起自股骨外侧髁的外侧部分，止于胫骨的比目鱼肌线以上的骨面。作用：屈膝关节并使小腿旋内。

2）趾长屈肌：位于胫侧，起自胫骨后面，长腱经内踝后方至足底，在足底分为 4 条肌腱，止于第 2 ～ 5 趾的远节趾骨底。作用：屈踝关节（跖屈）和屈第 2 ～ 5 趾。

3）跗长屈肌：起自腓骨后面，长腱经内踝之后至足底，止于跗趾远节趾骨底。作用：屈踝关节（跖屈）和屈跗趾。

4）胫骨后肌：位于趾长屈肌和跗长屈肌之间，起自胫骨、腓骨和小腿骨间膜的后面，长腱经内踝之后到足底内侧，止于舟骨粗隆和内侧、中间及外侧楔骨。作用：屈踝关节（跖屈）和使足内翻。

### （四）足肌

足肌分为足背肌和足底肌。

**1. 足背肌**　足背肌较薄弱，包括伸跗趾的跗短伸肌和伸第 2 ～ 5 趾的趾短伸肌，位于趾长伸肌腱深面。

**2. 足底肌**　足底肌的配布和作用与手掌肌相似，亦分为内侧群、中间群和外侧群，但没有与拇指和小指相当的对掌肌。

（1）内侧群　为运动跗趾的小肌。有 3 块，浅层有跗展肌、跗短屈肌；深层有跗收肌。

（2）中间群　由浅至深排列为趾短伸肌、跖方肌、4 条蚓状肌、3 块骨间足底肌和 4 块骨间背侧肌。

（3）外侧群　为运动小趾肌，有小趾展肌和小趾短屈肌。

### 四、特殊结构

#### （一）髋臼的双柱结构

1964 年 Judet 等引入"柱"的概念来描述髋臼，将髋臼视为一个由较长的前柱和较短的后柱组成的倒"Y"形结构（图 1–11）。

**1. 髋臼的前柱**　前柱，也称为髂骨耻骨柱，起始于髂嵴顶端，穿过髂前上棘和耻骨上支，延伸至耻骨联合，直至耻骨下支的中部。这个柱状结构向前方及向内侧呈现出凹陷的形态，形成了由腹股沟韧带连接的弓形结构。前柱可分为三个部分：髂骨部分、髋臼部分和耻骨部分。在维持骨盆稳定性方面，前柱所发挥的作用是后柱的 2.75 倍，因此，从生物力学角度来看，前柱在骨盆稳定性方面具有更大的意义。

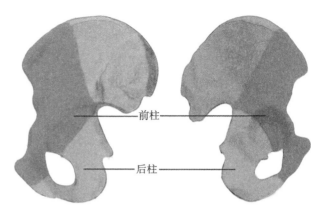

图 1-11　髋臼的前柱和后柱

**2. 髋臼的后柱**　后柱，也称为髂骨坐骨柱，是由髂骨和坐骨组成的结构。它从坐骨大切迹的上缘开始，穿过整个坐骨和坐骨结节，最后止于耻骨下支的中部。后柱的骨质较为厚实且坚固，可以为内固定提供可靠的支撑。后柱的形状大致为三棱柱形，其横截面呈现为一个三角形的形状。这个三角形：前外侧面，与髋臼的外侧面相接；后侧面，与髋臼的后壁相邻；内侧面，与四边体相接。

髋臼的顶部由髂骨的下部构成，是髋臼的主要承载区域。大部分的臼顶偏向前方，臼口朝向外侧并向下倾斜，与股骨头共同组成髋关节。髋臼能够完全覆盖股骨头。股骨头与髋臼顶的接触是保证髋关节正常功能的关键，髋臼顶是应力主要集中的区域，其次是后壁，前壁的应力最小。前后壁的应力有所差异，但骨硬度没有明显差异。从内部观察，前柱与后柱汇合形成的四边形区域称为四边体，这个区域的骨性结构相对较薄，较小的应力就可能导致骨折。

## （二）股三角

股三角位于股前内侧部上 1/3，是一个底在上、尖朝下的三角形凹陷。该区域由腹股沟韧带、缝匠肌和长收肌围成。其内部结构从外向内依次为股神经、股动脉和股静脉及其分支，还有股管（空隙）等。股三角的具体位置在大腿的前面上部，上界为腹股沟韧带，内侧界为长收肌内侧缘，外侧界为缝匠肌的内侧缘。前壁为阔筋膜，底为髂腰肌、耻骨肌和长收肌。

股三角的结构由外向内依次为股神经、股鞘及其包含的股动脉、股静脉、股管和腹股沟深淋巴结、脂肪组织等。在股三角内，股动脉居中，位于腹股沟韧带中点深面，外侧为股神经，内侧为股静脉。

## （三）腘窝

腘窝为膝后区的菱形凹陷。外上界为股二头肌腱，内上界主要为半腱肌和半膜肌，下内和下外界分别为腓肠肌内、外侧头。腘窝内有血管、神经通行，由浅入深依次有胫神经、腘静脉、腘动脉及行于腘窝上外侧缘的腓总神经。

### （四）踝管

踝管位于内踝的后下方，由屈肌支持带（分裂韧带）、内踝和跟骨围成。从屈肌支持带向深面发出三个纤维隔，形成四个筋膜鞘，由小腿后来的屈肌腱和神经血管所通过。其排列次序自前向后是胫骨后肌腱，趾长屈肌腱，胫后动、静脉和胫神经，𧿹长屈肌腱。

### （五）Lisfranc 关节复合体

Lisfranc 关节复合体是由跖跗关节的全部结构组成的，包括相关骨、关节和韧带。该复合体可分为内侧柱、中间柱和外侧柱三个部分。内侧柱是足弓的主要结构，其活动度较小，主要起到支撑作用。中间柱的稳定性最高，在维持关节稳定性方面具有重要作用。外侧柱的活动度相对较大，在矢状位和冠状位上均有 10° 左右的可活动范围，这有助于足在不平坦的地面上行走平稳。这种活动度对正常足的功能非常重要。三柱紧密结合，共同维持跖跗关节的稳定。

**1. 骨性结构**　Lisfranc 关节的骨性结构以紧密楔形嵌合形成关节。其中内、外侧楔骨之间形成一个凹陷，刚好与第 2 跖骨基底部形成紧密镶嵌关系，在跖关节的稳定中起重要作用。

**2. 韧带结构**　Lisfranc 关节的韧带，按其功能和位置分为背侧韧带，跖侧韧带和骨间韧带。背侧韧带和跖侧韧带呈横行、斜行和纵行，连结跖骨和附骨，背侧韧带的力量较其他部位韧带弱，故 Lisfranc 损伤第 2 跖骨易向背侧移位。骨间韧带是坚强的关节囊韧带性限制结构，其中 Lisfranc 韧带最为重要，Lisfranc 韧带解剖学呈多样性，可为单束或双束，骨附着面广，起自内侧楔骨的足底部，止于第 2 跖骨基底部足底面，将第 2 跖骨基底部固定在原位，以保证其基石样结果的稳定性。另外，胫骨前肌、胫骨后肌、腓骨长、腓骨短肌、趾屈肌、第 3 腓骨肌等维持跖跗关节和足弓稳定性发挥重要作用。

## 五、关节功能位

完成日常生活所需的各种活动的最佳体位称为功能位，肢体各个关节都有相应的功能位。当关节功能不能完全恢复时，则必须保证其最有效的、最起码的活动范围，即以各关节的功能位为中心而扩大的活动范围。下肢主要功能是负重、平衡和行走，要求下肢各关节不仅要稳定，而且要有一定的活动。

### （一）髋关节

髋关节的功能位是外展 10° ～ 20°，前屈 15° ～ 20°，外旋 5° ～ 10°，儿童可用伸直位。

（二）膝关节

膝关节功能位是屈曲 5° ～ 10°，儿童可用伸直位。

（三）踝关节

踝关节功能位即它的中立位，不背伸或跖屈，不外翻或内翻，足底平面不向任何方向偏斜。

## 六、表面解剖

### （一）体表标志

**1. 坐骨结节** 屈髋时，在臀大肌下缘可摸到，是坐骨结节的最低点。或取坐位时，与凳子相接触的皮下可摸到。

**2. 大转子** 为髋部最外侧的隆起点。直立时，在股外侧于髂结节下方约 10cm 处。

**3. 臀大肌** 形成臀部圆隆的外形。

**4. 臀股沟** 又称臀沟，为臀部皮肤与大腿后面皮肤之间的横行浅沟，其中点处为针灸"承扶"穴。

**5. 股骨内、外侧髁** 为股骨远侧端向两侧的膨大处，外侧髁较宽大，内侧髁较突出。内、外侧髁侧面最突出部为股骨内、外上髁。在股骨内上髁上方还可触及收肌结节，为大收肌腱附着处。

**6. 股四头肌** 形成大腿前面的肌性隆起，肌腱经膝关节前面包绕髌骨的前面和两侧缘，向下延伸为髌韧带，止于胫骨粗隆，为临床上膝跳反射叩击部位。

**7. 髌骨** 位于膝关节前方，常作为测量标志。髌骨上缘中点处为针灸"鹤顶"穴。

**8. 髌韧带** 为连于髌骨与胫骨粗隆之间的韧带。其外侧凹陷处为针灸"犊鼻（外膝眼）"穴，内侧凹陷处为针灸"内膝眼"穴。

**9. 腘窝、腘横纹** 腘窝为膝关节后面的菱形窝。腘横纹为膝关节后面横行的皮肤皱纹。腘横纹中点处为针灸"委中"穴，外侧端为针灸"委阳"穴，内侧端为针灸"阴谷"穴。

**10. 半腱肌腱、半膜肌腱和股二头肌腱** 屈膝时，在膝关节后方内侧可摸到半腱肌腱和半膜肌腱，外侧可摸到股二头肌腱。

**11. 腓肠肌内、外侧头** 腓肠肌腹形成小腿后面的肌性隆起，俗称"小腿肚"。腓肠肌内、外侧头构成腘窝的下内、下外侧界。

**12. 胫骨粗隆** 为髌韧带下端止点处的骨性隆起，在皮下可触及。

**13. 胫骨内、外侧髁** 屈膝时，可在髌韧带两侧触及。胫骨内侧髁下方为针灸"阴陵泉"穴。

**14. 腓骨头** 在小腿上方外侧，平胫骨粗隆水平可摸到腓骨头，其下方为腓骨颈。腓骨头前下方为针灸"阳陵泉"穴。

**15. 胫骨前、后缘**　胫骨粗隆向下延续为胫骨前缘，是一条较锐的骨嵴，全长均可触及。胫骨内侧面在胫骨前缘的内侧，位于皮下，可触及。胫骨后缘为胫骨内侧面的后缘，皮下可触及。外膝眼下 3 寸，胫骨前缘外侧一横指处为针灸"足三里"穴。内踝上3 寸，胫骨后缘为针灸"三阴交"穴。

**16. 内踝与外踝**　位于踝关节的内、外侧。外踝尖较内踝低，内踝是测量下肢长度的标志点。在踝关节前面，小腿与足背交界处为踝横纹，中点处为针灸"解溪"穴，内踝后方与跟腱之间为针灸"太溪"处为踝后方与跟腱之间为针灸"昆仑"穴。

**17. 胫骨前肌腱、趾长伸肌腱和踇长伸肌腱**　位于踝关节前面，当伸踝、伸趾时，可见到 3 条肌腱，位于中间者为踇长伸肌腱，位于内侧者为胫骨前肌腱，位于外侧者为趾长伸肌腱。

**18. 跟腱**　在踝关节的后方，呈粗索状，向下止于跟骨结节。

**19. 跟骨结节**　是跟骨后端的突出部分，为跟腱的附着处。

**20. 舟骨粗隆**　是足舟骨向内下方的隆起，在内踝前下方约 3cm 处，在足跟与第 1趾骨根部连线的中点处可触及。舟骨粗隆的下缘为针灸"然谷"穴。

**21. 第 5 跖骨粗隆**　在足外侧缘中部，足跟与小趾尖连线的中点处可触及。第 5 跖骨粗隆的后缘为针灸"束骨"穴。

## （二）体表投影

**1. 臀上血管、神经**　髂后上棘与大转子尖连线的中、上 1/3 交点，为臀上动脉、静脉和神经移行出骨盆处的体表投影点。

**2. 臀下血管、神经**　髂后上棘与坐骨结节连线的中点，为臀下动脉、静脉和神经出盆处的体表投影点。

**3. 坐骨神经**　髂后上棘与坐骨结节连线中点的外侧 2～3cm 处为坐骨神经出盆处的体表投影点。经坐骨结节与大转子连线的中、内 1/3 交点至股骨内、外侧髁之间中点（或腘窝上角）的连线为坐骨神经主干的体表投影。

**4. 股动脉**　下肢微屈并外展、外旋时，由髂前上棘与耻骨联合连线的中点至收肌结节连线的上 2/3 段为股动脉的体表投影。在腹股沟韧带中点处可摸到股动脉的搏动。

**5. 腘动脉**　大腿后面中、下 1/3 的分界线与大腿后面正中线交点的内侧 2.5cm 处至腘窝中点的连线为腘动脉斜行段的体表投影；腘窝中点至腘窝下角的连线为腘动脉直行段的体表投影。或自腘窝上角内侧一横指处至腘窝下角的连线为腘动脉的体表投影。

**6. 胫前动脉**　胫骨粗隆与腓骨头之间的中点至内、外踝前面连线中点的连线为胫前动脉的体表投影。

**7. 胫后动脉**　腘窝下角至内踝与跟腱内侧缘之间中点的连线为胫后动脉的体表投影。

**8. 足背动脉**　内、外踝前面连线的中点至第 1、第 2 跖骨底之间的连线为足背动脉的体表投影。在足背，踇长伸肌腱的外侧可摸到足背动脉的搏动。

**9. 梨状肌**　自髂后上棘至尾骨尖做连线，该连线距离髂后上棘约 2.0cm 处至大转子的部分，即为梨状肌的体表走行部位。

（杨文龙　王力）

# 第二节　正常下肢影像学评价

下肢分为髋、股、膝、小腿、踝和足，借肢带与躯干相连，其前方以腹股沟与腹部分界，后外侧借髂嵴与腰、骶尾部相邻，内侧以阴股沟与会阴分隔。

## 一、X线检查

X线平片检查是下肢大多数外伤性、先天性和骨性疾病首选的影像学检查方法。

### （一）骨盆

骨盆正位用于显示全部骨盆、髂骨、耻骨、坐骨、髋关节和股骨上端的前后位影像。骨盆诸骨的外伤性或者骨质病变，可拍摄骨盆正位片；骨盆入口位可显示骨盆环的完整性、半骨盆前后方向移位情况；骨盆出口位显示骶骨及耻骨支、半骨盆垂直方向移位情况，骨盆前部结构的裂缝骨折、后部的骶骨骨折和髂骨骨折均可清晰显示。与其他投照体位相比，可以更好地显示骨盆后部的向上移位及骨盆前部的向上或向下移位。此外，骨盆常见的体位还有骨盆闭孔斜位和骶髂关节正斜位（图1-12）。

**1. 正位标准影像**

（1）照片包括全部骨盆诸骨及股骨近端1/4，且左右对称，骨盆位于照片正中显示。

（2）耻骨不与骶椎重叠，两侧大粗隆内缘与股骨颈重叠1/2。

（3）两侧髂骨翼与其他诸骨密度均匀，且骨纹理清晰可见。

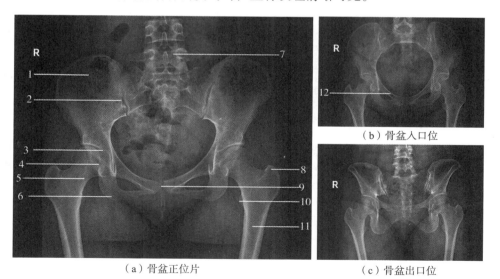

（a）骨盆正位片　　（b）骨盆入口位　　（c）骨盆出口位

注：1. 髂骨；2. 骶髂关节；3. 髋臼；4. 股骨头；5. 股骨颈；6. 坐骨；7. 第5腰椎；8. 大粗隆；9. 耻骨联合；10. 小粗隆；11. 股骨上段；12. 耻骨。

**图1-12　骨盆X线平片**

**2. 入口位标准影像**

（1）骨盆入口位于照片中央。

（2）第5腰椎和骶骨棘突至耻骨联合连线居中，双侧骶髂关节、髋关节对称。

（3）骨盆入口内缘骨皮质边缘锐利，从后向前由骶骨岬、弓状线、耻骨梳和耻骨结节构成。

（4）骨盆入口呈前后径较长的卵圆形形状。

（5）骨盆诸骨骨质结构密度均匀，对比度良好。

**3. 出口位标准影像**

（1）骨盆出口构成骨位于照片中央或中央区略偏下。

（2）第5腰椎和骶骨棘突至耻骨联合连线居中，双侧骶髂关节、髋关节对称。

（3）双侧闭孔大小相等、形态对称，上下径大于左右径。

（4）耻骨联合关节间隙呈轴位，与骶骨下部重叠。

（5）双侧耻骨上、下支，坐骨上、下支，坐骨结节呈正位显示。

（6）骨盆诸骨骨质结构密度均匀，对比度良好。

## （二）髋关节

髋关节正位影像可用于呈现髋关节、股骨头、股骨颈、股骨大小粗隆和股骨干上端的正面影像。髋关节水平侧位影像可用于呈现股骨头、颈和大小粗隆的侧面影像。髋关节蛙式位影像可用于呈现双侧股骨颈的情况。当诊断股骨头缺血性坏死、髋部外伤性疾病时，建议拍摄髋关节的正位和侧位影像。当诊断先天性髋关节脱位时，建议拍摄双髋关节的正位和蛙式位（图1-13）。

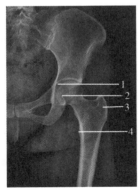 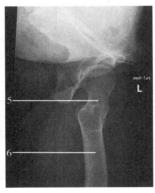 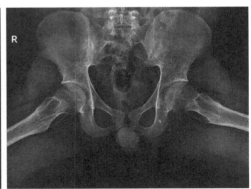

（a）左侧髋关节正位片 　（b）左侧髋关节侧位片 　　　（c）双髋关节蛙式位

注：1.髋臼；2.股骨头；3.大粗隆；4.小粗隆；5.股骨颈；6.股骨上段。

**图1-13　髋关节X线平片**

**1. 正位标准影像**

（1）照片包括髋关节、骶骨近端1/3，同侧耻、坐骨及部分髂骨翼。

（2）股骨头大体位于照片正中，或位于照片上1/3正中，大粗隆内缘与股骨颈重叠1/2，股骨颈显示充分。

（3）股骨颈及闭孔无投影变形，申通线光滑锐利，曲度正常。

（4）髋关节诸骨纹理清晰锐利，坐骨棘明显显示，周围软组织也可辨认。

**2. 水平侧位标准影像**

（1）股骨颈及关节面显示清晰，无臀部干扰影。

（2）皮肤软组织及骨小梁结构显示清晰。

### （三）膝关节

膝关节正位片能够提供胫骨上段、腓骨上段和股骨下段的前后位影像。膝关节侧位片能够显示膝关节、股骨下段、胫骨上段、腓骨上段和髌骨的侧位影像。髌骨轴位片可用于显示髌骨和股骨的关节面及髌骨的轴位影像。这些拍摄位置可用于诊断多种病变，包括膝关节退行性病变、外伤性病变、骨软骨瘤和成骨肉瘤等。对于1岁以内婴儿的骨龄测量和类风湿关节炎，通常采用膝关节正位片。若需要观察髌骨情况，可拍摄髌骨轴位片。但需要注意的是，明显骨折的患者不应拍摄此体位，因为可能会加重骨折情况（图1-14）。

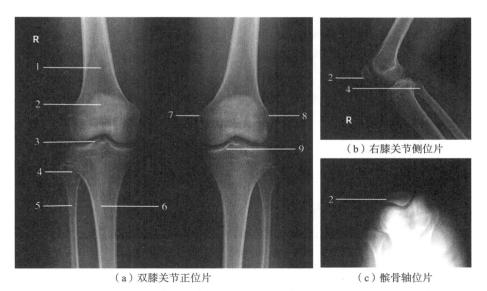

（a）双膝关节正位片　　　　（b）右膝关节侧位片　　　　（c）髌骨轴位片

注：1. 股骨下段；2. 髌骨；3. 外侧髁间隆起；4. 腓骨头；5. 腓骨上段；6. 胫骨上段；7. 股骨内上髁；
8. 股骨外上髁；9. 胫骨平台。

**图 1-14　膝关节 X 线平片**

**1. 正位标准影像**

（1）照片包括股骨两髁，胫骨两髁及腓骨头，其关节面位于照片正中。

（2）腓骨头与胫骨仅有少许重叠。

（3）膝关节诸骨纹理清晰可见，周围软组织层次可见。

**2. 侧位标准影像**

（1）膝关节间隙位于照片正中，股骨内外髁重叠良好。

（2）髌骨呈侧位显示，其与骶骨间隙分离明确，关节面边界锐利，无双边。

（3）股骨与胫骨平台重叠极小。

（4）膝关节诸骨纹理清晰可见，周围软组织可以辨认。

**3. 髌骨轴位标准影像**

（1）髌骨呈三角形，髁间窝显示在照片正中。

（2）髌骨内侧缘呈切线位，无双边影，与股骨间隙呈倒"人"字形显示。

（3）髌骨骨小梁清晰可见。

### （四）踝关节

踝关节正位片用于呈现踝关节、胫骨下端、腓骨下端及距骨前后的影像。踝关节侧位片则用于呈现踝关节侧位的影像。在诊断踝关节外伤性疾病和术后复查时，通常会拍摄患侧踝关节的正位和侧位片。此外，还可以采用内旋位和斜位等特殊体位来更好地评估踝关节的情况（图1-15）。

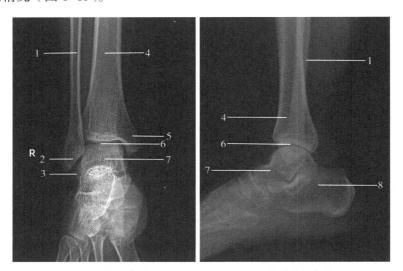

（a）右踝关节正位片　　　　　　（b）踝关节侧位片

注：1.腓骨下段；2.外踝；3.距骨结节；4.胫骨下段；5.内踝；6.踝关节间隙；7.距骨；8.跟骨。

**图1-15　踝关节X线平片**

**1. 正位标准影像**

（1）踝关节位于照片中央显示，关节面呈切线位，其间隙清晰可见。

（2）胫腓联合间隙不超过0.5cm。

（3）踝关节诸骨纹理清晰锐利，周围软组织层次可见。

**2. 侧位标准影像**

（1）距骨滑车面内外缘重合良好。

（2）腓骨远端重叠于胫骨正中偏后。

（3）踝关节位于照片正中显示。

（4）踝关节诸骨纹理及周围软组织清晰可见。

## （五）足部

足正位用于显示全部趾骨、跖骨和距骨前的跗骨（包括舟骨、骰骨和第1、2、3楔骨）的正位影像，距骨和跟骨因与胫腓骨下端有所重叠而不能显示；斜位用于显示所有足骨和各关节的斜位影像；足侧位用于显示足部的侧位影像，站立位负重位拍摄时能显示足弓的真实角度，用作足弓的测量。痛风、马蹄内翻足及足部外伤一般拍摄足正斜位；趾骨骨疣拍摄足正侧位；扁平足拍摄足负重侧位；跟痛症或跟骨外伤应拍摄跟骨侧位及轴位（图1-16）。

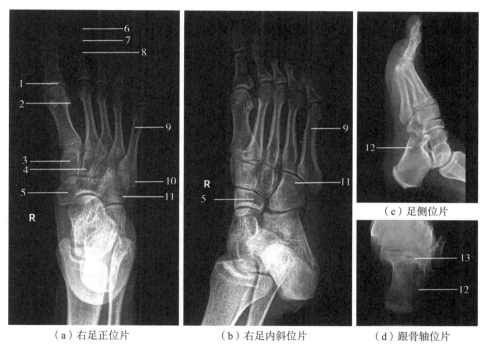

（a）右足正位片　　　　（b）右足内斜位片　　　　（c）足侧位片　　（d）跟骨轴位片

注：1.趾间关节；2.籽骨；3.内侧楔骨；4.中间楔骨；5.足舟骨；6.远节趾骨；7.中节趾骨；8.近节趾骨；9.第五跖骨；10.第五跖骨基底部；11.骰骨；12.跟骨；13.跟距关节间隙。

**图1-16　足部X线平片**

**1.正位标准影像**

（1）照片包括跖、趾及跗骨，第3跖骨基底部位于照片正中。

（2）跗骨到趾骨远端密度适当，骨纹理清晰可见。

（3）舟距关节与骰跟间隙清晰可见。

**2.斜位标准影像**

（1）全足诸骨呈斜位，第3、4跖骨基底部位于照片正中。

（2）第1、2跖骨部分重叠，其余均单独显示。

（3）跟距关节、楔舟关节及第3、4跗跖关节间隙显示明确。

（4）全足诸骨密度基本均匀，骨纹理清晰。

**3. 侧位标准影像**

（1）足侧位影像，趾骨、跖骨、跗骨大部分重叠。

（2）跟骨、距骨呈侧位像，骨纹理显示清晰，骨与软组织层次明显。

**4. 跟骨侧位标准影像**

（1）照片包括踝关节及部分距骨，跟骨位于照片正中，呈侧位显示。

（2）距骨下关节面呈切线位显示，其关节间隙清晰可见。

（3）跟骨纹理显示清晰。

**5. 跟骨轴位标准影像**

（1）跟骨轴位影像，跟骨轴位标准片显示。

（2）跟骨位于照片正中，其纵径与图像正中长轴重合。

（3）跟骨纵径与横径投影比例恰当，约2∶1；从距下关节面到跟骨粗隆部，均应清晰显示，包括载距突。

### （六）下肢全长

下肢全长片是通过图像无缝拼接技术，将下肢全长显示在一张 X 线平片上，以便于下肢整体情况的显示和各角度的精确测量（图 1–17）。

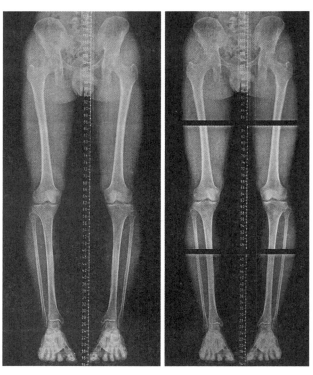

（a）下肢全长正位片　　　　（b）下肢全长

**图 1–17　下肢全长 X 线平片**

## 二、CT 检查

对于下肢的明显骨折，通常拍摄 X 光平片即可满足诊断要求。然而，对于隐匿性骨折和软组织损伤，需要在常规 X 光平片的基础上进行 CT 进一步检查。CT 扫描提供了横断位图像，结合其强大的后处理技术，可以得到矢状位、冠状位、任意斜位和三维重组图像。这些图像对精确确定病灶位置和制订外伤手术方案具有指导作用。此外，临床外科通过 CT 引导可以进行穿刺活检，精确确定病灶位置，提取病理组织后进行实验室检查以确定疾病性质（图 1–18）。

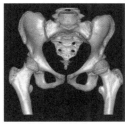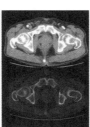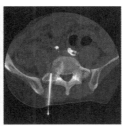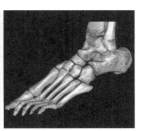

（a）骨盆、髋关节 CT VR 重建图　（b）髋关节层面软组织窗及髋关节层面骨窗 CT 图　（c）经 CT 引导穿刺活检图　（d）足部 CT VR 重建图

**图 1–18　髋关节及足部 CT 图**

### （一）CT 平扫

一般外伤性、退行性、感染性病变性 CT 平扫即可以诊断。

**1. 髋部横断层解剖**

断层中心以髋关节为主（图 1–19）。髋臼前、后端可见髋臼唇，其中部为髋臼切迹及连于其前、后缘的髋臼横韧带。股骨头、股骨颈及大转子切面由前内向外后延伸。关节囊的前壁外侧份有髂股韧带，内侧份有耻股韧带；后壁可见坐股韧带。髋关节前方为髂腰肌和耻骨肌，其前面为股三角，内有股神经、股动脉、股静脉和腹股沟深淋巴结。

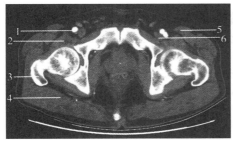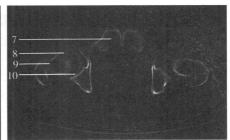

（a）髋部横断位 CT 增强动脉期软组织窗　　　　　（b）髋部横断位 CT 骨窗

注：1. 股动脉；2. 髂腰肌；3. 股骨大转子；4. 臀大肌；5. 缝匠肌；6. 股静脉；7. 耻骨；8. 股骨头；9. 股骨颈；10. 髋臼。

**图 1–19　髋部横断位 CT 图**

**2. 股部中份横断层解剖**　此断层经腹股沟中点至髌骨上缘中点连线的中点（图1-20）。股骨居中央，其断面近似圆形。后面稍凸起为粗线。由此向后、内、外，深筋膜形成三条肌间隔。内侧肌间隔中可见在收肌管内下行的股动、静脉和隐神经。在前骨筋膜鞘内有大腿前群肌；后骨筋膜鞘内有大腿后群肌，其深面可见坐骨神经和股深血管之穿支，此处坐骨神经近似扁圆形。内侧骨筋膜鞘内有大腿内侧群肌。股内侧的浅筋膜内有大隐静脉。

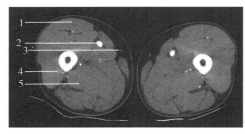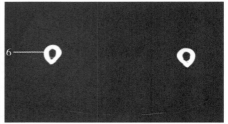

（a）股部中份横断位 CT 增强动脉期软组织窗　　　　（b）股部中份横断位 CT 骨窗

注：1. 股直肌；2. 股动脉；3. 大隐静脉；4. 股外侧肌；5. 大收肌；6. 股骨干。

**图 1-20　股部中份横断位 CT 图**

**3. 经膝部髌骨中点横断层解剖**　此断层以骨质结构为主（图1-21）。股骨内、外侧髁占据了断面中央的大部，其后面的凹陷为髁间窝后部；其前方为髌骨，两者之间可见狭窄的膝关节腔，翼状襞凸入其内侧部。大腿前群肌已变为肌腱附于髌骨前面，后群肌亦变小，腓肠肌内、外侧头出现（内大外小），两头之间由浅入深可见胫神经、腘静脉和腘动脉，腓总神经位于后外方，腓肠肌外侧头和股二头肌内侧缘后部之间。

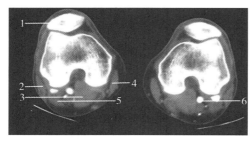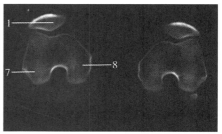

（a）经膝部髌骨中点横断位 CT 增强动脉期软组织窗　　　（b）经膝部髌骨中点横断位 CT 骨窗

注：1. 髌骨；2. 股二头肌；3. 半膜肌；4. 缝匠肌；5. 腓肠肌外侧头；6. 腘动脉；7. 股骨外侧髁；8. 股骨内侧髁。

**图 1-21　经膝部髌骨中点横断位 CT 图**

**4. 经胫骨体中部横断层**　此断层经胫骨体中部（图1-22）。前骨筋膜鞘中，长伸肌出现，胫前动、静脉及腓深神经在胫骨前肌深面，紧贴小腿骨间膜。后骨筋膜鞘中，主要由小腿三头肌占据，胫后动、静脉及胫神经位于该肌深面；而腓动、静脉居腓骨之内侧。外侧骨筋膜鞘内，腓骨长肌、腓骨短肌呈浅、深配布，腓浅神经已接近小腿前外侧表面。

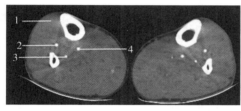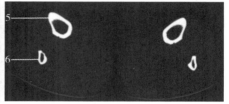

（a）经胫骨体中部横断位 CT 增强动脉期软组织窗　　　　（b）经胫骨体中部横断位 CT 骨窗

注：1. 胫骨前肌；2. 胫前动脉；3. 腓动脉；4. 胫后动脉；5. 胫骨；6. 腓骨。

**图 1-22　经胫骨体中部横断位 CT 图**

**5. 踝关节的横断层解剖**　此断层经内踝尖上方 1cm，主要显示踝关节的构成及其周围韧带（图 1-23）。距骨位居中央，与内、外踝关节面起构成踝关节。关节的前内侧有内侧韧带加强，外侧被距腓前、后韧带加强。距骨的前面有小腿前群肌腱、足背动静脉及腓深神经。踝管居踝关节的后内侧，从前至后依次有胫骨后肌腱、趾长屈肌腱、胫后血管、胫神经及长屈肌腱。

## （二）CT 增强扫描

在诊断和鉴别诊断肿瘤和占位性疾病时，需要进行 CT 增强扫描或 CT 灌注成像。通过从外周静脉注入含有吸收 X 线能力强的碘剂溶液，使其经过血液循环到达全身各组织，并在合适的延迟时间进行 CT 扫描，可以得到动脉期、静脉期和实质期等期相图像。通过建立时间 - 密度曲线，可以了解病灶和组织的血供情况，进而分析肿瘤性质。

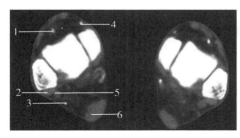

（a）踝关节横断位 CT 增强动脉期软组织窗　　　　（b）踝关节横断位 CT 骨窗

注：1 跗外侧动脉；2. 腓骨长肌腱；3. 腓动脉跟外侧支；4. 足背动脉；5. 腓骨短肌腱；6. 跟腱；7. 距骨；8. 外踝；9. 内踝。

**图 1-23　踝关节横断位 CT 图**

## （三）CT 血管造影

对于患有下肢血管性疾病的患者，如出现血管畸形、栓塞、狭窄、动脉瘤或下肢动脉大范围钙化等，可以考虑进行下肢 CTA 检查。下肢 CTA 检查可以获取下肢血管的完整形态及与周围组织的相互关系，从而为诊断和治疗提供重要的影像学信息（图 1-24）。

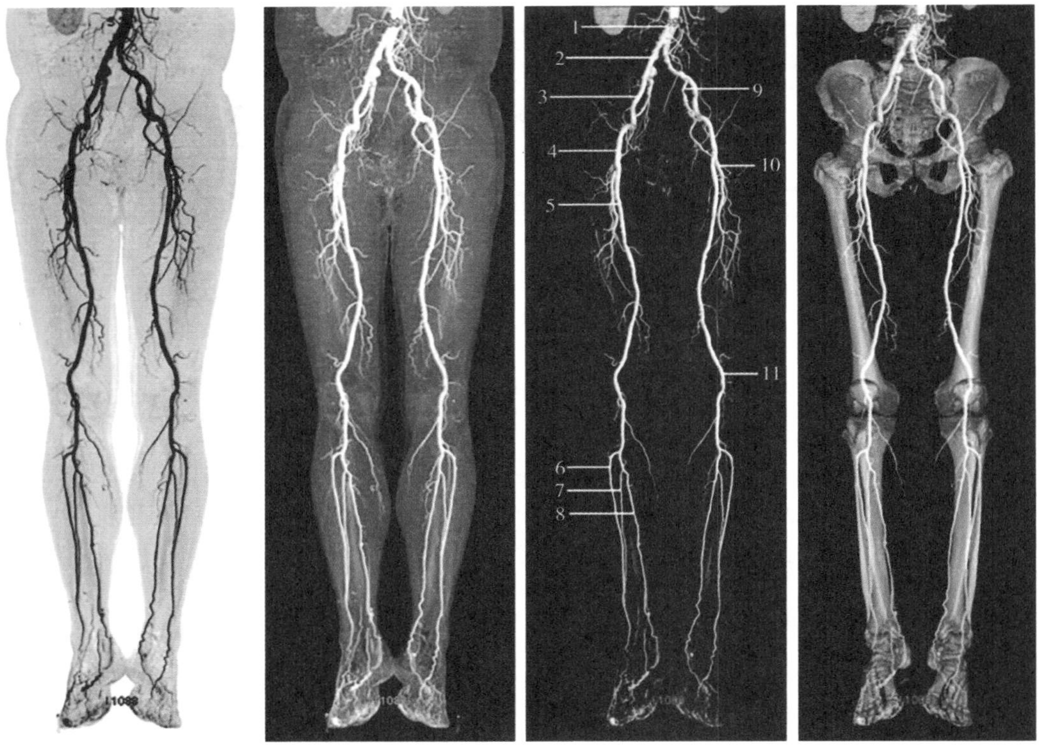


（a）下肢 CTA 最大密度投影反窗图　（b）下肢 CTA 最大密度投影图　（c）下肢 CTA 容积重现去骨图　（d）下肢 CTA 容积重现含骨图

注：1. 腹主动脉；2. 髂总动脉；3. 髂外动脉；4. 股动脉；5. 股浅动脉；6. 胫前动脉；7. 腓动脉；8. 胫后动脉；9. 髂内动脉；10. 股深动脉；11. 腘动脉。

**图 1–24　下肢 CTA 图**

## 三、MRI 检查

对于一般性下肢骨折，通常需要进行 X 线平片和 CT 检查以明确诊断。然而，对于隐匿性骨折，MRI 检查具有无法比拟的优势。X 线平片在显示软组织方面存在较大的局限性，而 CT 对于四肢软组织、韧带、肌腱、关节软骨、半月板及神经情况的显示效果也不佳。相比之下，磁共振成像能够弥补这些不足，提供更全面、准确的诊断信息。

### （一）平扫

一般四肢骨关节、软组织、韧带、肌腱、关节软骨、半月板等病变，行 MRI 平扫即可。MRI 可进行多方位、多参数成像，能够提供大量的解剖及疾病信息。

**1. 髋关节**　髋关节 MRI 检查在临床上的广泛应用，主要是因为其具有极高的早期股骨头缺血坏死的诊断敏感性和特异性。因此，如何更早、更准确地诊断股骨头缺血性坏死成为 MRI 技术的关键环节之一。除此之外，MRI 在髋关节的另一个应用领域是髋臼唇的损伤，提高髋臼唇病变的诊断能力也是 MRI 技术的重要关注点。

　　髋关节 MRI 成像方位：对于绝大多数髋关节病变，要求行横断位、矢状位及冠状位扫描。在实际临床工作中，为了节约时间，髋关节病变一般行横断位及冠状位扫描；对于股骨头缺血性坏死，如果要对其进行三维定位及定量诊断，则通常要求进行矢状位、冠状位、轴状位三方位扫描。斜矢状面（平行于股骨颈）可观察髋臼唇的垂直断面；斜冠状面（垂直于前后唇连线）可较好显示上下髋臼唇；对髋关节唇及关节软骨病变需要进一步诊断时，可行单侧髋关节 MRI 造影。

　　髋关节成像序列：T₁WI 序列，是髋关节 MRI 成像的重要序列，其信噪比高、对解剖结构显示良好及对骨髓病变也具有较高的敏感性。T₂WI 序列，是诊断股骨颈隐匿性骨折及早期股骨头坏死诊断的主要序列，而且也是很多非创伤性关节病变的主要定性手段，通常需配合压脂技术。STIR 序列，是髋关节 MRI 成像常用的序列，它对于骨髓病变及微小的损伤性病变具有极好的敏感性。3D 梯度回波序列对髋臼唇及髋关节软骨病变的显示有一定优势（图 1-25）。

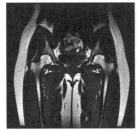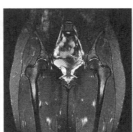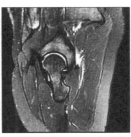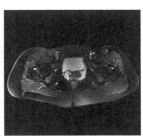

（a）冠状位 T₁WI 图　　（b）冠状位 IDEAL 序列水　（c）矢状位 IDEAL 序列水　（d）横断位 IDEAL 序列水
　　　　　　　　　　　　　　　像图　　　　　　　　　　　像图　　　　　　　　　　像图

**图 1-25　髋关节 MRI 图**

　　**2. 膝关节**　膝关节 MRI 在骨关节系统中被广泛接受，其诊断价值也被高度认可。MRI 对于各类膝关节病变，包括外伤导致的急性和慢性关节内紊乱，以及关节周围软组织损伤、关节感染性疾病、肿瘤性疾病、骨髓性疾病，都具有相当的诊断价值。

　　膝关节 MRI 成像方位：膝关节常规进行横断位、矢状位及冠状位三个方位扫描，缺一不可。通常矢状位是最重要的成像方位，因为它是诊断半月板病变和交叉韧带病变最主要的依据。冠状位也非常重要，它是诊断内外侧副韧带病变的主要依据，同时也用于辅助诊断半月板和交叉韧带的病变。横断位对于全面诊断必不可少，横断位是评价髌骨后缘软骨的最好方位，同时也能很好地显示各种肌腱、韧带的病变。

　　膝关节 MRI 成像序列：T₁WI 序列，具有信噪比高、解剖结构显示好及对骨髓病变显示好的特点。T₂WI 序列，是诊断膝关节各种韧带断裂的主要序列，而且也是很多非创伤性关节病变的主要定性手段，通常需配合压脂技术。PDWI-fs 序列，关节液为高信号，能够和半月板及关节软骨形成良好的对比。STIR 序列主要用于骨髓病变和关节软骨病变的检查，其脂肪抑制效果好，但是图像整体信噪比较其他脂肪抑制序列差。梯度回波序列（GRE），主要用于诊断半月板病变和关节软骨病变，对韧带病变及骨髓病变的诊断能力较差（图 1-26）。

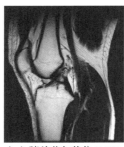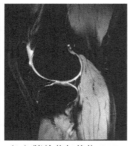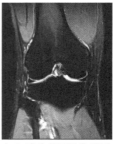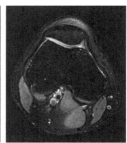

（a）膝关节矢状位 T₁WI 图　（b）膝关节矢状位 GRE 序列图　（c）膝关节冠状位质子密度压脂图　（d）膝关节横断位质子密度压脂图

图 1-26　膝关节 MRI 图

**3. 踝关节**　踝关节作为下肢的主要支撑和运动关节，常常受到外伤的影响。对于普通的骨折和脱位情况，常规 X 光平片能够提供足够的影像学信息，以便进行诊断和治疗。然而，许多外伤并不会引起明显的骨折或脱位，而是会对关节韧带、肌腱及关节软骨等软组织造成损伤。在这种情况下，常规 X 光平片就不能提供足够的相关信息，从而导致诊断的延误，这可能会导致踝关节的不稳定或持续性的疼痛。磁共振成像（MRI）技术可以弥补常规 X 光平片的这些不足，因此已被广泛应用于急慢性踝关节创伤性疾病的诊断。

踝关节 MRI 成像方位：为了对踝关节进行全面评价，踝关节 MRI 通常要进行横断位、矢状位和冠状位三个方位成像。横断面在踝关节三方位中是最重要的方位，它能提供最多的关于肌腱和韧带的诊断信息。平行于内外踝的斜冠状位是诊断胫距关节软骨病变的最佳方位，同时对于踝关节韧带性病变的诊断也能提供帮助。垂直于内外踝的斜矢状位，不利于显示各种韧带性病变，但是有利于显示肌腱和关节软骨的病变。另外，对于跟腱的损伤，通常需横断位和斜矢状位进行诊断。

踝关节 MRI 成像序列：T₁WI 序列，是踝关节 MRI 必备的序列，一般扫描矢状位和（或）横断位。PDWI 序列配合压脂技术对于纤维软骨及关节透明软骨的病变都具有相当的诊断价值，而且具有良好的信噪比。T₂WI-fs 序列或 STIR 序列在踝关节 MRI 成像中也常被应用，它们对骨髓病变都具有较高的敏感性。GRE 序列在踝关节 MRI 成像中较少应用。踝关节的透明软骨明显薄于膝关节，胫距关节又相隔较近，这两点限制了 GRE 序列显示踝关节透明软骨的能力（图 1-27）。

**4. 大腿 / 小腿**　从 MRI 成像的角度来看，四肢骨骼主要由骨髓、骨皮质和骨膜三部分构成。其中，骨髓是 MRI 成像重点关注的部分，包括黄骨髓和红骨髓，其内部含有骨松质的骨小梁结构。对于骨皮质的评估，常规 X 线平片和 CT 检查是更为可靠的手段，而 MRI 成像只能作为辅助手段。

正常骨膜由于厚度较薄且不含钙盐，因此在目前的临床 MRI 扫描和常规 X 线或 CT 检查中均无法清晰显示。然而，如果发生骨膜反应，常规 X 线和 CT 可以很好地显示增厚和钙化的骨膜，而 MRI 则可以很好地显示增厚但尚未钙化的骨膜。

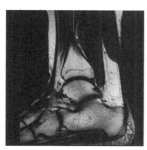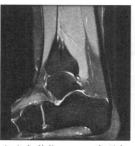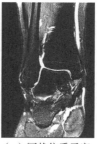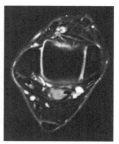

（a）矢状位 T₁WI 图　（b）矢状位 IDEAL 序列水　（c）冠状位质子密　（d）横断位质子密度压
　　　　　　　　　　　　　像图　　　　　　　　度压脂图　　　　　　脂图

**图 1-27　踝关节 MRI 图**

除关节结构外，四肢软组织主要由骨骼肌和脂肪组织组成，其中骨骼肌为最主要的成分，也是软组织 MRI 主要关注的领域。在 MRI 图像上，骨骼肌一般都表现为中等偏低信号，但由于各肌肉之间、肌肉与皮肤之间都存在不同量的脂肪分隔，因此 MRI 图像可以清晰地显示四肢骨骼肌的解剖形态。

大腿及小腿 MRI 成像方位：对于四肢骨骼和软组织病变，至少需要两个相互垂直的平面，其中至少应有一个平面同时拥有标准化的 T₁WI 和 T₂WI 序列。一般横断面必不可少，冠状面、矢状面和斜面则可依据情况而定。

大腿及小腿 MRI 成像序列：自旋回波 T₁WI 和 T₂WI 序列可以解决绝大多数四肢骨骼和软组织病变的诊断。多数的骨髓病变在 T₁WI 上呈低信号，与高信号的骨髓形成鲜明对比；T₂WI 相上呈高信号，高于骨髓本身的信号强度。但对于多数的骨骼肌病变，T₁WI 往往对比不够鲜明，而 T₂WI 则可以显示为明显的高信号。STIR 是一种特殊的反转恢复类序列，它可以比较彻底地抑制骨髓与脂肪的信号，从而可以使骨髓病变和骨骼肌病变对比更加鲜明。GRE（梯度回波）序列不具备良好的软组织对比，因此对于骨骼肌病变的价值不大，但它可以用于确定肌筋膜界面和肌肉内的少量出血（图 1-28、图 1-29）。

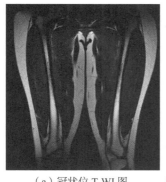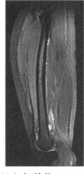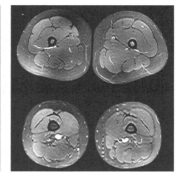

（a）冠状位 T₁WI 图　　（b）矢状位 IDEAL　　（c）横断位 IDEAL 序列水像图
　　　　　　　　　　　　序列水像图

**图 1-28　大腿 MRI 图**

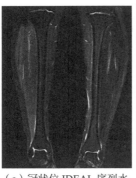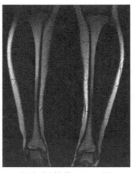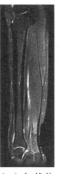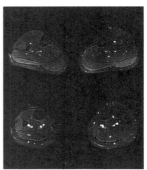

| （a）冠状位 IDEAL 序列水像图 | （b）冠状位 T₁WI 图 | （c）矢状位 IDEAL 序列水像图 | （d）横断位 IDEAL 序列水像图 |

**图 1-29　小腿 MRI 图**

### （二）增强扫描

钆造影剂 MR 增强扫描主要用于定位病变和鉴别囊实性病变，通过 $T_1WI$ 或 GRE 序列的增强扫描实现。对于肿瘤性病变，增强扫描可区分富血供区和坏死区、判断生长期肿瘤成分、检测术后残留，并指导活检。但增强特征不具有确切的良恶性鉴别价值。为准确鉴别肿瘤良恶性，需行 MRI 灌注扫描，分为内源性灌注法和外源性灌注法。灌注结果分析基于时间 – 信号强度曲线和肿瘤边缘与中心强化率的差别。灌注扫描结合后处理工作站软件可计算相对血容量、相对血流量和平均通过时间等信息；病灶边缘与中心强化率反映微血管化不均匀分布程度。

### 四、下肢常用测量方法及临床意义

下肢常用测量角度对于临床诊断与判断疾病预后有重大意义，常用测量角度如下。

### （一）下肢机械轴及解剖轴

下肢力线及解剖轴如下（图 1-30）。

**1. 下肢机械轴**　站立位 X 线前后像股骨头中心与踝关节中心的连线，又称为下肢力线。

**2. 下肢解剖轴**　下肢解剖轴包括股骨解剖轴和胫骨解剖轴。

（1）股骨解剖轴　股骨解剖轴纵贯并平分股骨髓腔中心，通常为股骨大转子尖与股骨远端中点内侧连线。

（2）胫骨解剖轴　纵贯并平分胫骨骨髓腔，通常为胫骨近段中点到远端中点连线。

正常人体站立时，下肢机械轴通过膝关节中心，此时，股骨解剖轴与下肢力线有平均 6° 的外翻角；胫骨解剖轴与机械轴重合。在病理情况下，由于膝关节内翻或外翻，下肢的机械轴将会偏离膝关节的中心。膝内翻时下肢机械轴位于膝关节中心内侧，膝外翻时下肢机械轴位于膝关节中心外侧。

## （二）骨盆及髋部

骨盆及髋部检查具体如下（图 1-31）。

**1. 耻骨角**　两侧耻骨下支在耻骨联合下缘所形成的夹角称为耻骨角，男性为 70° ～ 75°，女性角度较大为 90° ～ 100°。

**2. 股骨前倾角**　股骨前倾角是人体股骨颈的中轴线与股骨内外髁中点间的连线形成的夹角，又称扭转角，正常范围为 10° ～ 15°。股骨颈前倾角的存在符合人体负荷力线的要求，若前倾角变化，股骨头的偏心距将随之发生改变，股骨头臼间的相互适应关系也将发生改变，从而导致髋关节的载荷传导紊乱，进而引起关节软骨的蜕变、继发性骨关节炎的发生。

**3. 股骨颈干角**　股骨颈干角是股骨颈的长轴与股骨干纵轴之间形成的角度，又称内倾角，正常值为 110° ～ 140°。颈干角随年龄的增加而减小，儿童平均为 151°，而成人男性为 132°，女性为 127°。颈干角可以增加下肢的运动范围，并使躯干的力量传达至较宽的基底部，颈干角的异常会改变髋关节周围的力学关系。颈干角大于正常值为髋外翻，小于正常值为髋内翻。

**4. 股骨偏心距**　股骨偏心距指股骨头旋转中心与股骨干纵轴的垂直距离，外展肌力量通过这种杠杆结构作用于髋关节。股骨偏心距可以使人体重量偏心作用在髋关节上（偏心负重），再向双下肢传递。股骨的这种偏心结构影响髋关节外展肌力量和髋关节功能。精确重建股骨偏心距有利于平衡外展肌力，从而获得最大的外展力量和最小的关节界面应力，提高外展肌收缩效率和运动能力达到骨盆平衡。

**5. 中心边缘角（center-edge，CE 角）**　股骨头中心至髋臼外缘连线与过股骨头中心垂线的夹角，正常范围为 20 ～ 40°，平均值为 30°，小于 20° 可诊断为髋臼发育不良。

**6. 沈通线**　即 shenton 线，是股骨颈内缘与闭孔上缘之连线，正常此线呈连续弧形。当髋关节脱位时，近端股骨上移，则此线中断，失去连续性。

**7. 髋臼指数**　骨盆正位 X 线片上，通过双侧髋臼"Y"形软骨顶点画一直线并加以延长，再从"Y"形软骨顶点向骨性髋臼顶部外侧上缘最凸出点连一直线，此线与骨盆水平等夹角即为髋臼指数。正常值为 20° ～ 25°，当小儿步行后此角逐渐减小，直至 12 岁时基本恒定于 15° 左右。髋关节脱位时则明显增大，甚至在 35° 以上。

**8. Perkin 象限**　在骨盆正位片上，两侧髋臼中心连一直线称为"H"线，再从髋臼

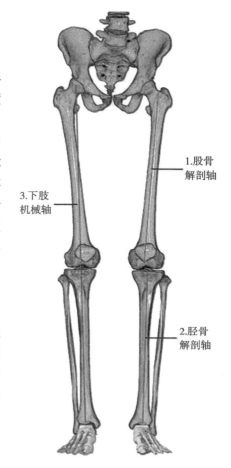

1. 股骨解剖轴

3. 下肢机械轴

2. 胫骨解剖轴

**图 1-30　下肢力线及解剖轴**

外缘向"H"线作一垂线（P），即将髋臼关节划分为四个象限，正常股骨头骨骺位于内下象限内。若位于外下象限为半脱位，位于外上象限为全脱位。

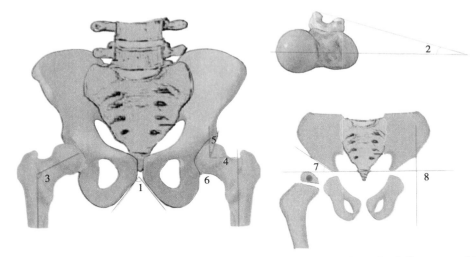

注：1.耻骨角；2.股骨前倾角；3.股骨颈干角；4.股骨偏心距；5.CE角；6.沈通线；7.髋臼指数；8.Perkin象限。

**图1-31 骨盆及髋部测量角度**

### （三）膝部

膝部测量角度具体如下（图1-32）。

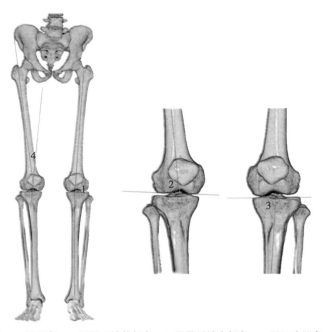

注：1.股胫角；2.股骨远端外侧角；3.股骨近端内侧角；4.股四头肌角。

**图1-32 膝部测量角度**

**1. 股胫角（femur-tibial angle）** 为股骨干长轴与胫骨干长轴在膝关节处相交形成的向外的夹角，正常为 165°～170°。若大于 170° 为膝内翻（O 形腿），小于 165° 为膝外翻（X 形腿）。

**2. 股骨远端外侧角（mLDFA）** 股骨内外侧髁远端切线（关节线）与股骨机械轴两者之间形成的外侧夹角，正常为（87±3）°。该角度增大或较小，提示内外翻，或骨缺损。

**3. 胫骨近端内侧角（mMPTA）** 胫骨内外侧平台切线（关节线）与股骨机械轴两者之间形成的内侧夹角，正常为 87°±3°。该增大或较小，提示内外翻，或骨缺损。

**4. 股四头肌角（quadricep Angle，Q 角）** 髂前上棘与髌骨中点连线与髌骨中点与胫骨结节连线的交角。正常男性 13°±2°，女性 15°±2°。Q 角增大提示髌骨不稳定，易外移导致髌骨脱位、半脱位（股四头肌外侧拉力增大）。

## （四）足部

足部测量角度具体如下（图 1-33）。

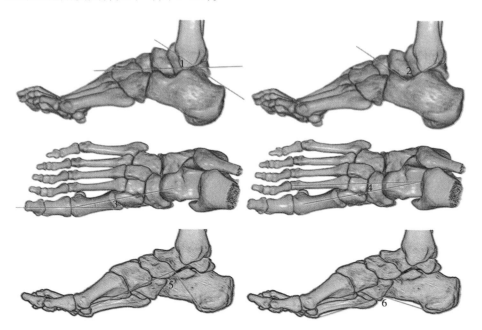

注：1. 跟骨结节关节角；2. 跟骨交叉角；3. 踇外翻角；4. 第 1、2 跖骨间角；5. 内侧纵弓角；6. 外侧纵弓角。

**图 1-33　足部测量角度**

**1. 跟骨结节关节角（Bohler 角）** 正常为 25°～40°，由跟骨后关节面最高点分别向跟骨结节和前结节最高点连线所形成的夹角。

**2. 跟骨交叉角（Gissane 角）** 由跟骨外侧沟底向前结节最高点连线与后关节面线之夹角，正常为 120°～145°。

**3. 跗外翻角（HAA 角）**　第 1 跖骨长轴线与第一趾近节趾骨长轴线相交之锐角，正常小于 15°。

**4. 第 1、2 跖骨间角（IMA 角）**　第 1 跖骨长轴线与第二跖骨长轴线相交的锐角，正常小于 9°。

**5. 内侧纵弓角**　从跟骨的最低点到距骨头的最低点作一条直线，再从距骨头的最低点到第 1 跖骨头最低点作一条直线，然后测量两条直线所构成的夹角，正常值为 113°～130°。

**6. 外侧纵弓角**　从跟骨最低点到跟骰关节最低点做一条直线，再从跟骰关节最低点到第 5 跖骨头最低点做一条直线，然后测量两条直线构成的夹角，130°～150°。

（张期　张静坤）

# 第三节　下肢生物力学特点

## 一、髋关节

由股骨头和髋臼组成，髋臼的关节面的曲率半径与股骨头表面非常适应，髋臼向前向下，几乎可以完全包盖股骨头。因此，此关节在承重中非常稳定，在承重及活动中，没有平移，它被人体最强大的关节囊及周围韧带所包裹，其中以囊前壁的髂股韧带最为坚固。由于直立时身体重心落在髋关节的后方，髂股韧带可防止躯干过分后仰，对维持身体直立姿势有一定作用，但也限制了大腿向后伸展的幅度。

### （一）髋关节的活动

髋关节的活动范围为：屈曲 135°、伸展 30°。当骨盆处于中立位时，髋关节屈曲 120°、伸展 10°，正常外展 45°、内收 25°、外旋 35°、内旋 15°。在 45° 左右的外展范围内，股骨大转子会触碰到髋臼上缘，限制了大腿的继续外展。但是，如果先进行大腿旋外，则外展的幅度可以增加到 160°。这是因为大腿旋外后，股骨大转子从原来的侧方移动到后方，因此不会触及髋臼上缘，从而增加了外展的幅度。通过训练，上述运动幅度都可以进一步增加。大腿前屈的幅度还与小腿的位置有关。当小腿在膝关节处伸直时，由于受到大腿后面双关节肌的限制，大腿前屈的幅度会比较小。而当小腿在膝关节处屈曲时，大腿前屈会因为没有受到大腿后部肌群的限制而变得容易。在运动实践中，经常采用压腿、踢腿、劈叉等练习来训练大腿后部肌群的伸展性，以增加髋关节的灵活性和运动幅度。

### （二）髋关节的受力分析

正常生理条件下，髋关节承受的压力应均匀地分布在负重关节面。负重关节面积与所受压力呈反比。过度负荷可能导致关节软骨受损，引发骨关节炎。正常关节面骨端之间的良好匹配使得应力分布范围广泛，单位面积承受的压力较小。当关节面之间不协调时，压力将被传递到相互接触的关节面或因软骨面受损和臼头半径不一致而导致应力集中。此外，髋关节的负重力线在髋臼上的位置也需要注意。

在行走或站立过程中，髋关节起着重要的承重作用，主要由股骨头和髋臼组成。实验表明，髋关节具有一定程度的不协调性，这意味着不同部位的髋臼和股骨头所承担的压力并不完全相同。例如，当处于摆动相时，髋臼仅在前部、后部与股骨头接触，承受压力，顶部压力几乎不存在；而在单腿站立时，髋臼因弹性变形与股骨头关节面完全接触，实现协调一致。

在人类直立行走过程中，股骨上部压力骨小梁和张力骨小梁共同构建了一个合理的应力分布力学体系。对股骨距这一特殊解剖结构的深入研究发现，其与股骨上段的三束骨小梁协同构成了一个高效的承重结构，增强了股骨颈基底部的支撑力。当人类保持直立状态时，由于颈干角和前倾角的存在，通过髋臼作用于股骨头的力量被分散为：垂直于骨折线的分力、使头颈部内翻的分力、体质量压力和肌肉牵拉形成的剪力以及下肢外旋转力。当股骨粗隆间发生骨折时，股骨颈干部皮质和内部负重系统将会受到破坏，导致颈干部立即丧失承重能力。在前述的三种力量作用下，维持正常颈干角变得困难，容易引发髋内翻。因此，任何固定方式都应当重塑股骨距的解剖结构，以满足股骨上段生物力学特性，进而实现颈干部力学平衡和颈干角恒定。这种应力能促进骨折愈合。

在双腿平衡站立时，股骨头所承受的重量大约为总体重的 2/3，即单侧股骨头所承受的力为人体体重的 1/3。当人体单腿站立时，股骨头所承受的力为人体体重的 2.6 倍。在慢步行走时，股骨头所承受的力为人体体重的 1.6 倍。而在跑步状态下，作用在股骨头上的力则可以达到人体体重的 5 倍。

## 二、膝关节

膝关节是人体中最大、最复杂的关节之一，因膝关节的解剖结构及功能的需求等因素，在运动中是容易受到损伤的部位之一，了解膝关节功能上的特点和复杂性，对临床有积极的指导意义。

### （一）膝关节的活动

正常人膝关节活动从伸直 0° 到屈曲 140°，多数人有 3°～4° 过伸，在正常走步中足跟着地瞬间，膝关节的屈曲程度达到约 15°，摆动期间，膝关节可以进行的最大屈曲角度可达到 65°。而在快速奔跑时，膝关节的活动范围会有所增加，当双脚接触地面的瞬间，膝关节的屈曲程度为 35°，而摆动期最大到 130°，在日常生活中，例如在上下楼梯或者从座位上站起时，膝关节通常会保持在 115° 左右的屈曲程度。

**1. 胫股关节的运动**　胫股关节的屈伸运动发生在矢状面上，其运动轴位于额状面，但并不经过关节线，而是贯穿股骨两髁，位于股骨髁的后上方。此外，屈伸运动轴会随着屈伸运动的变化而移动，在伸展到屈曲的过程中，运动轴从前方移动到后方，这一移动轨迹被称为渐屈线或瞬时中心曲线。

由于股骨髁的形状并非圆形，其前后的曲率半径不同。当股骨髁在胫骨髁上移动时，股骨髁上不同半径之间的点分别与胫骨髁相接触，且胫骨髁上接触点之间的距离与股骨髁不同半径之间的距离相等。这种运动被称为股骨髁的滚动，通常出现在膝关节的活动范围为 160°～180°。然而，在从 160° 开始到完全屈曲的过程中，主要的运动形式逐渐转变为股骨髁在胫骨髁上的滑动。

膝关节在伸直位时，由于侧副韧带的紧张和扣锁机制，没有旋转活动，而当膝关节屈曲时，侧副韧带松弛，膝关节可以沿纵轴产生横向的旋转活动。伸膝过程中，胫骨外旋或股骨内旋，屈膝过程中胫骨内旋或股骨外旋。膝关节的旋转活动在屈膝 90° 位时最大。外旋活动多于内旋活动，旋转活动范围为 40°～50°，其中内旋为 10°，外旋为 30°～40°。

当膝关节在最后 20° 范围内伸展时（即 160°～180°），股骨会发生内旋，而胫骨相对外旋。每伸直 1°，股骨内旋约 0.5°。当完全伸直时，这一旋转活动也最终完成，这一过程类似于螺丝钉最后拧紧的动作，因此被称为扣锁机制。在扣锁机制完成后，膝关节非常稳定，此时，股骨髁和胫骨髁的负重面最大，负重压力也最大，膝关节不会发生旋转或侧向移动。

**2. 髌股关节的运动**　在屈伸活动过程中，髌骨滑动的范围约 7cm，当膝伸直时，髌股关节面的远侧部分与股骨外侧髁相接触，伸直 135° 时，髌股关节面的中部与股骨髁相接触，完全屈曲时，髌骨关节近侧部分与股骨髁相接触，并且髌骨内侧关节面受到的压力较大，只有在完全屈曲时，髌骨沉入股骨髁间沟内。

当膝关节屈伸活动时，髌骨除上下方向的活动以外，还有侧方的移动，当膝关节屈曲 90° 时，股四头肌腱，髌骨、髌韧带与胫骨结节在一条直线上。而当膝关节伸直时，髌骨向内侧移动，其向内移动的距离相当于髌骨宽度的一半。这个移动是由在膝关节伸直时胫骨发生外旋所引起的。

股四头肌牵拉力线是由髂前上棘到髌骨中点的一条连线表示。从髌骨中点到胫骨结节的连线与股四头肌牵拉力线相交形成一个角度，称为 Q 角。正常的 Q 角小于 15°。Q 角越大，髌骨向外脱位的倾向就越大，尤其在膝关节屈曲时，胫骨发生内旋，髌骨更容易向外侧移动，这种脱位的趋势受到股骨外侧髁的阻挡和股内侧肌的牵制，从而使髌骨保持在稳定的位置上；相反，如果存在明显的膝关节外翻畸形、股骨外侧髁发育低平或股内侧肌薄弱，都会导致髌骨脱位的解剖结构上的缺陷。

### （二）膝关节的受力分析

在站立姿势下，人体的重心线位于膝关节中心稍前方的位置，这种情况不需要大量的肌肉力量来维持。因此，可以认为膝关节受到的力只有体重减去小腿和足部重量的半数。如果站立姿势不正确，将在膝关节产生力矩，需要肌肉力量来平衡。当膝关节处于弯曲状态时站立，或缓慢上楼时，膝关节可能承受高达体重 3～5 倍的力。在行走过程中，作用在膝关节上的力大约为体重的 3 倍。

在膝关节的受力分析中，半月板的作用至关重要。其主要功能是分散胫骨平台所承受的负载，将股骨传递的压力分散到整个胫骨平台。半月板的切除会导致胫骨平台软骨所受的应力增加，同时也会改变胫股接触区的大小和位置。在半月板完整的情况下，整个胫骨平台都处于接触区域；然而，在半月板被切除后，接触区域仅限于胫骨平台的中心部分。

### 三、踝关节

踝关节与下肢其他大关节一样，参与运动功能和负重，踝关节由胫距、腓距和远胫腓关节组成，足结构组织非常精细，它的内在结构和复杂的力学组织可以吸收震荡，提供足和身体的稳定性，在直立时和步行中推动身体前进。

#### （一）踝关节的活动

踝关节的活动可归结：①围绕横轴的背伸、跖屈活动。②围绕垂直轴的内旋、外旋活动。③围绕矢状轴定前向足后的轴线的内翻、外翻活动。踝关节跖屈时，足底内侧缘抬高，外侧缘降低，足趾尖朝向内，称为旋后；踝关节背伸时，足底外侧缘抬高，内侧缘降低，足趾尖朝向外，称为旋前。踝关节跖屈、背伸的活动范围平均为 50°～60°，其中跖屈平均 23°～56°，背伸平均 13°～33°。踝关节背伸时踝穴并不一定都增宽，但跖屈时踝穴却都会有一定程度缩窄。实际上日常见到的踝关节活动，均有足部关节活动的参与。迄今为止，人们对生理下踝关节的运动，以及在非负重状态与负重状态下有哪些不同，尚缺乏全面的了解。

#### （二）踝关节的受力分析

正常足底是三点负重，在跟骨、第 1 跖骨头和第 5 跖骨头三点组成的负重面上，跟骨和距骨组成纵弓的后臂，负担 60% 的身体重量。通过距跟关节可使足有内收、内翻或外展、外翻的作用，以适应在凹凸不平的道路上行走。

踝关节内部非常光滑，距骨与踝穴之间的摩擦系数低于冰块的摩擦系数（0.02～0.03）。在步行时，距骨需要承受人体重量的 5.5 倍。踝关节的这种特殊结构既能有效降低来自各个方向的外力对踝关节面的冲击，限制距骨的非生理性活动（如当踝关节进行背伸时，距骨向内外方平移），又能保证踝关节进行正常的生理活动。在特定方向的外力作用下，可能会发生特定类型的骨折或韧带的损伤。踝关节的三踝和内、外侧韧带组成了类似环形的结构，如果这个环形结构的任何两处发生断裂，踝关节的运动就会失去稳定性。

距骨在踝穴内活动轨迹复杂，包括矢状面的前后转动和部分滑动，以及轴状面和冠状面的耦合运动。跖屈时距骨内移，背伸时腓骨移动引起外旋。可将距骨在踝关节内的伸屈活动比作圆锥体在踝穴内滚动，圆锥体底面朝向腓侧，顶端朝向内侧，轴心线与胫骨纵轴线相交成 83° 左右交角，因此距骨在踝穴内由中立位做跖屈运动时必伴有内旋，背伸时必伴有外旋，且距骨外侧面的活动范围较内侧面大。体外踝关节运动模拟试验表明，距骨运动轴线随踝关节活动范围的变化而发生相应变化。

（王力　杨文龙）

# 第二章　下肢诊查及康复基础

---

【学习目标】

1. 掌握下肢骨与关节特殊检查方法及意义。
2. 熟悉下肢常用临床角度、解剖及其意义。
3. 了解下肢康复锻炼及生物力学要点。

---

## 第一节　下肢诊查要点

下肢的基本临床检查方法包括视诊、触诊、叩诊、听诊、动诊等。其中视诊、触诊、动诊是每次检查都必不可少的重要步骤。此外，针对下肢各个关节及关节外特定部位的损伤，还有一些特殊的检查方法，这些方法的实施需要根据患者的具体情况来决定是否进行。

### 一、骨盆特殊检查

骨盆特殊检查一般包括骨盆骨折的检查、骶髂关节病变的检查及骨盆周围软组织检查（图 2-1）。

#### （一）骨盆挤压试验

嘱患者仰卧位，检查者用双手分别于髂骨翼两侧同时向中线挤压骨盆；或患者侧卧，检查者挤压其上方的髂嵴。如果患处出现疼痛，即为骨盆挤压试验阳性，提示有骨盆骨折或骶髂关节病变。

#### （二）骨盆分离试验

嘱患者仰卧位，检查者两手分别置于两侧髂前上棘前面，同时向外下方推压，如果患处出现疼痛，即为骨盆分离试验阳性，提示骨盆骨折或骶髂关节病变。

#### （三）骨盆纵向挤压试验

嘱患者仰卧位，检查侧的髋关节、膝关节半屈曲位，检查者将两手分别置于髂前上棘和大腿根部，双手用力挤压，若出现疼痛，即为骨盆纵向挤压试验阳性，提示单侧骨盆骨折。

（四）屈膝屈髋试验

　　嘱患者仰卧位，双腿靠拢，嘱其尽量屈曲髋关节、膝关节，检查者也可两手推膝使髋、膝关节尽量屈曲，使臀部离开床面，腰部被动前屈，若腰骶部发生疼痛，即为阳性。若行单侧髋、膝屈曲试验，患者一侧下肢伸直，检查者用同样方法，使对侧髋、膝关节尽量屈曲，则腰骶关节和骶髂关节可随之运动，若有疼痛即为阳性，提示有闪筋扭腰、劳损，或者有腰椎椎间关节、腰骶关节或者骶髂关节等病变。但腰椎间盘突出症患者该试验为阴性。

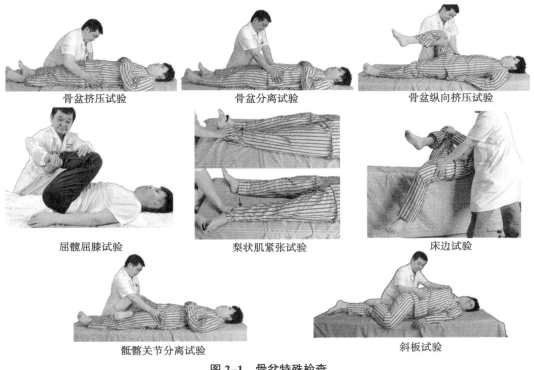

骨盆挤压试验　　骨盆分离试验　　骨盆纵向挤压试验

屈髋屈膝试验　　梨状肌紧张试验　　床边试验

骶髂关节分离试验　　斜板试验

图 2-1　骨盆特殊检查

（五）梨状肌紧张试验

　　嘱患者仰卧位，伸直患肢，做内收内旋动作，若有坐骨神经放射痛，再迅速外展、外旋患肢，若疼痛立刻缓解即为阳性，说明有梨状肌综合征。

（六）床边试验

　　嘱患者靠床边仰卧位，臀部稍突出床沿，大腿下垂。健侧下肢屈膝屈髋，贴近腹壁，患者双手抱膝以固定腰椎。术者一手扶住髂前上棘以固定骨盆，另一手用力下压于床边的大腿，使髋关节尽量后伸。若骶髂关节发生疼痛则为阳性征，说明骶髂关节病变。

### （七）骶髂关节分离试验（4字试验）

嘱患者仰卧位，被检查一侧下肢膝关节屈曲，髋关节屈曲、外展、外旋，将足架在另一侧膝关节上，使双下肢呈"4"字形。检查者一手放在屈曲的膝关节内侧，另一手放在对侧髂前上棘前面，然后两手向下按压，如被检查侧骶髂关节处出现疼痛即为阳性，说明有骶髂关节病变。

### （八）斜扳试验

嘱患者侧卧位，下面腿伸直，上面腿屈髋、屈膝各90°，检查者一手将肩部推向背侧，另一手肘部抵住上侧臀部，内收并内旋该侧髋关节，使骨盆内旋，若发生骶髂关节疼痛，即为阳性，表示该侧骶髂关节有病变。

## 二、髋关节特殊检查

髋关节特殊检查一般包括髋关节创伤（髋关节脱位，股骨颈、粗隆间骨折）的检查、先天性髋关节病变的检查及髋部周围软组织的检查（图2-2）。

### （一）单腿独立试验（Trendelenburg征）

患者两下肢交替持重和抬高，注意骨盆的动作，抬腿侧骨盆不上升反而下降，为阳性。轻度时只能看出上身摇摆。阳性者提示：①持重侧不稳定，臀中肌、臀小肌麻痹和松弛，如小儿麻痹后遗症或高度髋内翻。②骨盆与股骨之间的支持性不稳，如先天性髋脱位、股骨颈骨折。

### （二）髋关节屈曲挛缩试验（托马斯征）

嘱患者仰卧位，腰部放平，同时屈膝屈髋，嘱患者分别将两腿伸直，注意腿伸直的过程中，腰部是否离开床面，向上挺起，如某一侧腿伸直时，腰部挺起，则为阳性。另一种方法是嘱患者伸直患侧腿，检查者将健侧腿屈膝屈髋，使大腿紧贴腹部，腰部下降贴近床面，患侧腿自动离开床面，向上抬起，亦为阳性。本试验常用于检查髋关节屈曲挛缩畸形。

### （三）下肢短缩试验（Allis征）

嘱患者仰卧，屈髋屈膝并拢，两足平齐置于床面，比较双膝高度，如果双膝等高则为正常。不等高为阳性，提示较低一侧股骨或胫骨短缩、髋关节后脱位、先天性髋关节脱位等。

### （四）望远镜试验

嘱患儿仰卧，髋、膝关节伸直，一助手固定骨盆，检查者一手置于大转子部，另一手持小腿或膝部将髋关节屈曲，并上下推拉股骨干，若股骨头有上下活动或打气筒的抽筒样感，即为阳性。本试验用于检查婴幼儿发育性髋关节脱位，需行双侧对照检查。

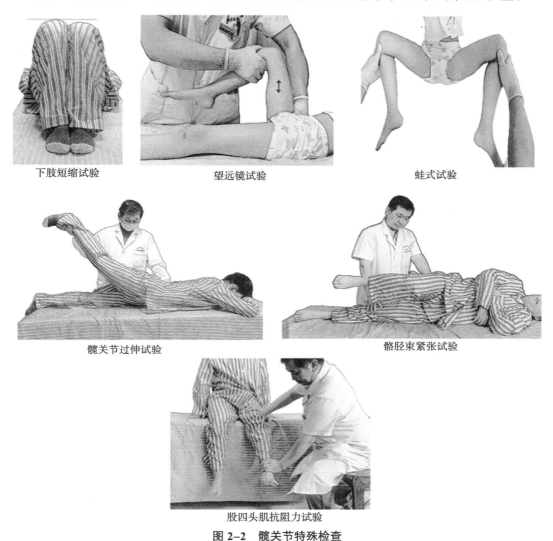

下肢短缩试验　　　　　　　望远镜试验　　　　　　　　　蛙式试验

髋关节过伸试验　　　　　　　　　　　髂胫束紧张试验

股四头肌抗阻力试验

**图 2-2　髋关节特殊检查**

（五）蛙式试验

嘱小儿仰卧，双髋外展，两腿分开，患侧膝关节不能接触床面；如能，则先有一滑动声响，此为暂时复位标志。蛙式试验见于小儿先天性髋关节脱位。

（六）髋关节过伸试验

嘱患者俯卧位，屈膝 90°，检查者一手握踝部，将下肢提起，使髋关节过伸，若骨盆亦随之抬起，即为阳性。腰大肌脓肿、髋关节早期结核或髋关节强直可有此体征。

## （七）髂骨坐线（Nelaton 线）

嘱患者侧卧，髂前上棘到坐骨结节的连线正通过大转子的最高点。否则为阳性，提示髋关节脱位或股骨颈骨折。

## （八）髂胫束紧张试验（Ober 征）

嘱患者侧卧，健侧在下，屈髋屈膝 90°，检查者一手固定骨盆，另一手握住患肢踝部，之后屈髋、外展再伸直，此时放松握踝的手，正常可自然下落到健肢后方，如不能落下或者在健肢前方，则为阳性，提示髂胫束挛缩。

## （九）股四头肌抗阻力试验

嘱患者仰卧位或坐位，膝关节与髋关节屈曲，再使小腿伸直，检查者对此动作给予阻力，大腿前侧出现疼痛，试验为阳性，提示股四头肌损伤。

### 三、膝关节特殊检查

膝关节特殊检查通常涉及对膝关节退行性改变的检查，尤其是针对膝周滑膜、半月板、侧副韧带和交叉韧带等相关结构的评估。这些检查方法在膝关节疾病的诊断和治疗过程中具有重要应用价值，有助于确定具体的病因和制订相应的治疗方案（图 2-3）。

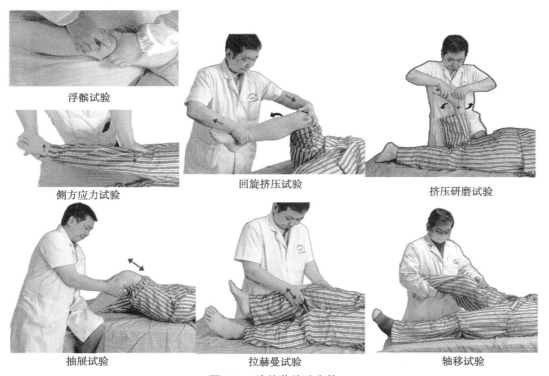

浮髌试验

侧方应力试验　　回旋挤压试验　　挤压研磨试验

抽屉试验　　拉赫曼试验　　轴移试验

图 2-3　膝关节特殊查体

### （一）浮髌试验

嘱患者取仰卧位，下肢伸直，股四头肌处于松弛状态。检查者一手虎口压在髌上囊部，向下挤压使积液局限于关节腔，然后另一手拇指、中指固定髌骨内缘、外缘，食指按压髌骨，即感髌骨有漂浮感，重压时下沉，松指时浮起，为浮髌试验阳性，说明膝关节腔内有积液。

### （二）半月板回旋挤压试验

半月板回旋挤压试验又称为麦氏征，嘱患者仰卧位，使患侧髋关节和膝关节充分屈曲，尽量使足跟碰触臀部。检查内侧半月板时，检查者一手握膝部以稳定大腿及注意膝关节内的感觉，另一手握住足部使小腿在充分内收、外旋位伸直膝关节，在伸直过程中，股骨髁经过半月板损伤部位时，因产生摩擦可感触到或听到弹响声，同时患者感觉膝关节内侧有弹响和疼痛。检查外侧半月板时，在使小腿充分外展、内旋位伸直膝关节时，出现膝关节外侧有弹响和疼痛。半月板回旋挤压试验用于检查膝关节半月板有无损伤。

### （三）重力试验

嘱患者健侧卧位，患膝外展，自动伸屈膝，如膝内有响声或疼痛加强，则病变在内侧半月板；若膝外侧痛，则可能是外侧副韧带损伤。如膝内侧痛减轻，则可能是内侧副韧带损伤。假如患侧卧位，则相反。重力试验用于检查盘状半月板和侧副韧带。

### （四）挤压研磨试验（Apley征）

嘱患者俯卧，屈膝90°，检查者双手握患肢足部，左腿压住患腿，旋转提起患膝，若出现疼痛，则为侧副韧带损伤；将膝下压，再旋转，若出现疼痛，则为半月板损伤；轻微屈曲时痛，则为半月板前角损伤。

### （五）侧方应力试验（Bochler征）

又称为膝关节分离试验、侧位运动试验、Bochler征。嘱患者伸膝，并固定大腿，检查者用一手握踝部，另一手扶膝部，做侧位运动检查内侧或外侧副韧带，若有韧带部分损伤，检查牵扯韧带时可以引起疼痛；若韧带完全断裂，可有异常外翻或内翻活动。

### （六）抽屉试验

嘱患者取坐位或仰卧位，膝部屈曲90°，检查者一肘压住患者足踝部，双手握住小腿上段推拉，如能明显拉向前方约1cm，即前抽屉试验阳性，提示有前交叉韧带损伤；若能推向后约1cm，即后抽屉试验阳性，则为后交叉韧带损伤；若前后均能推拉1cm，即为前后抽屉试验阳性，说明有前后交叉韧带损伤。

### （七）过伸试验（Jones 试验）

嘱患者仰卧，伸膝，检查者一手固定膝部，另一手托起小腿，使膝过伸，出现疼痛者可能是半月板前角损伤，髌下脂肪垫肥厚或损伤、股骨髁软骨损伤。

### （八）下蹲试验

从站立位逐渐下蹲，再从下蹲位站起，健侧正常，患侧下蹲或站起到一定位置时，因损伤的半月板受挤压，可引起关节间隙处疼痛，甚至不能下蹲或站起。

### （九）过伸或过屈试验

将膝关节强力被动过伸或过屈，如半月板前部损伤，过伸可引起疼痛；如半月板后部损伤，过屈可引起疼痛。

### （十）拉赫曼试验（Lachman 试验）

嘱患者平卧，屈 20°～30°，嘱患者放松，检查者一手握住患者的小腿上段，另一手固定患者的大腿下段，然后将小腿向前拉（Lachman 试验）或向后（反 Lachman 试验），并与对侧膝关节进行对比。膝关节向前移动的幅度明显增加大于Ⅲ度，提示存在前交叉韧带损伤的可能；反之，提示后交叉韧带损伤。阳性结果提示有前交叉韧带或后交叉韧带损伤。拉赫曼试验被认为是检查膝关节交叉韧带损伤最可靠的试验。

### （十一）轴移试验

嘱患者仰卧，放松肌肉，检查者站在一侧，一手环抱患者踝部，屈曲膝关节到 90°，另一手在膝外侧用力，使膝关节处于外翻位置，然后缓慢伸直膝关节，至屈曲 30° 位时感觉疼痛与弹跳，即为阳性，阳性表示前交叉韧带断裂。这主要是因为失去前交叉韧带控制的股骨外侧髁滑向胫骨平台的后方，在伸直过程中股骨外侧髁突然复位而产生疼痛。

### （十二）富歇征（Foucher 征）

嘱患者坐位或仰卧位，嘱咐患者膝部过伸，检查者触摸腘窝处，若囊肿紧张（过伸时，囊肿由于腓肠肌内侧头与半膜肌肌腱接近而受到压迫，使得囊内压力增高），而屈曲时囊肿变软则为阳性，提示腘窝囊肿。

### （十三）髌腱松弛压痛试验

嘱患者仰卧位，膝关节伸直，检查者一手拇指放在内膝眼或外膝眼处，另一手掌根放在前一拇指指背上，放松股四头肌（髌腱松弛）、逐渐用力向下压拇指，压处有明显疼痛感。若令患者收缩股四头肌（即髌腱紧张），重复以上动作，且压力相等，出现疼痛减轻者为阳性，提示髌下脂肪垫损伤。

（十四）髌骨研磨试验

嘱患者仰卧位，膝关节伸直，检查者将掌心放在髌骨上，并施加向下的力（将髌骨压在股骨上），检查者开始横向、中间、上、下移动髌骨，并进行扭转运动（扭转和研磨），出现髌前区疼痛为阳性，提示髌骨软化症、髌股关节退行性关节炎。

## 四、足踝特殊检查

在医学诊断和治疗过程中，针对足踝部的特殊检查通常侧重于踝部软组织的评估，主要针对侧副韧带、跟腱、踝管等相关结构。这些检查方法对于膝关节疾病的诊断和治疗具有极大的应用价值，能够协助医师明确病因，为制订适宜的治疗方案提供依据（图2-4）。

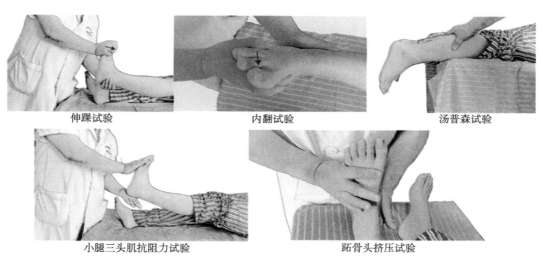

伸踝试验　　　　　　　　内翻试验　　　　　　　　汤普森试验

小腿三头肌抗阻力试验　　　　　　　跖骨头挤压试验

**图 2-4　足踝特殊查体**

（一）伸踝试验

检查时让患者伸直小腿，然后用力背伸踝关节，如小腿肌肉发生疼痛，则为阳性。在小腿肌肉深部触诊时出现疼痛，提示小腿有深静脉血栓性静脉炎。

（二）足内、外翻试验

将踝关节内翻引起外侧疼痛，表示外侧副韧带损伤；踝关节外翻引起内侧疼痛，表示内侧副韧带损伤。

（三）提踵试验

患足不能提踵30°站立，仅能提踵60°站立，为试验阳性，说明跟腱断裂。因为30°提踵是跟腱的作用，而60°提踵站立是胫后肌、腓骨肌的协同作用。

### （四）汤普森试验（Thompsons 试验）

患者俯卧，双足下垂于检查床沿，检查者挤捏腓肠肌，如足不能出现跖屈即为阳性，提示跟腱断裂。

### （五）小腿三头肌抗阻力试验

患者仰卧，令患者距小腿关节背伸后，检查者加阻力于手掌，再让患者跖屈，患足跟腱部疼痛，即为阳性，提示跟腱周围炎。

### （六）跖骨头挤压试验

检查者一手握患足跟部，另一手横向挤压 5 个跖骨头，若出现前足放射样疼痛者为阳性。可能为跖痛症、扁平足等。

### （七）神经干叩击试验

叩击或重压内踝后面可出现疼痛或向足底放射及麻木感觉即为阳性，提示踝管综合征。

### （八）止血带试验

在小腿患侧扎止血带，充气后使止血带并充气使其压力大于收缩压，如 1～2 分钟后，患肢足底如出现疼痛与麻木感觉为阳性，提示踝管综合征。

（刘翔　杨文龙）

## 第二节　下肢功能康复

### 一、康复原则

随着加速康复外科理念的普及，以循证医学证据为基础，多学科协同合作的方式已成为行业共识。术前康复宣教、康复训练，术后即刻邻近关节活动、等长训练，以及后期功能训练已经深入骨科疾病的各个阶段。下肢功能康复应遵循早期介入、循序渐进、相关专业间紧密配合、康复小组方式工作的原则，在康复治疗中要注重中西结合的治疗手段，同时根据下肢各种骨伤疾病的分期制订不同的康复方案。

### （一）骨折后分期康复的基本原则

骨折的愈合过程包括血肿机化演进期、原始骨痂形成期和骨痂改造塑形期。在前两个阶段，康复治疗的原则是尽可能保持关节的稳定，促进骨组织的生长。而在后一个阶段，康复治疗的原则是恢复关节稳定性和肌肉功能，提高日常生活活动能力。早期常用的康复治疗方法包括等长收缩、经皮神经电刺激、主动关节活动和超声治疗，以防止肌肉萎缩、肌腱挛缩、骨质疏松、关节僵硬等不良后果。

康复治疗必须在康复医师的指导下进行，以确保康复动作规范，避免出现整复不良、成角畸形、肢体负重线不正等情况，以及避免因骨不连而加重病情。当患者骨折愈合、关节稳定后，除继续进行肌力训练外，还应侧重关节活动度训练、本体感觉训练、平衡训练和步行训练。对于有特殊需求的患者，还应开展专项训练和职业相关的作业治疗。

### （二）软组织损伤后分期康复的基本原则

对软组织损伤的基本病理过程包括四个阶段：组织损伤及出血；炎症反应及肿胀；肉芽组织机化；瘢痕形成。所以依据不同的病理过程，采用不同的康复原则。

**1. 急性期**　在肌肉、韧带损伤的初期，治疗的主要目标是减轻疼痛、止血，并预防肿胀。通常采取的措施包括局部休息、使用冰敷、加压包扎及抬高患肢等。在损伤后尽快在局部放置棉纸，使用弹力绷带进行加压包扎，然后进行 30 分钟的冰敷。这样的初期处理可以有效地减轻疼痛、止血，并预防肿胀，具有至关重要的作用。对于伴有骨折或韧带、肌肉、肌腱断裂的患者，应进行适当的外固定。

**2. 稳定期**　伤后 48 小时，应促进组织液的吸收，消除肿胀，避免肌肉纤维化，形成骨化性肌炎。可采用超声、按摩、中药熏蒸、红外线照射等。

**3. 恢复期**　局部肿痛消失后，开始进行损伤关节的被动活动、关节牵伸、肢体肌力、关节活动度、平衡及协调性、柔韧性等训练。给予超声等物理因子治疗，以软化瘢痕，防止关节挛缩。

## 二、康复评定

下肢康复评定须在详细了解患者病史，特别是手术方式和内外固定情况后进行。通常在康复治疗前、中、后都进行一次康复评定。在康复治疗的不同阶段，康复评定的内容也应有所侧重和调整。

### （一）肢体长度及周径测量

髋部骨折或脱位后，肢体的长度和周径可能发生变化，有关神经损伤后，下肢会出现肌肉萎缩，测量肢体长度和周径可以了解骨折和脱位的移位情况，以及肌肉萎缩、肢体肿胀的程度。

### （二）肌力评定

骨折脱位后，由于肢体运动减少或者合并神经损伤，可发生肌肉萎缩，肌力下降。肌力检查是判定神经、肌肉功能状态的重要指标，常用徒手肌力评定法（MMT），主要评定髋周肌群、股四头肌、腘绳肌、胫骨前肌、小腿三头肌肌力。等速肌力测试相较徒手肌力评定更为客观、准确。

### （三）关节活动度评定

检查方法常用量角器法，测量髋、膝、踝关节各方向的主、被动关节活动度。

### （四）步态分析

发生下肢骨折后，极易影响步行功能，应对患者施行步态分析检查。步态分析的方法有临床分析和实验室分析。临床分析多用观察法、测量法等；实验室分析包括运动学分析和动力学分析。

### （五）下肢功能评定

下肢功能评定重点是评估步行、负重等功能，可采用 Holden 的功能步行分类、10m 步行测试等方法评定。

### （六）神经功能评定

神经功能评定常检查的项目有感觉功能检查、反射检查、肌张力评定。

### （七）疼痛程度评定

疼痛程度评定通常用 VAS 法评定疼痛的程度。

### （八）平衡功能评定

平衡功能评定常用的量表主要有 Berg 平衡量表、Tinnetti 量表及"站起 – 走"计时测试。

### （九）日常生活活动能力评定

日常生活活动能力评定常用改良 Barthel 指数进行评定。

### （十）功能评定

**1. 髋关节功能评定**　常用 Harris 髋关节等级评分系统进行评定。
**2. 膝关节功能评定**　常用 JOA 膝关节功能评定量表和 Merchan 膝关节功能评定标准进行评定。

### （十一）骨折愈合情况

骨折愈合情况包括骨折对位对线、骨痂生长情况，以及有无愈合延迟或不愈合或畸形愈合。主要通过 X 线检查完成，必要时行 CT 检查。

## 三、康复治疗

下肢康复治疗技术包括关节活动技术、软组织牵伸技术、肌力训练技术、关节松动技术、平衡训练、本体感觉训练技术、步行训练等。对于下肢骨关节术后常见的关节受限和疼痛问题，临床康复常采用关节松动术来处理。

### （一）髋部关节松动技术

髋关节由髋臼和股骨头构成，其生理运动包括屈曲、伸直、内收、外展，以及内旋和外旋。附属运动包括分离牵引、长轴牵引、前后向滑动、后前向滑动及旋转摆动。

**1. 长轴牵引**

（1）作用　一般松动，缓解疼痛。

（2）患者体位　仰卧位，下肢中立位，双手抓住床头，以固定身体。

（3）治疗者位置　面向患者站立，双手握住大腿远端，将小腿夹在内侧下肢和躯干之间。

（4）松动手法　双手同时用力，身体向后倾，将股骨沿长轴向足部牵引。

**2. 分离牵引**

（1）作用　一般松动，缓解疼痛。

（2）患者体位　仰卧位，患侧屈髋90°，屈膝并将小腿放在治疗者的肩上，对侧下肢伸直，双手五指交叉抱住大腿近端。

（3）松动手法　上身后倾，双手同时用力将股骨向足部方向牵拉。

**3. 前后向滑动**

（1）作用　增加屈髋和外旋髋活动范围。

（2）患者体位　健侧卧位，患侧在上，下肢屈髋、屈膝，双膝之间可放一枕头，使上方下肢保持水平。

（3）治疗者位置　面向患者站立，双手拇指放在大腿内侧面股骨近端，其余四指自然分开。

（4）松动手法　身体稍向前倾，双手同时用力将股骨向背侧推动。

**4. 后前向滑动**

（1）作用　增加髋后伸及内旋活动范围。

（2）患者体位　健侧卧位，患侧在上，下肢屈髋、屈膝，双膝之间放一枕头，使上方下肢保持水平。

（3）治疗者位置　站在患者身后，双手拇指放在大腿近端后外侧相当于股骨大转子处，其余四指放在大腿前面。

（4）松动手法　上身前倾，双手固定，下肢同时用力将股骨向腹侧推动。

**5. 旋转摆动**

（1）作用　增加髋的内旋或外旋活动范围。

（2）患者体位　仰卧位，患侧上方手放在髌骨上，下方手握住足跟。

（3）松动手法　内旋时，上方手向内摆动大腿，下方手向外摆动小腿；外旋时，上方手向外摆动大腿，下方手向内摆动小腿。

## （二）膝部关节松动技术

膝部关节包括股胫关节、髌骨关节和上胫腓关节，其生理运动包括屈和伸，在屈膝位小腿可内旋和外旋。附属运动包括长轴牵引、前后向滑动、后前向滑动及侧方滑动。

**1. 长轴牵引**

（1）作用　一般松动，缓解疼痛。

（2）患者体位　坐在治疗床上，患肢屈膝垂于床沿，腘窝下可垫一毛巾卷，身体稍后倾，双手在床上支撑。

（3）治疗者位置　面向患者半蹲，双手握住小腿远端。

（4）松动手法　双手固定，身体下蹲，将小腿向足端牵拉。

**2. 前后向滑动**

（1）作用　增加膝关节伸的活动范围。

（2）患者体位　坐位，患肢屈膝，腘窝下垫一毛巾卷。

（3）治疗者位置　面向患者，上方手放在小腿近端前面，下方手握住小腿远端。

（4）松动手法　下方手将小腿稍向上抬，上身前倾，上方手不动，借助上身及下肢力量将胫骨近端向背侧推动。

**3. 后前向滑动**

（1）患者体位　仰卧位，患侧下肢屈髋，屈膝，足平放床上，健侧下肢伸直。

（2）治疗者的位置　坐在治疗床一侧，大腿压住患者足部，双手握住小腿近端，拇指放在髌骨下缘，四指放在腘窝后方。

（3）松动手法　双手固定，身体后倾，借助下肢力量将胫骨向前推动。

**4. 侧方滑动**

（1）作用　增加膝关节活动范围。

（2）患者体位　仰卧位，下肢伸直。

（3）治疗者位置　面向患者，双手将下肢托起，内侧手放在小腿近端内侧，外侧手放在大腿远端外侧，将小腿夹在内侧前臂与躯干之间。

（4）松动手法　外侧手固定，内侧手将胫骨向外侧推动。

**5. 伸膝摆动**

（1）作用　增加膝关节伸的活动范围。

（2）患者体位　仰卧位，患侧下肢稍外展，屈膝。

（3）治疗者位置　面向患者，将患侧下肢置于上方下肢与躯干之间，双手握住小腿远端。

（4）松动手法　双手稍将小腿向下牵引，并同时将小腿向上摆动。

## （三）踝部关节松动技术

踝部关节包括下胫腓关节、胫距（距上）关节、距下关节及跗骨间关节，其生理运动包括跖屈、背伸，内翻、外翻等。附属运动包括长轴牵引、前后向滑动、后前向滑动及上下滑动等。

**1. 前后向或后前向滑动**

（1）作用　增加踝关节活动范围。

（2）患者体位　俯卧位，患侧下肢屈膝 90°，踝关节放松。

（3）治疗者位置　站在患侧。前后向滑动时，上方手掌根部放在内踝后面，下方手掌根部放在外踝前面；后前向滑动时，上方手掌根部放在外踝后面，下方手掌根部放在内踝前面。

（4）松动手法　前后向滑动，上方手固定，下方手将外踝向后推动；后前向滑动时，下方手固定，上方手将外踝向前推动。

**2. 分离牵引**

（1）作用　一般松动，缓解疼痛。

（2）患者体位　俯卧位，患侧下肢屈膝 90°，踝关节放松。

（3）治疗者位置　面向患者站在患侧，双手握住内外踝远端，相当于距骨位置。也可用一侧下肢屈膝压住患者大腿后侧固定。

（4）松动手法　双手同时向上用力牵引。

**3. 前后向滑动**

（1）作用　增加踝关节背伸的活动范围。

（2）患者体位　俯卧位，患侧下肢屈膝 90°，踝关节稍跖屈。

（3）治疗者位置　面向患者，下方手放在距骨前面，上方手放在内、外踝后方。

（4）松动手法　上方手固定腿，下方手将距骨向后推动。

**4. 向内侧滑动**

（1）作用　增加踝关节外翻活动范围。

（2）患者体位　俯卧位，下肢伸直，踝关节伸出治疗床外，小腿前面垫一毛巾卷。

（3）治疗者位置　面向患者站在患足外侧，上方手握住内、外踝后面，下方手握住跟骨及距骨。

（4）松动手法　上方手固定小腿，上身前倾，下方手借助下肢力量将跟骨及距骨向内侧推动。

**5. 向外侧滑动**

（1）作用　增加踝关节的内翻活动范围。

（2）患者体位　患侧卧位，患肢置于下方并伸直，踝关节伸出治疗床外。上方健侧下肢屈髋、屈膝。

（3）治疗者位置　面向患者站立，上方手握住内、外踝后面，下方手握住跟骨及距骨。

（4）松动手法　上方手固定小腿，上身前倾，下方手借助下肢力量将跟骨及距骨向外侧推动。

## 四、下肢练功法

### （一）举屈蹬腿

患者仰卧位，将下肢逐渐抬起，腿部保持伸直，然后尽力屈髋屈膝，同时踝关节进行背伸，再向前上方伸腿蹬出，反复进行多次。

### （二）直腿抬高

患者仰卧，下肢抬高，膝部伸直，脚背向上勾。将下肢抬高至足跟离床面约 25cm 的位置（或使下肢与床面呈约 30° 的角度），保持此姿势 5 秒钟，然后缓慢放下，重复进行多次。

### （三）旋转摇膝

患者站立位，两腿并拢，双膝微屈，形成半蹲姿势，双手分别放在膝上。进行顺时针和逆时针的膝关节旋转活动，多次反复。

### （四）踝部伸屈

患者卧位或坐位，足部背伸至最大限度，然后跖屈到最大限度，反复多次。

### （五）足踝旋转

患者卧位或坐位，足按顺、逆时针方向旋转，互相交替，反复多次。

### （六）搓滚舒筋

患者坐位，将患足踏在圆棒上，并前后滚动，以此使膝及踝关节进行伸屈运动，重复进行多次。

### （七）蹬车活动

患者坐于特制的练功车上，通过下肢的踏车训练，能够有效锻炼下肢肌肉和各个关节频繁而持久地进行该项运动。

（项翼）

# 中篇　下肢部损伤

　　下肢的主要功能是负重和行走，古人很早就对下肢跌仆损伤和筋伤进行过系统的阐述。如东汉张仲景所著《伤寒论》曰："胫尚微拘急，重与芍药甘草汤，尔乃胫伸。"其记述了常见疾病小腿"转筋"的治疗方法。《外台秘要·霍乱》众药疗不效方中同样提到转筋的诊治。《仙授理伤续断秘方》描述了髋关节脱位的诊治："凡胯骨从臀上出者，可用三两人，挺定腿拔抻，乃用脚捺入。如胯骨从裆内出，不可整。"《医宗金鉴》认为髋部疾病最为难治："大楗骨，一名髀骨，上端如杵，入于髀枢之臼，下端如锤，接于骺骨，统名曰股，乃下体两大支之通称也，俗名大腿骨。坠马拧伤，骨碎筋肿，黑紫清凉，外起白泡，乃因骨碎气泄，此证治之鲜效。"《伤科大成》则对下肢各骨的骨折诊治进行介绍："小腿有二骨，一大一小，断一根者易治，断两根者难治。直挺者易治，分两段者难治。"其充分体现了劳动人民在生产生活过程中容易出现下肢跌仆损伤的情况，并且对于下肢复合损伤，处理起来较为棘手。《医宗金鉴》记载："老人左股压碎者；血出尽者……脉不实重者。以上皆不必用药。"

　　西医学对下肢骨伤病的认知已经发生了很大改变。对于髋部创伤，由于输血治疗、影像学技术、快速康复理论的日益精进，大部分髋部创伤都能得到有效的治疗。目前，人工全髋关节置换已经成为常规手术，使患者术后重返社会的时间进一步缩短。

　　本篇将下肢损伤分为创伤及筋伤，包括大腿部、髋部、膝关节、小腿、足踝部损伤。骨折方面分为骨盆、髋臼到股骨颈、股骨转子间、股骨干、股骨髁上骨折等，分别阐述了这些伤病的治疗，以及髋关节脱位的成因及临床治疗。筋伤方面，髋部的扭挫伤、滑囊炎及一过性滑膜炎需要彼此鉴别，梨状肌综合征、弹响髋、臀肌挛缩在详细了解后也容易鉴别。

（廖宁刚）

# 第三章　髋部及大腿部创伤

【学习目标】

1. 掌握股骨颈骨折、股骨粗隆间骨折的致病机制、诊查要点、临床分型、治疗方案。

2. 熟悉股骨干骨折、骨盆骨折的诊查要点和并发症，以及髋关节脱位的诊断依据。

3. 了解股骨远端髁间骨折和股骨髁上骨折的诊断依据与治疗方案。

## 第一节　骨盆骨折

骨盆骨折是一种严重的身体损伤，通常由直接的外力挤压作用于骨盆引起。在低能量创伤情况下，如老年人的坠落伤或儿童或青少年的撕脱骨折，骨折稳定性较高，临床处理相对容易。然而，高能量创伤常常导致不稳定的骨盆骨折，这类骨折常见于交通事故和塌方事故。超过半数的患者会伴有多种并发症或多处受伤，其中最严重的是创伤性失血性休克和盆腔脏器损伤，如果救治不当，死亡率很高。本病属于中医学"骨折"的范畴。

### 一、致病机制

骨盆骨折多为外伤所致，包括直接暴力、间接暴力和肌肉牵拉力等，其中直接暴力临床最常见，多见于严重的交通事故及工伤事故（图 3-1）。

#### （一）侧方压缩暴力

侧方压力直接或间接作用于骨盆而无对抗力时，抗内旋的骶结节韧带、骶棘韧带拉紧或断裂，导致骨盆内旋、骶髂背侧韧带复合体损伤，使得骨盆环不稳定，又称为"关书样"损伤。侧方压缩型损伤的特点是骶髂前韧带完整，在内旋位是不稳定的，而在垂直平面上是稳定的。严重的侧方挤压伤常合并脑外伤或腹腔内损伤。

#### （二）前后挤压暴力

前后挤压暴力又称为外旋暴力，以骶髂关节为轴挤压骨盆向两侧分离，故又称"开书型"损伤。该类损伤可造成受力侧前环骨折，若暴力持续，会使患侧半骨盆继续外翻，导致患侧骨盆后环损伤，这就出现了同侧骨盆后环不完全损伤伴有前环耻骨支骨折和耻骨联合分离。前后压缩型损伤的特点是骶髂前韧带断裂，而骶髂后韧带完整，在外旋位是不稳定的，但在垂直平面上是稳定的。前后伤力造成骨盆外旋，使骨盆内软组织、血管及神经受到牵拉撕裂，而出现内脏损伤、盆腔内大出血和腰骶神经丛损伤。

### （三）垂直剪切暴力

由高处跌落，单足地后，地的反作用力从下肢向上传递到骨盆和由上而下的重力，汇聚于骨盆部，骨盆受到上下方的剪切暴力致伤，致使耻骨联合分离、耻骨支骨折，骶髂关节纵向分离脱位，或骶骨孔处的纵向骨折、骶髂关节髂骨侧的纵向骨折，垂直压缩型损伤的特征是半侧骨盆连同下肢向上移位，常伴有严重的腹膜后出血及神经损伤。

### （四）肌肉牵拉力

由于肌肉急骤收缩所致，多发生于青少年剧烈运动过程中，如起跑、跳跃时，尤以髂前上、下棘和坐骨结节撕脱骨折常见。该损伤不影响骨盆环的完整和稳定，但骨折块往往移位较大，局部软组织撕裂较明显。

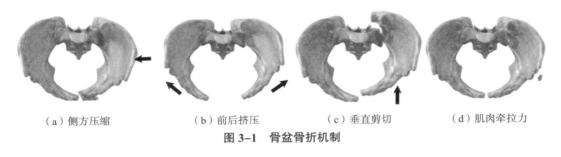

（a）侧方压缩　　　（b）前后挤压　　　（c）垂直剪切　　　（d）肌肉牵拉力

**图 3-1　骨盆骨折机制**

## 二、诊查要点

患者多有高能量外力受伤病史，医师需要了解受伤时间、方式、原因和作用部位，关注伤后大小便情况，需询问女性患者月经史和是否妊娠。骨盆创伤诊断关键是判断骨盆骨折的稳定性，对治疗方案有重要指导意义。骨盆环连续性未受损害的骨盆边缘骨折，局部疼痛与压痛，骨盆挤压与分离试验结果为阴性；而骨盆环单处骨折者的挤压与分离试验结果为阳性；若发生骨盆环前后联合骨折或骨折脱位，骨盆环不稳定，搬运时骨盆疼痛明显加重。

### （一）症状

**1. 全身症状**　由于致伤暴力强大，可能同时有颅脑、胸部和腹部脏器损伤，出现意识障碍、呼吸困难、发绀、腹部疼痛、腹膜刺激症状等。骨盆骨折易造成大出血，出现面色苍白、头晕恶心、心慌脉速、血压下降等创伤性休克的表现。

**2. 疼痛、肿胀及活动受限**　骨盆局部疼痛肿胀、皮下瘀血和髂腹股沟和臀部挫擦伤痕，均提示有骨盆损伤的可能。下肢因疼痛而活动受限，被动活动伤侧肢体可使疼痛加重，无下肢损伤而两下肢不等长或有旋转畸形。

### （二）体征

**1. 压痛** 按顺序触按髂嵴、髂前上棘、髂前下棘、耻骨联合、耻骨支、坐骨支、骶尾骨和骶髂关节，在骨折处压痛明显，髂前上、下棘和坐骨结节撕脱性骨折，常可触及移位的骨折块。

**2. 特殊检查** ①骨盆分离、挤压试验阳性，说明骨盆骨折，骨盆环完整性被破坏。②脐与两侧髂前上棘的距离不等长，较短的一侧为骶髂关节错位上移。

### （三）并发症

**1. 失血性休克** 严重的骨盆骨折，出血量可在短时间内达到全身血量的40% ～ 50%，而很快出现失血性休克，是骨盆骨折致死的主要原因。由于骨盆骨骼大部分由松质骨构成，骨折端的渗血量多且不易自止，骨盆内有丰富的互相交通的血管网络，尤其是静脉，管壁薄，弹性回缩差，周围又多为疏松组织，无压迫止血作用，所以损伤后可引起大量失血。如同时合并有内脏如子宫、阴道、直肠、膀胱损伤，则出血量更为明显，主要表现为面色苍白，出冷汗，躁动不安或意识淡漠，肢体发凉，口渴，少尿或无尿，脉搏细数，血压下降。

**2. 泌尿道损伤** 后尿道损伤和膀胱破裂主要由耻骨支或耻骨联合分离引起挤压、牵拉和穿刺，表现有尿意但排不出尿，会阴或下腹胀痛，尿潴留或尿外渗，尿道口流血或有血迹。插导尿管受阻，肛门指诊发现前列腺向后上回缩，尿道逆行造影可明确诊断。膀胱破裂多由移位明显的骨折端穿刺所致，也可在膀胱充盈时，下腹突然挤压，使膀胱顶部发生破裂。如同时发生腹膜破裂，则可有大量尿液流入腹腔，但无腹膜刺激征，稍后才出现明显的腹膜刺激征，这种腹膜炎出现的"迟发"现象，可与其他脏器破裂早期即出现严重腹膜刺激征相鉴别。膀胱破裂时导尿管可以顺利插入，但无尿液或仅有少许血尿，注入生理盐水200 ～ 300mL后回抽，却不能抽出或抽出量明显少于注入量，膀胱造影可以确诊。

**3. 直肠损伤** 直肠上1/3在腹膜内，中1/3前面有腹膜覆盖，下1/3全在腹膜外。直肠损伤多由骶骨骨折端直接刺伤，或骨折移位撕裂所致。骨盆骨折后出现肛门出血、下腹疼痛及里急后重感为主要症状，肛门指诊可见指套上有血迹并可触及骨折端。

**4. 女性生殖道损伤** 女性骨盆内器官拥挤而固定，当直接暴力作用于骨盆，骨盆被碾压而成粉碎或严重变形时，易发生子宫、阴道及周围脏器联合伤。下腹部、会阴部疼痛，非月经期阴道流血，体检发现下腹部、会阴部的皮下瘀血、局部血肿，阴道指诊触痛明显、触及骨折端及阴道破裂伤口。B超检查可发现有子宫破裂、下腹部血肿等。

**5. 神经损伤** 多因骨折移位牵拉或骨折块压迫所致，可引起腰丛、骶丛、闭孔神经或股神经损伤。伤后可出现臀部或下肢麻木、感觉减退或消失、肌肉萎缩无力，也可引起阳痿，多为可逆性，一般经治疗后能逐渐恢复。

## 三、临床分型

骨盆的稳定性是指解剖结构能承受应力而不发生位移的能力。维持骨盆环稳定性的关键是骨盆后部承重弓的完整性和盆底的完整性，肌肉、筋膜和盆底的韧带等在决定骨盆的稳定性方面也起着重要作用。根据照稳定程度，这些损伤可分为稳定型，部分稳定型（旋转不稳定、垂直稳定型），旋转垂直均不稳定型。任何一个损伤是否稳定取决于准确的临床和放射学评估。

骨盆骨折的 A0 分型综合了损伤机制及骨盆稳定程度，其分类依据是骨盆旋转、垂直稳定性、后方脱位情况及损伤机制，是一个比较全面的分类。

### （一）稳定型骨盆骨折

A 型：稳定型骨盆骨折，或无移位的后环骨折，包括 A1 后环完整，未累及骨盆环的骨折（撕脱骨折）、A2 累及骨盆环但轻微影响骨盆稳定性的骨折（直接暴力）、A3 后环完整，骶尾部到 $S_2$ 的横行骨折（骶骨或尾骨横行骨折）。

### （二）部分不稳定型骨折

B 型：部分不稳定型，后环不完全损伤，包括 B1（单侧后环部分损伤，外旋开书样）、B2（单侧后环部分损伤，内旋）、B3（双侧后环部分损伤）。

### （三）完全不稳定型骨折

C 型：完全不稳定骨折，后环完全损伤，包括 C1（单侧后环完全损伤）、C2（一侧完全损伤、对侧不完全损伤）、C3（双侧完全损伤）。

## 四、辅助检查

### （一）X 线检查

骨盆骨折常见 X 线摄影体位：骨盆正位、出口位、入口位及侧位。通过上述 X 线检查一般可明确骨折部位、骨折类型及移位情况，亦常能提示可能发生的并发症。骨盆正位 X 线平片可显示骨盆全貌（图 3-2）。

### （二）CT 及三维重建检查

当 X 线平片摄影检查未发现骨折或进一步明确骨盆骨折的类型时，应进行 CT 检查，结合骨三维成像，可以清楚地显示骨骼和软组织结构，发现骨质的细微变化，评价骶髂后复合体稳定性，因此，所有的骨盆骨折患者均应行 CT 检查。CT 三维重建可以更好地显示骨折类型，对术前评估及手术决策发挥了重要作用（图 3-2）。

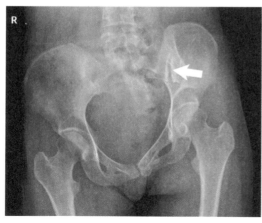 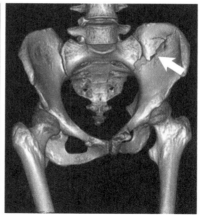

（a）骨盆正位　　　　　　　　　　　　　　（b）骨盆三维重建片

注：骨盆正位片提示髂骨翼骨折，骨盆三维重建片示髂骨翼骨折，骨盆环稳定。

**图 3-2　骨盆骨折影像学表现**

## 五、治疗方案

骨盆骨折的治疗首先是积极处理血管损伤、脏器破裂等并发症。稳定性骨盆骨折和大多数不稳定骨盆骨折可以通过卧床休息、手法复位、牵引、固定等非手术治疗治愈，少数不稳定骨折需要手术内固定。

### （一）急救方法

由于骨盆骨折后大量失血及后腹膜导致的失血性休克，是其主要并发症和患者死亡的主要原因，因此应把抢救重点放在控制出血、纠正休克、恢复血流动力学稳定上。在患者出现休克时应当在检查床上就地抢救，禁止搬动患者进行 X 线检查等，以免加重休克。如同时合并全身其他系统危及生命的损伤时，需请相关专业人员协助处理。

**1. 迅速控制出血**　体表出血用敷料压迫止血；内出血则主张使用抗休克裤压迫止血，因其能将下肢 800～1000mL 血液驱向横膈以上，使血液重新分配，保证了在紧急情况下心、肺、脑等最重要器官的血液供应，同时能够有效控制腹腔和下肢出血；缺点是影响腹部检查和操作，且使用时间过长会减少下肢血流，有造成下肢缺血的危险。使用时先充气加压裤套下半部分，并观察患者的血压、脉搏反应，如效果不良则继续完全加压上半部分；相反，放气时则先放腹部再放腿部，且在逐步缓慢放气过程中，注意监测血压变化，如收缩压下降达 10mmHg 以上，应停止进一步放气。

**2. 快速补充血容量**　迅速建立 2～3 个静脉通道，争取在 20 分钟内灌注 1000～1500mL 平衡液，而后迅速补充新鲜血液，纠正严重休克时，至少应备足 2000～3000mL 全血。当经输血、输液后仍不能维持血压或血压上升但输液减慢后又下降，说明仍有明显的活动性出血，此时应紧急手术止血，或行介入血管栓塞止血。

**3. 止血剂**　氨甲环酸能减少骨盆损伤导致的出血，降低病死率，建议尽早使用（伤后 3 小时内），首剂量 1g 或 15mg/kg 静脉给药（持续大于 10 分钟），之后 8 小时继续维持 1g 剂量。

**4. 临时固定**　对于"开书型"不稳定骨盆骨折，选择骨盆兜或骨盆外固定架，尤其是前方外固定架，可减少骨盆容积，从而减少静脉性和骨折端出血，更重要的是能够稳定骨盆，显著缓解疼痛，有利于休克的预防和纠正，是骨盆骨折急救的重要措施之一。

### （二）中药治疗

早期治以活血祛瘀，消肿止痛，内服活血汤或复元活血汤加减，亦可用接骨丹冲服，外用消瘀膏、消肿散或双柏散。中、后期治以强筋壮骨，舒筋通络，内服选用舒筋汤、生血补髓汤或健步虎潜丸，外用海桐皮汤或骨科外洗一方煎水熏洗。

### （三）西药治疗

镇痛方法首选非甾体类抗炎药（NSAIDs）。但对于存在血流动力学不稳定的患者，禁忌使用 NSAIDs，以免加重循环不稳定状态。当应用 NSAIDs 效果不佳时，可加用阿片类药物，如吗啡、羟考酮等。对于高危患者，应注意联合使用质子泵抑制剂，预防 NSAIDs 相关溃疡。对于有呼吸障碍的患者，应慎用阿片类药物，避免药物过量抑制呼吸。对于存在肝、肾功能障碍的患者，应谨慎选用镇痛药物，酌情减量。

### （四）手法整复

不影响骨盆环稳定的耻骨支、坐骨支和髂骨翼骨折需卧床 2～3 周；骨盆边缘孤立性骨折及骨盆环单处无移位骨折一般无须复位，卧床 3～4 周即可；有移位的尾骨骨折可行肛门内整复方法。

**1. 前后压缩性骨折**　术者用双手从两侧向中心对挤髂骨翼，使之复位。也可使患者侧卧于硬板床上，患侧在上，用推按手法对骨盆略施压力，使分离的骨折复位。

**2. 侧方压缩性骨折**　患者仰卧，术者用两手分别置于两侧髂前上棘向外推按，分离骨盆使之复位。

**3. 髂前上、下棘撕脱骨折**　患者仰卧，患侧膝下垫高，保持髋、膝关节呈半屈曲位，术者捏挤按压骨折块使之复位，可同时在麻醉下，用钢针经皮交叉固定骨块。

### （五）手术治疗

骨盆的低能量创伤通常造成稳定型骨折，大部分可保守治疗；对于高能量创伤造成的不稳定骨折，需要手术治疗。

**1. 手术适应证**　骨盆环骨折需要前后环均固定指征：耻骨联合分离＞2.5cm，骶髂关节脱位或骶骨骨折移位＞1cm，且双下肢长度相差在 1.5cm 以上者。如果患者耻骨联合分离＞2.5cm，而骶骨骨折移位＜1cm，又无骶神经损伤，仅固定耻骨联合分离即可。

**2. 手术方式**

（1）外固定治疗　骨盆骨折采用外固定支架能够临时固定骨盆，对于减少出血、复苏休克疗效肯定（图3-3）。其适应证为严重不稳定骨盆骨折的急诊临时固定；多发创伤患者的早期固定，便于护理；B型骨折可作为最终治疗；辅助骨盆后环内固定，增加骨盆固定的稳定性，前环外固定支架固定是骨盆早期稳定的重要方法，可减少严重骨盆骨折合并多发创伤患者的死亡率。

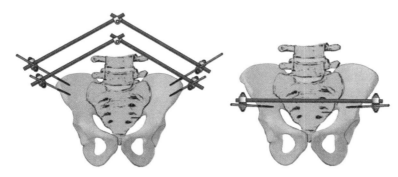

图3-3　骨盆外固定架固定

（2）内固定治疗　骨盆骨折手术治疗的重点是恢复骨盆环的完整结构，恢复骨盆整体的稳定性，纠正畸形，牢固固定，早期功能锻炼。临床常需结合患者的具体情况选择不同的固定方法，即个性化治疗。目前认为，实施内固定的最佳手术时间为6～14天。

（3）微创治疗　在医疗硬件设施水平满足时，可借助计算机等导航技术或骨科机器人辅助微创治疗骨盆骨折，微创手术可使患者创伤减少，更符合早期康复理念。而微创固定技术主要有外固定支架固定技术、钉棒系统固定技术、微创钢板固定技术、微创经皮螺钉固定技术等。

## （六）功能锻炼

骨盆周围有坚强的筋肉，骨折整复后不易发生移位，且骨盆为松质骨，血运丰富，容易愈合。未损伤骨盆后部负重弓者，伤后第1周练习下肢肌肉舒缩及踝关节屈伸活动，伤后第2周练习髋关节与膝关节的屈伸活动，伤后第3周可扶拐下地站立活动。骨盆后弓损伤者，牵引期间应加强下肢肌肉舒缩和关节屈伸活动，解除固定后即可下床开始扶拐站立与步行锻炼。

## 六、预防调护

骨盆骨折患者，特别是严重骨盆骨折合并出血较多者，应尽量减少不必要的搬动，卧硬板床，以减少骨折端活动与出血，并最好能早期对休克患者使用抗休克裤，对卧床患者要注意预防压疮的发生。

（余兆仲）

## 第二节 髋臼骨折

髋臼骨折是一种通常由高能量创伤引起的严重损伤，主要表现为高处坠落和交通事故，患者多为年轻男性；而低能量创伤所致的髋臼骨折多发生在骨质疏松的老年患者中，大多数是由跌倒引起。尽管髋臼骨折的发生率相对较低，仅占全身骨折的 0.3% ～ 6%，但随着我国人口结构的变化，髋臼骨折的流行病谱也发生了改变，老年患者的比例逐渐升高。由于髋臼的位置较深，解剖结构复杂，靠近重要的内脏结构和血管神经，且骨折经常合并多部位多器官的损伤，因此手术难度较大，术后并发症较多，对经验丰富的医师来说也是一种极大的挑战。本病属于中医学"骨折"范畴。

### 一、致病机制

#### （一）直接暴力

髋臼骨折通常由直接暴力引起，一般是由外界暴力直接作用于股骨大粗隆，经过股骨颈、股骨头传递至髋臼，从而导致骨折。当受伤时，如果大腿处于轻度外展旋转中立位，暴力作用于髋臼中心，就会发生髋臼横折、"T"形或"Y"形或粉碎性骨折。如果大腿处于轻度外展并内旋或外旋的状态，暴力沿股骨头作用于髋臼前壁或后壁，就会产生后柱或后壁骨折，或者前柱或前壁骨折。老年髋臼骨折大多是由低能量创伤导致的，最常见的受伤机制是平地摔倒，大转子后外侧着地，由股骨头向前内侧传导的力引起前柱及方形区骨折、前内侧移位。

#### （二）间接暴力

间接暴力导致髋臼后壁骨折，也被称为仪表盘损伤。当乘员下肢处于屈膝内收位时，强大的冲击力沿股骨传递到髋臼，极易导致同侧髋关节脱位。如果髋关节处于屈曲外展位，则容易发生股骨头或髋臼后壁、后柱骨折。髋关节屈曲的程度越大，导致后壁骨折的位置越靠下方；髋关节屈曲的程度越小，导致后壁骨折的位置越靠上方。

### 二、分型

髋臼骨折以 Letournel-Judet 分型最为常用，髋臼骨折分为 10 类（图 3-4），其中前 5 类指的是后壁、后柱、前壁、前柱、横行骨折，这些都是简单骨折，基本上都只有 1 条骨折线，而后 5 类指的是"T"形骨折、前柱与后半横形骨折、横形与后壁骨折、后柱与后壁骨折、双柱骨折，这些都是比较复杂的骨折，都有两条骨折线。其中，复杂骨折占髋臼骨折中大多数。

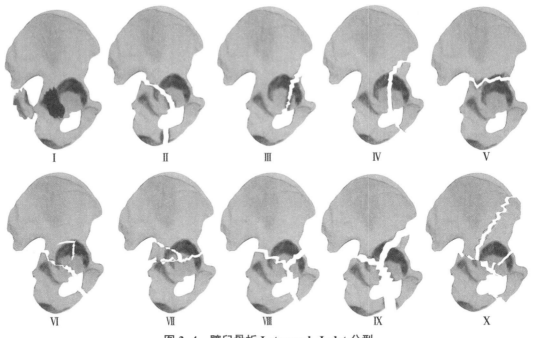

图 3–4　髋臼骨折 Letournel–Judet 分型

### 三、诊查要点

患者多有明确外伤史，青壮年多为高能量损伤，老年髋臼骨折多为低能量损伤。

#### （一）症状

受伤后患者髋部疼痛、肿胀、活动受限。受到致伤暴力强大，可能同时有盆腔、胸部和腹部脏器损伤，出现意识障碍、呼吸困难、发绀、腹部疼痛、腹膜刺激症状等。合并严重的骨盆骨折易造成大出血，出现面色苍白、头晕恶心、心慌脉速、血压下降等失血性休克的表现。

#### （二）体征

**1. 畸形**　当髋臼后壁骨折合并股骨头后脱位时，患肢常呈内旋内收短缩畸形，臀后可触及股骨头。

**2. 特殊检查**

（1）肛门指诊　指套上有血迹，直肠前方饱满、张力大，或可触及骨折端，说明有直肠损伤。

（2）神经检查　40% 的髋臼后壁骨折患者有坐骨神经损伤的症状。

## 四、辅助检查

### （一）实验室检查

血常规检查，尤其是血红蛋白可以明确有无失血及失血的程度；尿常规检查了解有无红细胞以明确有无尿道损伤。

### （二）影像学检查

**1. X 线检查** 骨盆前后位 X 线片、髂骨斜位片、闭孔斜位片（图 3-5）。

（1）骨盆前后位 X 线片 前后位 X 线片上可见所有的重要标志：①髋臼后缘线，代表髋臼后壁。②髋臼前缘线：代表髋臼前壁。③髋臼顶线：代表髋臼负重区与泪滴外侧缘相连续。④泪滴：外侧由髋臼窝后下部构成，内侧由髂骨四边形前部构成，正常情况下与髂坐线相交或相切。⑤髂坐线：该线中断提示后柱骨折。⑥髂耻线：为前柱内缘线，该线断裂常提示前柱或前壁骨折。

（2）髂骨斜位片 骨盆向患侧倾斜 45° 摄片，即骨盆外旋 45° 摄片，可显示患侧髂骨、后柱和前唇，髂骨斜位有助于评价后柱、前壁骨折情况。

（3）闭孔斜位片 骨盆向健侧倾斜 45° 摄片，即骨盆内旋 45° 摄片，可显示前柱和后壁，闭孔斜位看前有助于评价前柱、后壁的骨折情况。同时可观察到双柱骨折时髋臼上方的所谓"马刺征"。

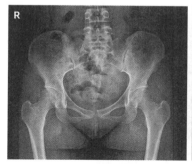
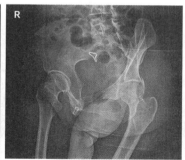
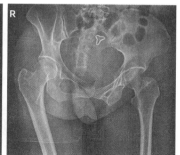

（a）骨盆前后位　　　　　（b）髂骨斜位片　　　　　（c）闭孔斜位片

**图 3-5　髋臼骨折 X 线检查**

**2. CT 及三维重建检查** 对于髋臼后缘骨折、髋臼顶骨折及方形区骨折等 CT 扫描具有较 X 线平片更好的敏感性，骨折块的位置、范围及粉碎程度均可被清楚显示。此外，对于泪滴、闭孔及软组织损伤的显示，CT 扫描也有其优越性，而 CT 三维重建技术可获得更具体、更逼真的髋臼立体图像、可以从任何角度对髋臼进行观察。因此，所有的髋臼骨折患者均应行 CT 检查。三维重建可以更好地显示骨折类型，对术前评估及手术决策发挥了重要作用。

## 五、治疗方案

保守治疗适应证：①裂缝骨折或移位 < 3mm 的骨折。②骨移位较小的远端横断或低位前柱骨折。③经整复方法或牵引后双柱骨折分离移位 < 3 ~ 4mm，且彼此间与股骨头对应关系尚好或软组织铰链使其包容状态逐渐恢复者。④骨折块小于 25% 的后壁骨折。⑤有明确手术禁忌证或合并多发伤不宜手术者。

### （一）中药治疗

早期治以活血祛瘀，消肿止痛，内服活血汤或复元活血汤加减，亦可用接骨丹冲服，外用消瘀膏、消肿散或双柏散。中、后期治以强筋壮骨，舒筋通络，内服选用舒筋汤、生血补髓汤或健步虎潜丸，外用海桐皮汤或骨科外洗一方煎水熏洗。

### （二）西药治疗

镇痛方法首选非甾体类抗炎药（NSAIDs）。但对于存在血流动力学不稳定的患者，禁忌使用 NSAIDs，以免加重循环不稳定状态。当应用 NSAIDs 效果不佳时，可加用阿片类药物，如吗啡、羟考酮、曲马多等。

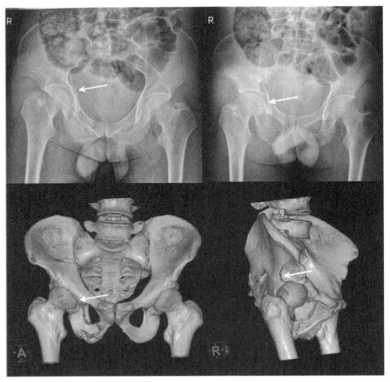

注：右侧耻骨下支及右侧髋臼皮质中段、不连，右侧髂骨翼亦可见骨折线，骨小梁模糊。

**图 3-6　髋臼骨折影像学表现**

## （三）骨牵引

对于髋臼稳定骨折可采用股骨髁上或胫骨结节骨牵引保守治疗，牵引时间为 6～8 周，去牵引后不负重练习关节功能，8～12 周后进行逐渐负重行走。

## （四）手术治疗

**1. 手术适应证**　①经髋臼负重顶的骨折，移位＞3mm。②合并股骨头脱位或半脱位。③关节内游离骨块。④ CT 示后壁骨折缺损＞25%～40%。⑤移位骨折累及臼顶，阻碍股骨头复位者。⑥合并坐骨神经损伤需同时探查者。⑦多发性骨折、合并同侧股骨颈骨折或股骨干骨折，保守治疗无效者。手术目的在于恢复髋臼的完整性和稳定性，头臼的完好匹配，坚强的内固定有利于早期功能锻炼，最大限度地避免创伤性关节炎、异位骨化及股骨头坏死等并发症的发生。

**2. 手术方式**

（1）切开复位内固定术　目前，大多数学者主张对有移位髋臼不稳定骨折进行手术治疗，因为只有切开复位内固定才能达到关节内骨折治疗所要求的"解剖复位，可靠固定，早期康复治疗"。对髋臼骨折进行固定的常用方法：①螺钉固定。②钢板固定（图3-7）。

（2）微创手术治疗　髋臼骨折的位微创治疗近年来受到了广泛的关注，随着影像学和手术技术的发展，髋臼骨折的微创治疗已成为可能，但其应用的适应证仍然较窄（一般移位较小患者）。但是借助计算机导航下的微创手术较传统切开复位内固定手术创伤更小，并发症更少，具有巨大的应用潜能和前景，未来将是髋臼骨折手术发展的方向。

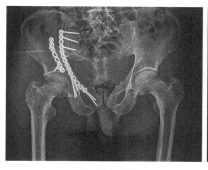 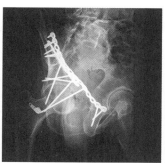 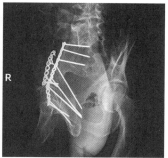

（a）髋关节前后位　　　　　（b）闭孔斜位片　　　　　（c）髂骨斜位片

**图 3-7　髋臼骨折切开复位骨内固定术后 X 线片**

## （五）功能锻炼

术后置于屈髋屈膝位，术后即可进行股四头肌主动收缩锻炼及髋关节屈伸锻炼，术后 1 周，在患者不负重情况下，鼓励患者站立位锻炼髋关节的屈曲、外展和后伸，保守治疗患者牵引期间应加强下肢肌肉舒缩和关节屈伸活动，8～12 周后下床开始扶拐站立与步行锻炼。

## 六、预防调护

应尽量减少髋臼的不必要搬动，要求患者卧于硬板床上，以减少骨折部位的活动和出血。对于需要长时间卧床的患者，要注意预防压疮的发生。

（余兆仲）

# 第三节　创伤性髋关节脱位

髋关节创伤性脱位是一种严重的身体损伤，通常由高能量事件如车祸、塌方或坠落等剧烈外力引起。随着轿车在我国的普及，这种损伤的发生率呈上升趋势。该损伤主要发生在青壮年人群，且男性患者较女性多见。创伤性髋关节脱位往往伴随着股骨头、髋臼后壁及股骨颈骨折，以及其他部位的骨骼和重要脏器损伤。这类损伤应立即进行急诊处理，以避免出现创伤性休克或股骨头缺血坏死等严重并发症。如果在受伤后的 6 小时内（最迟 24 小时内）及时进行复位治疗，通常可以获得较好的治疗效果。本病属于中医学"脱位"范畴。

## 一、致病机制

髋关节是结构相对稳定的关节，非强大暴力不能造成髋关节脱位，所以髋关节脱位多见于活动能力强的青壮年人。成年人股骨头圆韧带闭锁，少部分人群保留该血管的血供。因此，一旦发生髋关节脱位，会导致血供损伤，即使脱位得到复位，仍然存在股骨头坏死的风险。根据脱位后至整复时间长短，可分为新鲜脱位和陈旧性脱位；根据脱位后股骨头所处在髂前上棘与坐骨结节连线的前、后位置，可分为后脱位、前脱位及中心性脱位。

### （一）后脱位

髋关节后脱位占急性脱位的绝大多数。根据脱位后股骨头位置，可分为髂骨部脱位和坐骨部脱位。多因间接暴力所致，最常见的受伤机制又被称为仪表盘损伤，即患者于屈髋屈膝状态下，暴力作用于膝部，力量通过股骨传导至髋臼，使得股骨头从髋关节囊的后下部薄弱区脱出（图 3-8）。

碰撞时髋关节的位置决定髋关节脱位是否合并股骨头或髋臼骨折。若髋关节处于屈曲内收位或屈曲中立位时，股骨头的上外侧已经超越髋臼后缘，受到强大暴力撞击膝前方，常发生单纯性髋关节后脱位；如受伤时髋关节处于轻度外展位，即可造成髋关节后脱位合并髋臼后壁或股骨头骨折；若患者于弯腰劳动中，受到重物砸击腰及骨盆，可导致股骨头相对后侧移位而发生后脱位。

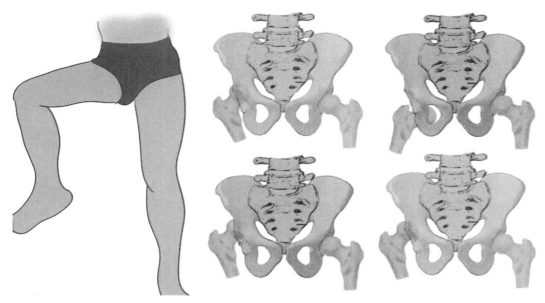

图 3-8 创伤性髋关节后脱位机制及表现

## （二）前脱位

根据股骨头位置髋关节前脱位，可分为耻骨部脱位和闭孔部脱位。这种脱位通常由杠杆力作用导致，当髋关节因外力极度外展、外旋时，肌肉处于松弛状态，突然遭受强大外力，髋关节可能瞬间转变成过伸外展外旋位，大转子顶部与髋臼上缘接触，股骨头因受杠杆作用而被顶出髋臼，突破关节囊的前下方，形成前脱位（图 3-9）。一方面，如果髋关节屈曲较大，脱位后股骨头停留在耻骨支水平，则为耻骨部脱位，这可能会对股动脉、股静脉造成压迫，导致下肢血循环障碍。另一方面，如果髋关节屈曲较小，脱位后股骨头停留在闭孔，则成为闭孔脱位，这可能会对闭孔神经造成压迫，导致大腿内收侧群瘫痪和大腿内侧面皮肤感觉障碍。

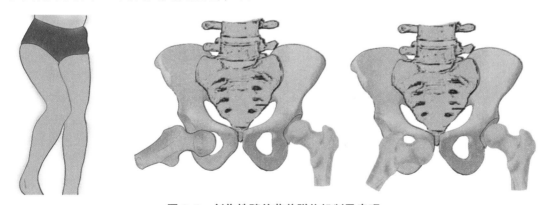

图 3-9 创伤性髋关节前脱位机制及表现

（三）中心性脱位

中心性脱位通常是由暴力传递所致。当暴力从外侧作用于大转子时，它会传递到股骨头并冲击髋臼底部，从而导致臼底骨折。如果暴力继续作用，股骨头可能会连同髋臼的骨折块一起向盆腔内移位，形成中心性脱位（图 3-10）。另一种引起中心性脱位的情况是髋关节在轻度外展位时受到沿股骨纵轴的冲击外力导致。

中心性脱位必然会导致髋臼骨折，骨折可呈块状或粉碎。由于关节软骨的损伤一般较为严重，而关节囊和韧带损伤则相对较轻，因此中心性脱位时关节软骨损伤通常较为严重。在严重的脱位情况下，股骨头可能会从髋臼骨折的底部完全穿入骨盆，导致股骨头和颈部被髋臼骨折碎片夹住，从而增加了复位的难度。

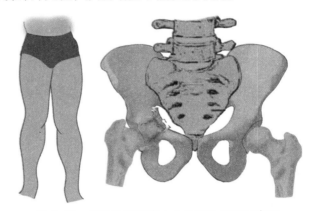

**图 3-10 创伤性髋关节中心性脱位机制及表现**

二、诊查要点

多有明确外伤史，为高能量损伤。

（一）后脱位

患髋出现疼痛，患髋关节主动活动能力丧失，被动活动时疼痛加重并出现保护性痉挛。患肢呈现屈曲、内收、内旋及缩短的典型畸形，且膝部紧贴健侧大腿，呈现弹性固定状态，称为"粘膝征"阳性。大转子向后上移位，通常在臀部可触及隆起的股骨头。若髂股韧带同时断裂（临床较少见），则患肢会出现短缩、外旋。肛门指诊显示，若合并骨盆骨折血肿形成，患侧下腹部有压痛，肛门指检常在伤侧有触痛。在后脱位患者中，有 10% ~ 14% 的病例出现坐骨神经损伤症状。

（二）前脱位

患髋部疼痛和功能障碍，患肢呈现典型的外展、外旋和轻度屈曲的畸形，且比健肢长。患侧的膝部无法靠近健侧的大腿，呈现弹性固定状态，称为"粘膝征"阴性。在闭孔前或腹股沟韧带附近可触及股骨头。前脱位可能导致闭孔神经损伤症状。

## （三）中心性脱位

患髋部剧烈疼痛，同时伴有下肢功能障碍。当脱位严重时，患肢可能会出现短缩，大转子难以触及，阔筋膜张肌和髂胫束也表现出松弛的状态。

## （四）并发症

**1. 骨折** 髋关节后脱位可合并髋臼骨折或股骨头骨折，偶有股骨颈骨折、股骨干骨折与髋脱位同时发生。

**2. 神经损伤** 在 10% ～ 14% 髋后脱位患者中，坐骨神经可能被向后、上方移位的股骨头或髋臼骨折块挫伤，而引起患侧坐骨神经麻痹。脱位整复后，约 3/4 病例麻痹就逐渐恢复，如果髋脱位复位后麻痹没有改善现象，且怀疑有髋臼缘骨折片在持续压迫神经，则需尽早手术探查。

**3. 股骨头缺血坏死** 由于髋关节脱位可能会引发关节囊撕裂及圆韧带断裂，这些损伤可能会影响股骨头的血液供应。有 10% ～ 20% 的病例会发生缺血性坏死，这种变化在 X 线照片上可以在 12 个月左右观察到。早期复位已被证实可以减少股骨头血液供应受损的时间，这是预防股骨头坏死最有效的手段。临床上，髋关节脱位可能导致腹股沟区域持续不适感及髋关节内旋时疼痛。如果采取的治疗措施无效，股骨头缺血性坏死的情况可能会继续恶化，最终可能导致严重的创伤性关节炎。对于疼痛严重的患者，可能需要实施关节融合或人工关节置换手术。

**4. 创伤性关节炎** 此为晚期并发症，发生率为 30% 左右，应准确复位确保髋关节稳定性而减少创伤性关节炎的发生。一般来说，脱位整复后 2 ～ 3 年内患者应避免任何负重过多及剧烈运动，以推迟或减轻创伤性关节炎发生。创伤性关节炎临床表现为髋关节周围疼痛、肌肉挛缩、活动受限，严重者可形成关节强直，治疗主要是减轻负重、抗炎，以及中药活血化瘀、行气止痛等对症处理，症状严重晚期患者可考虑人工关节置换术。

## 三、辅助检查

### （一）X 线检查

髋关节正侧位片：大多数典型的外伤性髋关节脱位通过拍摄髋关节正位和侧位都可得到明确的诊断。X 线平片是外伤性髋关节脱位诊断最基本和首选的检查方法（图 3-11）。

### （二）CT 及三维重建检查

由于髋关节部分结构重叠，加之髋关节损伤后患者不能很好配合摄片要求，导致常规髋

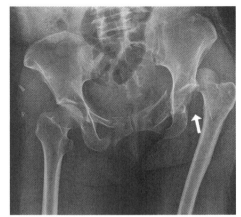

注：左侧髋关节后上脱位、关节盂空虚，双侧上下耻骨支骨折伴移位。

**图 3-11 髋关节脱位影像学表现**

关节正侧位检查对部分外伤性髋关节脱位特别是合并有骨折者常不能做出全面准确的诊断。CT 对外伤性髋关节后脱位的诊断价值主要体现以下优势：①通过多平面重组及三维重建可对外伤性髋关节后脱位进行准确分型并可判断脱位的程度。②可清楚观察髋关节间隙内有无碎骨片及关节间隙的改变，同时对软组织损伤的显示也有明显的优势。③结合 CTA 检查还可以评判血管损伤情况。

## 四、治疗方案

### （一）中药治疗

初期治以活血祛瘀，行气止痛，内服用活血止痛汤、肢伤一方等，若腹胀、大便秘结、口干舌燥苔黄者，宜加通腑泄热药，如厚朴、枳实、芒硝等，外用药可选用活血散、消肿止痛膏等。中期治以理气活血，调理脾胃，兼补肝肾，以四物汤加川断、五加皮、牛膝、陈皮、茯苓等。后期治以补气血，养肝肾，壮筋骨，利关节，内服用健步虎潜丸或补肾壮筋汤，外用以海桐皮汤熏洗。

### （二）整复方法

对于髋关节新鲜脱位，一般以整复方法为主。

**1. 后脱位**

（1）回旋复位法　患者仰卧，助手以双手按压双侧髂前上棘固定骨盆，术者立于患侧，一手握住患肢踝部，另一手以肘窝提托腘窝部，在向上提拉的基础上，将大腿内收、内旋，髋关节极度屈曲，使膝部贴近腹壁，然后将患肢外展、外旋、伸直。在此过程中听到入臼声，复位即告成功。因为此法的屈曲、外展、外旋、伸直是一连续动作，形状恰似一个问号"？"（左侧），或反问号"؟"（右侧），故亦称为划问号复位法（图3-12）。

（2）屈髋拔伸法　患者仰卧于地面的木板上。助手以两手按压髂前上棘以固定骨盆。术者面向患者，弯腰站立，骑跨于患肢上，用双手扣在患肢腘窝部，使其屈髋、屈膝各90°。先在内旋、内收位顺势拔伸，然后垂直向上拔伸牵引，使股骨头接近关节囊裂口，略将患肢旋转，促使股骨头滑入髋臼，当听到入臼声后，再将患肢伸直，即可复位。

（3）俯卧下垂法　患者俯卧于床沿，双下肢完全置于床外，健肢由助手扶持，保持在伸直水平位，患肢下垂，助手用双手固定骨盆，术者一手握其踝关节上方，使屈膝90°，利用患肢的重量向下牵引，用另一手加压于腘窝增加牵引力，术者在牵引过程中可轻旋患侧大腿，使其复位，此法多用于肌肉软弱或松弛的患者。

（4）旴医足蹬法　唐代蔺道人在《仙授理伤续断秘方》中所述："凡胯骨从臀上出者，可用三两人，挺定腿拔伸，乃用脚捺入。"此法要求患者仰卧位，会阴部垫软布以保护，助手按压患者髂前上棘以固定骨盆，术者一手扶住患肢踝部，一足外缘蹬于坐骨结节及腹股沟内侧，时时转动，协调拔伸，当有入臼感，即表示复位成功（图3-13）。

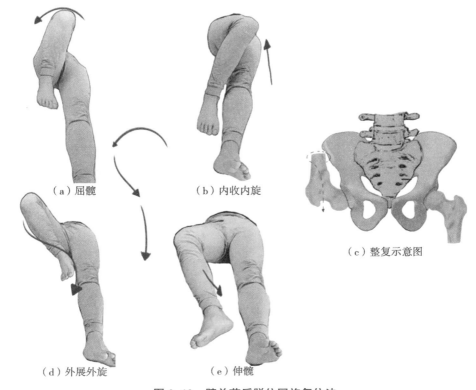

（a）屈髋　　　　　　　（b）内收内旋　　　　　　　（c）整复示意图

（d）外展外旋　　　　　　　（e）伸髋

**图 3-12　髋关节后脱位回旋复位法**

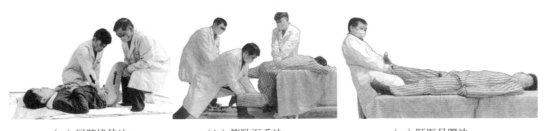

（a）屈髋拔伸法　　　　　（b）俯卧下垂法　　　　　（c）吁医足蹬法

**图 3-13　髋关节后脱位整复方法**

**2. 前脱位**

（1）**屈髋拔伸法**　患者仰卧于床上，一助手将骨盆固定，另一助手将患肢微屈膝，并在髋外展、外旋位渐渐向上拔伸至屈髋 90°；术者双手环抱大腿根部，将大腿根部向后外方按压，可使股骨头回纳髋臼内。

（2）**侧牵复位法**　患者仰卧于床上，一助手以两手按压双侧髂前上棘以固定骨盆，另一助手用一宽布绕过患肢大腿根内侧向外上方牵拉，术者两手分别扶持患膝与踝部，连续伸屈患髋，在屈伸过程中，可慢慢内收内旋患肢，即感到腿部突然弹动，同时可听到响声，此为复位成功。

（3）**反回旋复位法**　其操作步骤与后脱位相反，先将髋关节外展、外旋，然后屈髋、屈膝，再内收、内旋，最后伸直下肢（图 3–14）。

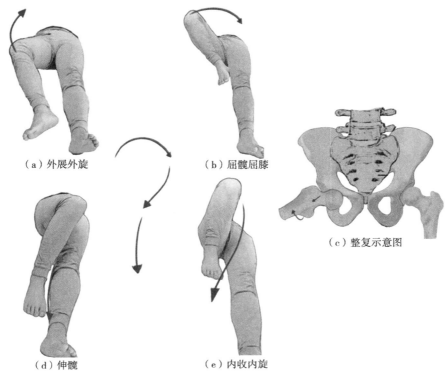

（a）外展外旋　　　　　　　（b）屈髋屈膝

（c）整复示意图

（d）伸髋　　　　　　　（e）内收内旋

图 3–14　髋关节前脱位反回旋复位法

### 3. 中心性脱位

（1）拔伸扳拉法　　患者仰卧，一助手握患肢踝部，使足中立，髋外展约 30°，在此位置下拔伸旋转，另一助手把患者腋窝行反向牵引。术者立于患侧，先用宽布带绕过患侧大腿根部，一手推骨盆向健侧，另一手抓住绕大腿根部之布带向外拔拉，可将内移之股骨头拉出。触摸大转子，与健侧相比，两侧对称即为复位成功。此法仅适用于脱位轻微患者（图 3–15）。

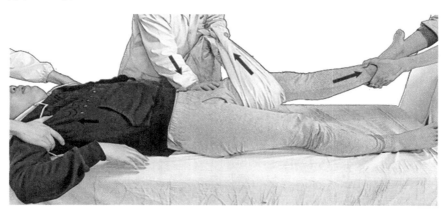

图 3–15　拔伸扳拉法

（2）持续牵引复位法　适用于股骨头突入骨盆腔较严重的患者。患者仰卧位，患侧用股骨髁上牵引，重量为 8 ～ 12kg，可逐步复位。若复位成功，可在大转子部前后位用骨圆针贯穿，或在大转子部钻入一带环螺丝钉，做侧方牵引，侧牵引重量为 5 ～ 7kg。在向下、向外两个分力同时作用下，可将股骨头牵出。经床边 X 线片确实已将股骨头拉出复位后，减轻髁上及侧方牵引重量至维持量，继续牵引 8 ～ 10 周。

### （三）固定方法

复位后，可采用皮肤牵引或骨牵引固定，患肢两侧放置沙袋，防止内、外旋，牵引重量为 5 ～ 7kg。髋关节后脱位可维持在髋外展30° ～ 40° 中立位 3 ～ 4周，如合并髋臼缘骨折，牵引时间可延长至 6 周左右。前脱位维持在内旋、内收伸直位牵引 4 周左右，避免髋外展。中心性脱位中立位牵引 6 ～ 8 周，待髋臼骨折愈合后才可考虑解除牵引。

### （四）手术治疗

**1. 手术适应证**　由于存在关节内碎骨块及软组织嵌入等因素等影响复位，部分髋关节脱位需要手术治疗，具体手术指征如下：①整复方法失败。②复位后髋关节不稳。③髋关节粉碎性骨块或复位后骨折移位＞ 2mm。④合并股骨颈或股骨头骨折。⑤陈旧性髋关节脱位。⑥整复后出现坐骨神经损伤症状。

**2. 手术方式**　若骨碎块掉入关节内的必须行切开探查，病灶取出术；若髋关节脱位合并髋臼骨折的患者，按照上一节髋臼骨折手术方式处理。

### （五）功能锻炼

术后置于屈髋屈膝位，第 2 天进行股四头肌主动收缩锻炼及髋关节屈伸锻炼，保守治疗患者在牵引期间应加强下肢肌肉舒缩和关节屈伸活动，3 个月后行 X 线检查，见股骨头血供良好才能下床开始扶拐站立与步行锻炼。

## 五、预防调护

髋关节脱位患者一般需要在 2 ～ 3 个月内避免患肢完全负重，以防止缺血的股骨头受到压力而塌陷。脱位后，需要每隔 2 个月拍摄 1 次髋部 X 线片，大约 1 年或更长时间后，确认股骨头的血运供给良好，没有股骨头坏死的情况才可以逐渐脱离拐杖，恢复正常活动。

（余兆仲）

# 第四节　股骨颈骨折

股骨颈骨折是指股骨头下至股骨颈基底部的骨折。我国人群股骨颈骨折的发生率占全身骨折的 3.6%，占髋部骨折的 48% ～ 54%，最常见人群是老年患者，多由跌倒等低能量损伤引起。年轻人股骨颈骨折多由高能量暴力损伤造成，仅占此部位骨折患者的3%。股骨颈骨折的治疗有一定的困难，《医宗金鉴·正骨心法要旨》中的"老人左股压碎者"属于"十不治证"的戒条，即使到了现代，罹患股骨颈骨折的患者发生骨折不愈合和股骨头缺血性坏死的并发症仍然存在，据统计，股骨颈骨折后年轻患者股骨头坏死的发生率达 14.3%，骨折不愈合率达 9.3%。本病属于中医学"骨折"的范畴。

## 一、致病机制

### （一）骨质疏松

由于股骨颈部细小，处于疏松骨质和致密骨质交界处，负重量大，又因老年人肝肾不足，筋骨衰弱，骨质疏松，即使受轻微的直接外力或间接外力，如平地滑倒，髋关节旋转内收，臀部着地，便可引起股骨颈骨折。

### （二）暴力作用

青壮年、儿童发生股骨颈骨折较少见，若发生本骨折，必因遭受强大暴力所致，如高处坠落伤或高速交通事故伤。损伤机制一般是下肢在外展位时遭受严重轴向暴力撞击。此种股骨颈骨折患者，常合并有其他骨折，甚至内脏损伤。

### （三）病理骨折

股骨颈局部病变，如骨结核、骨囊肿、骨肿瘤等，造成骨质破坏，骨强度下降，在轻微外力作用下即可骨折，属于病理性骨折。

## 二、诊查要点

### （一）症状

股骨颈骨折患者通常会主诉腹股沟部位疼痛和髋关节活动障碍，部分患者还会同时主诉膝关节疼痛。对于不完全性或外展嵌插型骨折，患者可能只表现出轻微的髋部疼痛，能够负重或行走。然而，为了避免漏诊，必须结合体格检查和影像学检查进行诊断。对于移位型股骨颈骨折，患者会出现严重的髋部疼痛，无法负重，主动和被动活动髋关节时疼痛加剧。

### （二）体征

**1. 下肢畸形**　大多表现为髋关节屈曲、下肢短缩和外旋畸形。

**2. 压痛及叩击痛**　腹股沟韧带中点下方有压痛，可触及大转子上移，纵向叩击痛及足跟叩击痛阳性，髋关节主动、被动活动障碍。

**3. 特殊检查**　Nelaton 征、Bryant 征阳性，掌托试验阳性（图 3-16）。

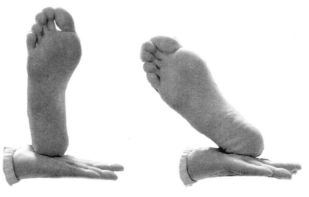

（a）掌托试验阴性　　　　（b）股骨颈骨折掌托试验阳性

**图 3-16　股骨颈骨折外旋畸形**

## 三、临床分型

### （一）按骨折部位分型

股骨颈骨折若按其部位之不同，可分为头下型、头颈型、颈中型和基底型骨折四种（图 3-17）。头下型、头颈型、颈中型骨折的骨折线在关节囊内，故称为囊内骨折；基底型因骨折线的后部在关节囊外，故又称为囊外骨折。移位多的囊内骨折，股骨头脱离了来自关节囊及股骨干的血液供应，以致骨折近端缺血，不但骨折难以愈合，而且容易发生股骨头缺血性坏死。股骨颈的骨折线越高，越易破坏颈部的血液供应，因而骨折不愈合、股骨头缺血性坏死的发生率就越高。

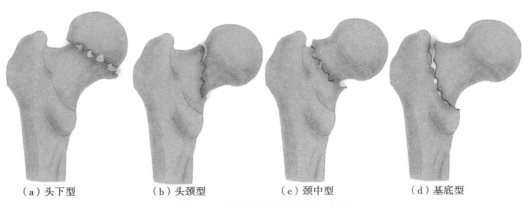

（a）头下型　　　　　　（b）头颈型　　　　　　（c）颈中型　　　　　　（d）基底型

**图 3-17　股骨颈骨折按部位分型**

**1. 头下型骨折**　股骨颈的头颈结合部发生骨折，该部位的骨折断端血运严重受损，可能导致骨折无法愈合，并且股骨头坏死的概率较高。

**2. 头颈型骨折**　股骨颈头下型骨折呈现斜形骨折线，并带有大小不等的股骨颈部骨折块。此型骨折难以准确复位，且复位后的稳定性也较差。在破坏股骨头血供方面，此型骨折仅次于头下型骨折。

**3. 颈中型骨折**　颈中型骨折，或称为经颈型骨折，指的是股骨颈中部发生的骨折。这个部位被关节囊所包裹，其主要血供来自关节囊小动脉的分支供应。当骨折发生移位时，极易损伤股骨颈的血液循环，导致骨折近端血运障碍，进而发生骨折不愈合和股骨头缺血坏死的情况。

**4. 基底型骨折**　基底型骨折因为骨折线位于股骨颈基底部在关节囊外，而且一般移位不多，除由股骨干髓腔来的滋养血管的血供断绝外，由关节囊而来的血运大多完整无损，骨折近端血液供应良好，因此骨折不愈合和股骨头缺血性坏死的发生率较低。

### （二）Garden 分型

目前应用较广泛的还有 Garden 分类法（图 3-18），将股骨颈骨折分为不完全骨折（Garden Ⅰ 型）、无移位骨折（Garden Ⅱ 型）、轻度移位骨折（Garden Ⅲ 型）、完全移位骨折（Garden Ⅳ 型）四种类型（图 3-17）。Garden Ⅰ 型、Ⅱ 型属于稳定型骨折；Garden Ⅲ 型、Ⅳ 型属于不稳定骨折，该分类法有助于指导治疗和判断预后。

**1. Garden Ⅰ 型**　有两种情况，一是不完全骨折，骨的完整性部分中断；二是外展嵌插型骨折，伴有股骨头一定程度后倾移位，该型更为常见。

**2. Garden Ⅱ 型**　完全性骨折，但没有发生移位。

**3. Garden Ⅲ 型**　完全性骨折，骨折部分移位。股骨头外展，股骨颈轻度上移并外旋。

**4. Garden Ⅳ 型**　骨折完全移位，股骨颈明显上移外旋。

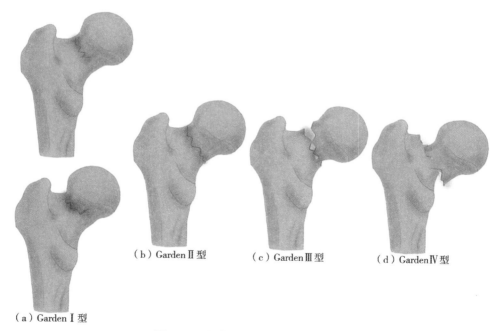

（a）Garden Ⅰ 型　（b）Garden Ⅱ 型　（c）Garden Ⅲ 型　（d）Garden Ⅳ 型

**图 3-18　股骨颈骨折的 Garden 分型**

（三）Pauwels 分型

根据骨折线与水平面所呈的角度，以及所受暴力机制，将股骨颈骨折分为三种类型（图 3-19）。

**1. Ⅰ型**　骨折线与水平面呈 30°；轴向压缩应力是主要暴力。

**2. Ⅱ型**　骨折线与水平面呈 50°；损伤过程中有剪切暴力作用，可能对骨折愈合有不良影响。

**3. Ⅲ型**　骨折线更加垂直走行，超过水平面 70°；损伤过程中剪切暴力起主要作用，并合并有明显的内翻暴力，致骨折明显移位和内翻畸形。

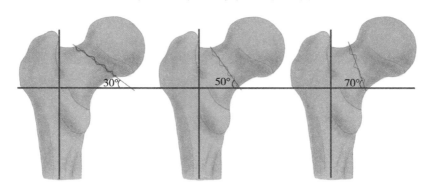

**图 3-19　股骨颈骨折的 Pauwels 分型**

## 四、辅助检查

（一）X 线检查

为股骨颈骨折首选的影像学检查方法，在普通的 X 线平片上可以看到股骨颈组织的连续性及完整性受到破坏，还可以看到局部的骨折透亮线及低密度区（图 3-20）。

（二）CT 检查

如发生骨折断端是相互嵌插的，进行 CT 检查能够清楚地看到骨折断端的位置，还能看到骨折断端相互错位的程度。CT 检查结合其后处理技术能更清晰地显示其空间位置关系，有利于术前评估及方案制订。

（三）MRI 检查

对于隐匿性股骨颈骨折，若 CT 征象不明显，需要进一步进行磁共振检查。磁共振不同序列图像及配合脂肪抑制技术可以很好地评估骨挫伤、骨髓水肿、神经损伤及软组织损伤等情况。此外，对于隐匿性股骨颈骨折，进行 MRI 检查可以有效甄别。

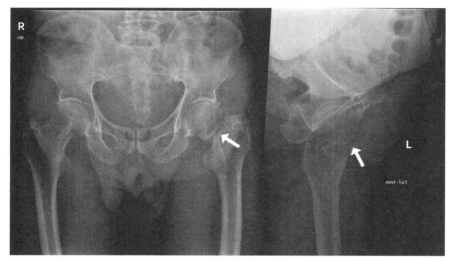

（a）双髋关节正位　　　　　　　　（b）左髋关节侧位

注：双髋正位片左侧股骨颈可见斜形行透亮线，股骨颈缩短，远折端向前移位，提示股骨颈骨折（头下型）。

**图 3-20　股骨颈骨折影像学表现**

## 五、鉴别诊断

### （一）股骨转子间骨折

股骨转子间骨折以髋部疼痛、局部肿胀、下肢活动受限为主要症状，但是转子间骨折患者下肢的外旋和缩短畸形较股骨颈骨折更为明显，可通过 X 线进行鉴别诊断。

### （二）髋关节后脱位

髋关节后脱位以髋部疼痛、活动受限、下肢畸形为主要症状，但是髋关节后脱位的患者下肢呈内收、内旋、缩短畸形，股骨颈骨折患者为外展、外旋、缩短畸形，可通过 X 线检查进行鉴别诊断。

### （三）髋关节骨性关节炎

髋关节骨性关节炎以髋部疼痛为主要症状，疾病进展到晚期也可出现下肢的畸形，但患者一般无外伤史，并且在影像学检查中可观察到关节面的改变及骨赘形成，而没有明显的骨折线。

## 六、治疗方案

应按照骨折的时间、类型和患者的全身情况等决定治疗方案。新鲜无移位骨折或嵌插骨折不需复位，但患肢应制动；移位骨折应尽早给予复位和固定；老年股骨颈骨折可以考虑行人工髋关节置换术。

## （一）中药治疗

早期治以活血化瘀，消肿止痛，方用桃红四物汤加味等，若有大便秘结、脘腹胀满等症，可酌加枳实、大黄等通腑泄热。中期治以舒筋活络，补养气血，方用舒筋活血汤。后期治以补益肝肾，强壮筋骨，方用壮筋养血汤。

## （二）西药治疗

早期以改善患者肿痛为主，口服非甾体类抗炎药和活血化瘀药，后期需要应用促进骨折愈合药治疗，同时应使用抗凝药物，预防血栓形成。

**1. 镇痛药物**　镇痛方法首选非甾体类抗炎药（NSAIDs）。但对于存在血流动力学不稳定的患者，禁忌使用 NSAIDs，以免加重循环不稳定状态。当应用 NSAIDs 效果不佳时，可加用阿片类药物，如吗啡、羟考酮、曲马多等。

**2. 抗凝药物**　随着认识的提高和诊断技术普及化，老年髋部骨折患者发生肺栓塞、下肢深静脉血栓形成等事件获得空前的重视，常用药物有低分子肝素。

## （三）整复方法

**1. 屈髋屈膝法**　患者仰卧，助手固定骨盆，术者握其腘窝，并使膝、髋均屈曲90°，向上牵引，纠正缩短畸形，然后内旋外展髋关节并伸直下肢，以纠正成角畸形，并使折面紧密接触。复位后可做掌托试验，如患肢外旋畸形消失，表示已复位（图3-21）。

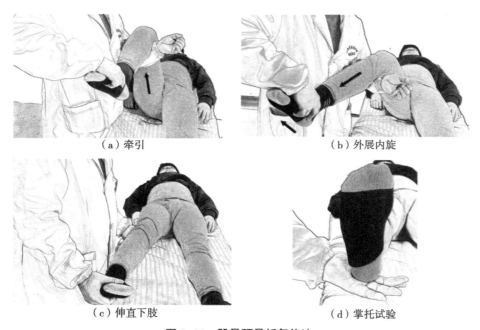

（a）牵引　　　　　　　　　　　　　（b）外展内旋

（c）伸直下肢　　　　　　　　　　　（d）掌托试验

**图 3-21　股骨颈骨折复位法**

**2. 提牵旋展推击法** 患者仰卧，一助手压住骨盆以固定健肢，保持牵引时骨盆两侧对称，防止骨盆倾斜和向对侧旋转。术者将患肢膝髋关节屈曲60°～90°位向上提牵，用力要持续和缓并逐渐加大，保持牵引力，将大腿内旋外展并逐渐伸直，保持患肢内旋10°～15°，外展30°体位。另一助手一手叩压腹股沟中点处，另一手掌根沿股骨颈方向猛力推击大粗隆数下，以纠正骨折的残余移位并使骨折端嵌插而稳定，复位后可做掌托试验，如患肢外旋畸形消失，表示已复位。

## （四）固定方法

无移位或嵌插型骨折，可让患者卧床休息，将患肢置于外展、膝关节轻度屈曲、足中立位。为防止患肢外旋，可在患足穿一带有横木板的丁字鞋固定，亦可用轻重量的皮肤牵引固定6～8周。在固定期间应嘱咐患者做到"三不"：不盘腿、不侧卧、不下地负重。有移位的新鲜股骨颈骨折，可采用股骨髁上骨牵引。

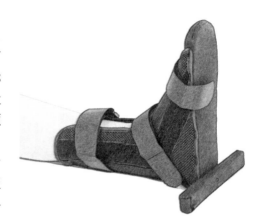

**1."丁字鞋"固定** 适用于整复方法成功后和稳定骨折。患者仰卧位，患足穿一带有横木板的"丁字鞋"，患肢放到外展位30°、膝关节略屈曲、足中立位。如牵引复位固定者，可配合"丁字鞋"固定，一般固定6～8周（图3-22）。

图 3-22 丁字鞋固定

**2. 骨牵引固定** 为了减少对软组织的损伤，保护股骨头的血运，可采用股骨髁上或胫骨结节骨牵引逐步复位。若经骨牵引1周左右仍未复位，可采用上述整复方法剩余的轻度移位。

**3. 牵引床固定** 牵引床固定适用于股骨颈内固定术中固定，因其可将股骨颈保持内旋位，并可提供持续的牵引力量，能够方便透视，因而能有效地缩短手术时间。

## （五）手术治疗

**1. 手术适应证** 大多数股骨颈骨折需要手术治疗，除外股骨颈疲劳性骨折的患者、无法行动或无法耐受手术者。

**2. 手术方式** 对年轻患者或者骨骼条件较好的老年患者，手术治疗目标是尽量保留股骨头、避免股骨头坏死，并达到骨性愈合，首选闭合复位内固定治疗，使患者能够早期活动和负重行走，避免由于长期卧床带来的并发症，如肺炎、深静脉血栓及肌肉萎缩等。解剖复位和有效固定对于获得良好的预后及功能有重要意义。对于骨骼质量较差的老年患者或合并疾病多的患者，为了避免或减少因长时间卧床可能带来的并发症，尽早恢复患者负重行走功能，首选髋关节置换（包括半髋关节置换和全髋关节置换）治疗（图3-23）。

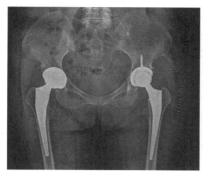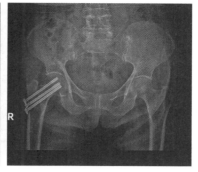

（a）双人工全髋关节置换术后　　（b）右股骨颈骨折空心加压螺钉内固定术后

**图 3-23　股骨颈骨折术后 X 线片**

## （六）练功活动

固定期间应积极进行患肢股四头肌的收缩活动，以及踝关节和足趾关节的屈伸功能锻炼，以防止肌肉萎缩、关节僵硬及骨质脱钙现象。解除固定和牵引后，逐渐加强患肢髋、膝关节的屈伸活动，原则上 3 个月内患者禁止下地，3 个月后可逐步扶双拐不负重下床活动。以后每 1～2 个月复查 X 线片 1 次，直至骨折坚固愈合，股骨头无缺血性坏死现象时，方可弃拐逐渐负重行走，一般需半年左右。

## 七、预防调护

在固定期间，必须采取预防措施，以防止长期卧床可能引起的并发症。要加强患者的护理工作，防止压疮的发生。此外，定期为患者按胸、叩背，鼓励其咳嗽排痰，以防止出现坠积性肺炎。股骨颈骨折内固定术后患者，当疼痛有所减轻后，应开始进行患肢的屈伸活动，但必须避免盘腿及负重。对于骨质疏松的患者，大约需要 6 个月的时间才能逐渐过渡到负重活动。

（刘翔　杨文龙）

# 第五节　股骨转子间骨折

股骨转子间骨折是股骨颈基底部至小转子水平以上部位的骨折，也称为股骨粗隆间骨折。股骨转子间主要为松质骨，周围有丰富肌肉等软组织，血运良好，因此骨折后失血较多，但骨折部分血供较好，较少发生不愈合和股骨头无菌性坏死等并发症。本病患者多为高龄老年患者，女性多于男性，与骨质疏松有关。年轻患者常由高能量暴力所致，老年患者则多为跌倒所致，常有骨质疏松症及内科基础疾患，转子部骨质松脆，多为粉碎性骨折。本病属于中医学"骨折"的范畴。

## 一、致病机制

受伤的原因和机制与股骨颈骨折相同，是由转子部受到内翻及向前成角的复合应力所引起的。这会导致髋内翻和小转子为支点的嵌插，从而形成小转子蝶形骨折。此外，髂腰肌的突然收缩也可能导致小转子撕脱性骨折。与股骨颈骨折不同，转子间骨折部位的血液供应非常丰富，因此很少发生骨折不愈合或股骨头缺血性坏死的情况。

## 二、诊查要点

患者常有明显外伤或跌倒史，接诊时务必关注其全身健康状况，判断摔伤是否由于脑卒中急性发作，导致跌倒，以免贻误病情。

### （一）症状

跌倒后患侧髋关节疼痛剧烈，活动受限，不能站立行走。无移位的嵌插骨折或移位较少的稳定骨折，上述症状比较轻微。

### （二）体征

**1. 肿胀及瘀斑**　髋部肿胀明显，局部血肿相对严重，可于大转子区域后外侧有较广泛的皮下瘀血，严重者可达小腿部位。

**2. 压痛及纵向叩击痛**　患肢大粗隆部压痛明显，患侧足跟纵向叩击痛阳性。

**3. 外旋短缩畸形**　因骨折远端不受髂骨韧带束缚，故下肢外旋畸形可接近90°，短缩也较为明显（图3-24）。

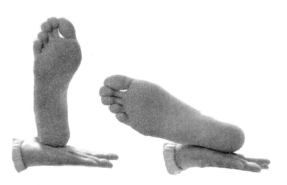

（a）掌托试验阴性　　（b）转子间骨折掌托试验阳性
**图3-24　股骨转子间骨折外旋畸形**

## 三、临床分型

### （一）根据骨折线的方向和位置分型

根据骨折线的方向和位置，临床上可分为三型：顺转子间型、反转子间型、转子下型（图3-25）。

**1. 顺转子间骨折**　骨折线始于大转子顶点，呈斜向内下方的走向，直至小转子部位。根据受到的暴力情况不同，小转子可能保持完整，也可能成为游离骨片。然而，无论情况如何，股骨上端的内侧骨支柱始终保持完整，这使得骨的支撑作用得以维持，因此髋内翻不严重，移位较少，且远端因下肢重量而轻度外旋。对于粉碎性骨折，小转子会变为游离骨块，大转子及其内侧骨支柱亦破碎，导致髋内翻严重，远端明显上移，患肢呈现出外旋短缩的畸形。

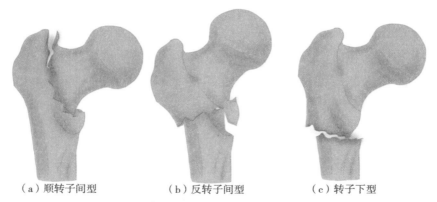

（a）顺转子间型　　　　　（b）反转子间型　　　　　（c）转子下型

图 3-25　粗隆间骨折根据骨折线的方向和位置分型

**2. 反转子间骨折**　骨折线自大转子下方斜向内上方行走，达小转子的上方。骨折线的走向与转子间线或转子间嵴大致垂直。骨折近端因外展肌与外旋肌的收缩而外展、外旋，远端因内收肌与髂腰肌的牵引而向内、向上移位。

**3. 转子下骨折**　股骨转子下骨折，是指自股骨小转子至股骨干中段与近端交界处——骨髓腔最狭窄处（峡部）之间的骨折。转子下骨折后，近端受臀肌、髂腰肌和外旋肌群的牵拉而呈屈曲、外展、外旋移位，远端则受内收肌群和下肢重力的影响而向上、向内、向后移位。

（二）根据骨折移位和稳定分型（Even 分型）

Evans 在 1949 年发表了以骨折线的方向、闭合复位及骨牵引维持骨折位置情况为基础的分类方式。股骨粗隆间骨折稳定性的关键在于后内侧骨皮质的连续性是否存在或复位后能否恢复。该分型考虑到骨折后的初始稳定性以及复位后的稳定与否，比较合理，因而直至目前仍被广泛应用。

该分型主要分为顺转子间线的Ⅰ型，逆转子间线的Ⅱ型。其中Ⅰ型又分为四个亚型。除Ⅰa、Ⅰb型外，其余均为不稳定型骨折。Ⅱ型骨折股骨干有向内侧移位的趋势，因此有一定的不稳定性（图 3-26）。

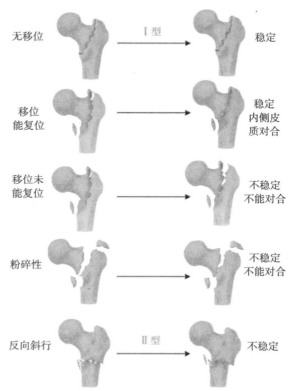

图 3-26　粗隆间骨折 Even 分型

## 四、辅助检查

### （一）X 线检查

双髋正位及患髋侧位片可准确评估骨折类型。拍摄正位片时应将肢体远端轻轻牵引并内旋，以获得标准的髋关节正位片。通过与对侧髋关节正位片对比，可了解受伤前颈干角的大小及骨质疏松程度。侧位片有助于了解后内侧骨块的状况（图 3-27）。

### （二）CT 检查

对于复杂的髋部骨折，X 线平片通常难以精准评估。此时，可以通过 CT 扫描并结合其强大的图像后处理技术做精准诊断与评估。

### （三）MRI 检查

对于 CT 阳性不明显的髋部隐匿性骨折，磁共振扫描也能清晰显示，并可同时检测出其他病变，如缺血性坏死和转移性病损等。

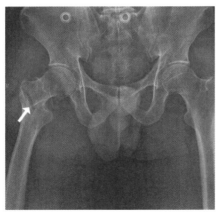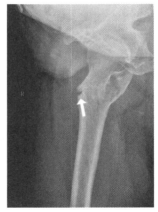

（a）双髋关节正位　　　　　　　　（b）右髋关节侧位

注：双髋正位可见右股骨颈干角可见缩小，粗隆间骨折线明显，关节尚可，提示股骨粗隆间骨折。

**图 3-27　股骨转子间骨折 X 线表现**

## 五、鉴别诊断

### （一）股骨颈骨折

股骨颈骨折以髋部疼痛、局部肿胀、下肢活动受限为主要症状，但是股骨颈骨折患者下肢的外旋和缩短畸形没这么明显，可通过 X 线进行鉴别诊断。股骨颈骨折和粗隆间骨折鉴别要点详见下表（表 3-1）。

表 3-1　粗隆间骨折和股骨颈骨折鉴别要点

| 鉴别要点 | 股骨粗隆间骨折 | 股骨颈骨折 |
|---|---|---|
| 局部肿胀 | 明显 | 不明显 |
| 皮下瘀斑 | 常有 | 少有 |
| 压痛点 | 大粗隆及粗隆部 | 腹股沟韧带中点下方 |
| 骨折远端外旋移位 | 囊外骨折极度外旋 | 囊内骨折旋转程度较轻 |

### （二）髋关节后脱位

髋关节后脱位以髋部疼痛、活动受限、下肢畸形为主要症状，但是髋关节后脱位的患者下肢呈内收、内旋、缩短畸形，可通过 X 线进行鉴别诊断。

## 六、治疗方案

### （一）中药治疗

**1. 中药内治**　根据骨折三期辨证用药，早期尤应注意采用活血化瘀、消肿止痛之品，对年老体衰气血虚弱者，不宜重用桃仁、红花之类，宜用三七、丹参等活血止痛之品，使瘀祛而又不伤新血，方选桃红四物汤加减。中期治以舒筋活络，补养气血，方用舒筋活络汤。后期治以补肝肾，壮筋骨，可内服八珍汤、健步虎潜丸等。

**2. 中药外治**　局部瘀肿明显者，可外敷活血散瘀膏，待肿胀消退后，外敷接骨续筋药膏。

### （二）西药治疗

早期以改善患者肿痛为主，口服非甾体类抗炎药，后期需要应用促进骨折愈合的药物治疗，同时应使用抗凝血药物，预防血栓的形成。

### （三）整复方法

无移位骨折无须整复，有移位骨折应采用手法（与股骨颈骨折同）整复，亦可先行骨牵引，待 3～4 天缩短畸形矫正后，用手法将患肢外展内旋，以矫正髋内翻和外旋畸形。

患者仰卧位，患髋部垫高。助手将按住患者两侧的髂嵴。术者立于患侧，用一侧肘部环抱患肢腘窝，另一手则握住患肢脚踝。屈髋屈膝保持 90°，顺势完成牵引拔伸；骨折远端牵下向后进行大约 135° 的伸髋，患肢进行内旋，待完成适度的外展以后伸直；若骨折近端仍然向前成角，则术者需要依靠助手的牵引维持一只手将股骨大粗隆后侧扣住并向前端提，沿股骨颈的方向另一只手可以往后压，这时助手需要对患肢进行内旋，以此实现对向前成角的纠正；行掌托实验，若为阴性，则表示整复方法成功。

## （四）固定方法

无移位的骨折采用丁字鞋固定。有移位的骨折应采用持续牵引与外展夹板固定结合，牵引重量为 6 ～ 8kg，待双下肢等长、骨折复位后牵引重量改成 3 ～ 6kg，固定患肢于外展中立位 6 ～ 8 周。

## （五）手术治疗

**1. 手术适应证**　手术治疗的目的为骨折复位、可靠固定、尽可能早地使患者离床活动，减少因长期卧床带来的各种并发症。

**2. 手术方式**　手术方法有侧钢板固定（DHS 固定）、髓内钉系统（Gamma 钉、PFN、PFN-A、Intertan 等）、人工髋关节置换等，目前主流方式是 PFN-A 内固定术（图 3-28）。骨折畸形愈合的青壮年患者，可行转子下截骨术纠正髋内翻畸形等手术。

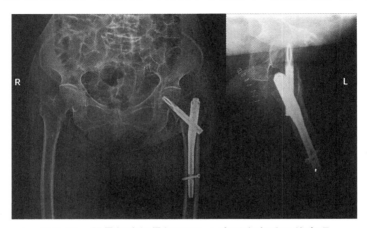

**图 3-28　股骨粗隆间骨折 PFN-A 内固定术后 X 线表现**

## 七、预防调护

早期护理重点在于预防心力衰竭、脑血管意外及肺栓塞等，故应及时观察患者的生命体征的变化。在持续牵引或术后禁止下地负重期间，应防止发生肺炎及压疮等并发症。保持病房空气流通，鼓励患者深呼吸并经常拍背，进行骶尾部按摩。将患肢保持在外展位，防止内收和外旋。

（刘翔　杨文龙）

# 第六节　股骨干骨折

股骨干骨折，是指发生于股骨髁上 2 ～ 5cm 至股骨小粗隆以下 2 ～ 5cm 的股骨骨折。此类骨折在全身骨折中占比约为 6%，且男性多于女性。儿童和少年的简单骨折发病率高于复杂骨折，中年的复杂骨折发病率高于简单骨折。青壮年患者的发病多与交通事故、高处坠落等有关，骨折存在明显的移位，而老年患者的骨折则多与日常生活事件有关。本病属于中医学"骨折"的范畴。

一、致病机制

股骨干骨折多数是由直接暴力所致，如直接遭受重物打击、碾压、挤压或者火器损伤，易造成股骨干横形或粉碎性骨折，伴广泛软组织损伤。少数可由间接暴力引起，如高处坠落伤、扭转伤等，造成斜形或螺旋形骨折，周围软组织损伤较轻。还有一部分骨折非外伤所导致，称为病理性骨折，如骨肿瘤、骨髓炎、严重骨质疏松引起的骨折，儿童的股骨干骨折可能为不完全或青枝骨折。成人股骨干骨折后，内出血可达 500 ～ 1000mL，出血多者可能出现休克。由挤压伤所致的股骨干骨折，有引起挤压综合征的危险。下 1/3 骨折，可能损伤大血管。股骨干骨折多由强大暴力所造成，骨折后断端移位明显，软组织损伤常较重。骨折移位的方向，除受外力和肢体重心的影响外，主要由受肌肉牵拉所致。不同部位骨折类型机制如下（图 3-29）。

（一）股骨干上 1/3 骨折

股骨干上 1/3 骨折，近折端受髂腰肌、臀中肌、臀小肌和髋关节外旋诸肌的牵拉而发生屈曲、外旋和外展移位，而远折端则受内收肌的牵拉而向后、向上、向内移位。

（二）股骨干中 1/3 骨折

股骨干中 1/3 骨折，两骨折段除有重叠畸形外，移位方向依暴力而定，但多数骨折近折端呈外展屈曲向，远折端因内收肌的作用向内上方移位。无重叠畸形的骨折，因受内收肌收缩的影响有向外成角的倾向。

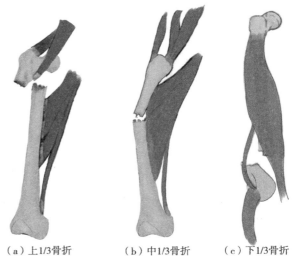

（a）上1/3骨折　　（b）中1/3骨折　　（c）下1/3骨折

图 3-29　股骨干骨折移位方式

（三）股骨干下 1/3 骨折

股骨干下 1/3 骨折，近折端向前移位，远折端受腓肠肌及膝后方关节囊的牵拉多向后倾斜，移位严重者有可能损伤腘动静脉，以及胫、腓总神经。

二、诊查要点

患者多为交通事故、重物压砸或高处坠落等高能量外力所致，老年人也可由低能量损伤引起，任何与创伤程度不相符的骨折应怀疑为病理性骨折。

（一）症状

**1. 全身症状** 损伤严重者，由于剧痛和出血，早期可合并外伤性休克。严重挤压伤、粉碎性骨折或多发性骨折，可并发挤压综合征和脂肪栓塞综合征。

**2. 疼痛、肿胀、活动受限** 伤后肢体剧烈疼痛，局部肿胀有压痛，活动障碍。

（二）体征

肢体短缩及畸形，存在异常活动，可扪及骨擦音。严重移位的股骨下 1/3 骨折，在腘窝部有巨大的血肿，小腿感觉和运动障碍，足背动脉、胫后动脉搏动减弱或消失，末梢血循环障碍，应考虑有血管、神经的损伤。

三、临床分型

按骨折粉碎程度分型（Winquist — Hamen 分型）（图 3-30）。

0 型：无粉碎性骨折块

Ⅰ 型：有小的蝶形骨片，但不影响骨折的稳定性型。

Ⅱ 型：蝶形骨片较大，毗连的骨皮质至少保持 50% 的接触，能够控制旋转和维持长度。

Ⅲ 型：较大碎骨片，骨折的近、远端少于 50% 的骨皮质接触，不好控制骨折端旋转和维持长度。

Ⅳ 型：节段性的粉碎骨折，近、远端主要骨折块之间无稳定的接触，旋转和长度上均不稳定。

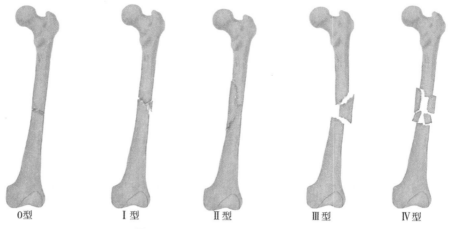

0型　　　　Ⅰ型　　　　Ⅱ型　　　　Ⅲ型　　　　Ⅳ型

图 3-30　Winquist — Hamen 分型

## 四、辅助检查

### (一) X 线检查

高能量引起的股骨干骨折常合并股骨近端、髋臼或髌骨骨折，常规拍摄股骨正、侧位 X 线片，其可明确骨折的部位、类型及移位情况，同时摄片应包含髋关节、膝关节，以了解邻近关节损伤情况（图 3-31）。

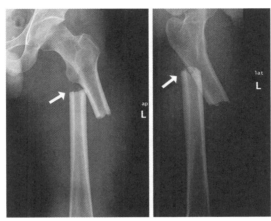

（a）左股骨正位　　　（b）左股骨侧位

注：左股骨上端骨干质中断，断端错位，近段向外前方移位。

**图 3-31　股骨干骨折影像学表现**

### (二) CT、三维重建检查及 CTA 检查

CT 及三维重建检查的应用具有增加诊断准确性的作用。对于特别复杂的股骨干骨折病例，必要时应进行 CT 及三维重建检查，以便更有效地确定治疗方案。此外，CT 血管成像技术还可以评估血管受损的程度。

## 五、治疗方案

在处理股骨干骨折的过程中，必须密切关注患者的整体状况，积极预防和治疗由外伤引起的休克。在此过程中，对骨折的急救处理应引起高度重视。在现场急救时，应注意避免脱掉鞋子或裤子，或进行不必要的检查。在必要时，可以使用剪刀将衣物剪开以暴露受伤肢体。应采用简单而有效的临时固定方法，并尽快将患者送往医院接受进一步治疗。

### (一) 中药治疗

根据骨折治疗三期辨证用药，早期服桃红四物汤加减，中期服新伤续断汤、接骨丹，后期服健步虎潜丸。

## （二）西药治疗

早期以改善患者肿痛为主，口服非甾体类抗炎药物，后期需要应用促进骨折愈合药物治疗，同时应使用抗凝药物，预防血栓形成。

## （三）整复方法

患者取仰卧位，一助手固定骨盆，另一助手用双手握小腿上段，顺势拔伸，并徐徐将伤肢屈髋屈膝各 90°，沿股骨纵轴方向用力牵引，矫正重叠移位后，再按骨折的不同部位分别采用下列手法。

**1. 股骨上 1/3 骨折**　将伤肢外展，并略加外旋，然后术者一手握近端向后挤按，另一手握住远端由后向前端提。

**2. 股骨中 1/3 骨折**　将伤肢外展，术者以手自断端的外侧向内挤按，然后以双手在断端前、后、内、外夹挤。

**3. 股骨下 1/3 骨折**　在维持牵引下，膝关节徐徐屈曲，并以紧挤在腘窝内的双手作为支点将骨折远端向近端推迫。

## （四）固定方法

**1. 小夹板固定法**

（1）夹板规格　股骨干小夹板共有 4 块，其中前、后侧夹板等长；外侧夹板最长可达股骨大转子；内侧夹板近端有一斜面，以避免压迫腹股沟（图 3-32）。

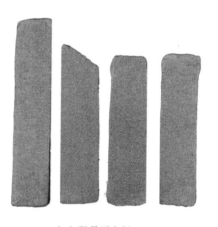
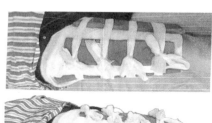
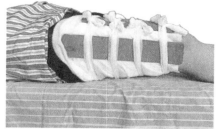

（a）股骨干夹板　　　　　　　　　　（b）夹板固定方法

**图 3-32　股骨干夹板固定方法**

（2）固定方法　骨折复位后，在维持牵引下，根据上、中、下不同部位放置压垫，防止骨折的成角和再移位。股骨干上 1/3 骨折，应将压垫放在近端的前方和外方；股骨干中 1/3 骨折，把压垫放在骨折线的外方和前方；股骨干下 1/3 骨折，把压垫放在骨折近端的前方。再将 4 块夹板置于大腿四周，四条扎带捆扎牢固。注意扎带的松紧度，以防止夹板松动或皮肤压疮等不良现象的出现。

（3）固定时间　小夹板固定一般需要结合骨牵引一起使用，以防骨折再次移位。一般固定8～12周，详细地进行临床检查和X线片，若骨折局部无压痛、无纵轴叩击痛，X线提示骨折线模糊，骨痂通过骨折端，即达到临床愈合，可拆除牵引。解除牵引后，可在夹板保护下行2～3周扶拐下地功能锻炼，行影像学检查判断骨折愈合后，可拆除夹板，进行下地练习。

**2. 骨骼牵引**　较大儿童及成人一般采用骨骼牵引，按部位不同，可采用股骨髁上牵引，股骨髁牵引或胫骨结节牵引。需行股骨髓内钉治疗者，术前应尽量避免行股骨髁牵引，以免增加感染风险。

（1）股骨髁上牵引　适用于中1/3骨折或远折端向后移位的下1/3骨折。中1/3骨折应置患肢于外展位，下1/3骨折应置患肢于屈髋屈膝位。

（2）股骨髁牵引　适用于上1/3骨折和远侧骨折端向后移位的下1/3骨折，患肢置屈髋屈膝中立位。

（3）胫骨结节牵引　适用于上1/3骨折和骨折远端向前移位的下1/3骨折，患肢置屈髋外展位。较大的儿童或少年不宜在胫骨结节部穿针，应于胫骨结节向下2～3cm处穿针。

**3. 垂直悬吊皮肤牵引**　垂直悬吊皮肤牵引适用于3岁以下的儿童。此方法是通过皮肤牵引将患肢和健肢同时向上悬吊，利用重量进行对抗牵引。合适的牵引重量应使臀部离开床面一拳之距。如果臀部接触到床面，说明牵引重量不足，需要重新调整重量（图3-33）。牵引期间要注意双下肢血液循环情况。此法患儿能很快地适应，对治疗和护理都比较方便。一般牵引3～4周后，骨折均可获得良好的愈合。

**4. 皮肤牵引**　皮肤牵引适用于小儿（＞3岁）或年老体弱的人。用胶布贴于患肢内、外两侧，再用绷带裹住，将患肢放置在牵引架（托马斯架）上。4～8岁的患儿牵引重量为2～3kg，时间为3～4周；成人为1/12～1/7体重，一般以不超过5kg为宜，时间为8～10周。用皮肤牵引时，应经常检查，以防胶布滑落而失去牵引作用。

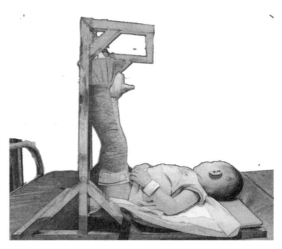

图3-33　垂直悬吊皮肤牵引

（五）手术治疗

**1. 手术适应证**　若出现以下情况者，应考虑手术治疗：①严重开放性骨折早期就诊者。②合并神经血管损伤，需探查及修复者。③多发性损伤者。④骨折断端间夹有软组织者。

**2. 手术方式**

（1）外固定治疗　外固定股骨干骨折主要适用于严重污染的开放性骨折、感染性骨折、多发伤不能耐受内固定者及多发性骨折损伤控制等情况，多用于股骨干骨折的临时固定，它较内固定有手术时间短、难度小、创伤轻等优点，但其钉–骨界面的生物学、力学环境相对较差，局部感染及固定针松动等并发症的发生率较高（图3–34）。

（2）内固定治疗

1）交锁髓内钉：交锁髓内钉是股骨干骨折的金标准，主钉位于髓腔内，为中央型固定，应力分散传导，防止弯曲或变形。闭合复位微创，不破坏原始血肿和骨膜，减少软组织损伤，保护血供，有利于骨折愈合。通过锁钉与股骨成为整体，提高稳定性，防止移位，起到坚强固定作用，允许早期功能锻炼。早期微动促进骨痂形成，减少骨不连发生。根据打入部位不同，分为顺行和逆行股骨交锁髓内钉（图3–35）。

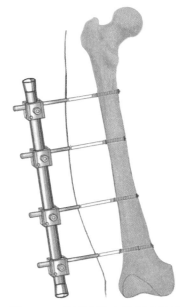

图3–34　外固定治疗股骨干骨折

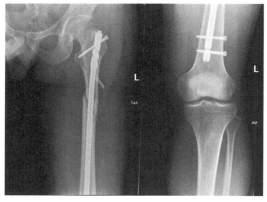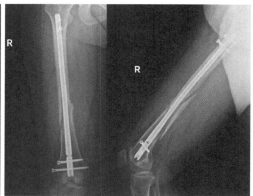

（a）顺行股骨交锁髓内钉　　　　　　　　（b）逆行股骨交锁髓内钉

**图3–35　股骨交锁髓内钉固定**

2）钢板固定：股骨干骨折治疗常用锁定加压钢板（LCP）。LCP靠角稳定性及螺钉把持力固定骨折端，避免断钉、断板问题。MIPPO技术联合LISS钢板治疗股骨干骨折创口小，钢板不作用外骨膜，疗效满意。锁定钢板长距离桥接式固定可刺激骨痂形成，加速骨折愈合，特别适合粉碎性骨折（图3–36）。

## （六）功能锻炼

较大儿童、成人患者的功能锻炼应从复位后第2天起，开始练习股四头肌收缩及踝关节、跖趾关节屈伸活动。

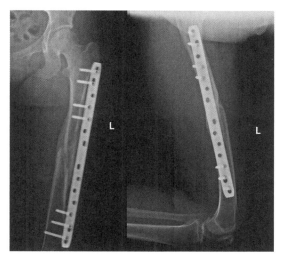

图 3-36 锁定钢板治疗股骨干骨折

## 六、预防调护

在进行骨折持续牵引时，必须密切关注以下方面：牵引重量的调整、牵引力线的方向、夹板的位置及扎带的松紧度。将患肢放置在牵引架上后，应注重股四头肌和踝、趾关节的功能锻炼，以防止皮肤长期受压产生压疮。

（余兆仲）

# 第七节 股骨髁间骨折

股骨髁间骨折，也被称为股骨双髁骨折，是一种关节内骨折。骨折后，大腿肌肉收缩和牵拉会导致骨折端移位、成角、旋转等问题，破坏关节面平整性，改变患肢力线和长度。骨折复位不佳可能导致髁间窝狭窄，膝关节僵硬和活动受限。力线和股骨髁长度恢复不良会引起关节内外侧副韧带张力改变，降低关节稳定度。股骨髁间骨折发生率较低，占所有骨折 0.4%。青年男性发病率有两个高峰，屈膝位高能量损伤（如交通事故）或骨质疏松、摔伤导致骨折常伴多发伤。本病属于中医学"骨折"的范畴。

## 一、致病机制

股骨髁间骨折的致伤原因有直接暴力及间接暴力，前者多为重物直接打击、车轮碾压等，同时可发生皮肤肌肉及血管神经的广泛损伤。间接暴力多由高处坠落伤引起，多见横形或斜形，螺旋形及长斜形少见。根据受伤机制和骨折端移位方向，分为屈曲型骨折、伸直型骨折两种（图 3-37），以前者多见。

### （一）屈曲型骨折

损伤发生时，膝微屈曲位足部着地，暴力自地面向上经小腿传至膝部，在造成髁上屈曲型骨折的同时，暴力继续作用，骨折近端将远端劈开呈两块，并向后移位，骨折近端则向前移位。

### （二）伸直型骨折

损伤发生时，膝关节受到过伸暴力，再造成髁上骨折，远折端向前移位，暴力继续作用，近折端插于远端，造成远折端被劈开并向前移，近折端向后移，骨折端可呈"T"形或"Y"形。

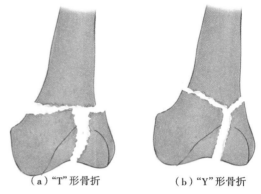

（a）"T"形骨折　　　（b）"Y"形骨折

**图 3-37　股骨远端骨折移位方式**

### 二、诊查要点

年轻人多由交通事故、重物压砸或高处坠落等高能量外力所致，老年人多由低能量损伤引起。伤后大腿或膝部剧烈疼痛，无法负重，常有明显的肿胀和畸形。检查时应注意防止膝关节过伸而造成血管神经损伤。若局部出现较大血肿，且胫后动脉、足背动脉脉搏减弱或消失时，应考虑为腘动脉损伤。

### 三、临床分型

骨折分型主要是根据骨折的部位、骨折线的位置和走行、骨折块的数目等，将骨折进行多种临床分型，良好的骨折分型方法，对指导骨折的治疗和判断预后都有帮助。临床上，根据骨折移位程度，可将股骨髁间骨折分为四度。

Ⅰ度：骨折无移位或轻度移位，关节面平整。

Ⅱ度：骨折有移位但两髁无明显旋转及分离，关节面不平整。

Ⅲ度：骨折远端的两髁旋转分离，关节面不平整。

Ⅳ度：骨折粉碎，股骨髁游离骨块有三块以上，关节面严重移位。

### 四、辅助检查

#### （一）X 线检查

膝关节正侧位 X 线片可确定股骨髁间骨折类型和移位情况，同时摄片应包含伤侧的股骨全长片，以免由于体查不便而漏诊同侧的股骨近端及股骨干骨折（图 3-38）。

#### （二）CT 及三维重建检查

由于股骨髁间骨折为关节内骨折，因此 CT 及三维重建进一步检查也是非常有必要的，可以用于了解有无关节内骨折、有无冠状面的骨折线及骨折粉碎的程度，对于制订术前方案、手术入路和内固定的选择都至关重要。

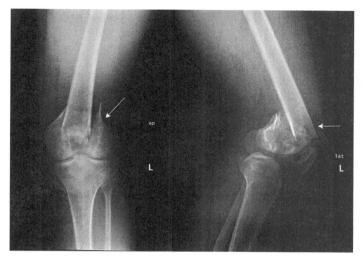

注：左股骨下段见多发透亮线，相应皮质不连，部分嵌插，断端向前成角移位，可见多发小骨片，关节囊肿胀。

**图 3-38　股骨髁间骨折影像学表现**

### （三）MRI 检查

MRI 对于怀疑有韧带、神经和软组织损伤的患者有所帮助。单独的侧副韧带撕裂往往提示严重的膝关节相关韧带损伤，以及腓神经、半月板或其他软骨损伤。

### 五、治疗方案

股骨髁间骨折是一种粉碎性不稳定骨折，其位置靠近膝关节，容易影响膝关节关节面。由于骨折多累及松质骨，使得复位和维持复位具有挑战性，因此股骨髁间骨折是一种较为难以处理的骨折。治疗目标为关节面的解剖复位、恢复关节面的平整、纠正骨折的分离、短缩及旋转移位，恢复下肢的正常轴线，膝关节的早期功能锻炼及患者的早期活动。

### （一）中药治疗

按骨折治疗三期辨证用药，早期服桃红四物汤加减，中期服新伤续断汤、接骨丹，后期服健步虎潜丸。

### （二）西药治疗

早期以改善患者肿痛为主，口服非甾体类抗炎药物，后期需要应用促进骨折愈合药物治疗，同时应使用抗凝药物，预防血栓形成。

### （三）整复方法

对于Ⅰ度和Ⅱ度的骨折，可以采用手法复位配合超膝关节夹板固定的方法。在复位治疗前，应首先抽出关节内的积血。对于关节面平整且两髁无明显分离和旋转移位的Ⅰ度和Ⅱ度骨折，也可以通过手法复位配合超关节石膏或夹板固定的方式进行治疗。

患者仰卧位，膝关节屈曲 40°～50°，先在无菌操作下抽吸干净关节积血，必要时可给予膝部血肿内麻醉。对于仅向两侧分离移位的髁间骨折，可用牵拉挤压法复位。一名助手固定大腿上端，另一名助手持小腿牵引，术者用两手掌抱髁部，并向中心挤压，以免牵引时加重两髁旋转分离。在抱髁下，两助手徐徐用力对抗牵引，注意牵引时不要用力过猛，以免加重损伤和造成两髁旋转。

### （四）固定方法

**1. 超膝关节夹板固定**　骨折整复后，如移位不明显、关节面基本平整，用超膝关节夹板固定，固定时间 6～8 周。

**2. 超膝关节夹板固定加胫骨结节牵引**　骨折整复后，如关节面已平整，仅有少许前后移位，用超膝关节夹板固定加胫骨结节牵引。先以超膝关节夹板固定，小腿置于牵引架上，膝关节屈曲 45° 位，使腓肠肌松弛，再行胫骨结节骨牵引。牵引重量视患者体重和骨折块移位程度而定，一般为体重的 1/8～1/7。

### （五）手术治疗

**1. 手术适应证**　对于股骨髁间骨折的手术治疗，其适用情况包括以下几种：①骨折端重叠移位、两髁分离和旋转的Ⅲ度和Ⅳ度骨折。②复位失败或难以复位的骨折。③开放骨折以及合并血管损伤的骨折。④患者对治疗效果要求较高者。

**2. 手术方式**　主要的治疗方法有外固定支架、股骨逆行髓内钉、股骨远端锁定钢板等。

（1）外固定治疗　外固定治疗股骨远端骨折主要适用于伴有骨缺损、血管损伤、严重的软组织损伤的严重开放性、粉碎性骨折，既可以作为损伤控制性手术，在部分患者中也可以作为最终治疗选择，它较内固定操作有时间短、出血量小、不破坏骨折血运，以及对经验和手术技巧要求低等优点，但其有骨质疏松、针道感染、骨髓炎、化脓性关节炎、复位丢失、骨折不愈合、延迟愈合和膝关节活动受限等缺点。

（2）内固定治疗

1）股骨逆行髓内钉：股骨逆行髓内钉固定股骨远端骨折是较为理想的器械，其采用中心性固定的理念，其力线比钢板固定更贴近下肢，符合股骨解剖应力的传导及其生物力学特征，应力遮挡作用小，且不干扰骨折周围的血运；扩髓后髓腔的接触面变大，从而提高了骨折固定的稳定性。

2）钢板固定：LISS 钢板采用小切口经骨膜与肌肉之间的间隙微创方法植入钢板，又具有锁定钢板螺钉和钢板间的成角稳定性，是一种内置外固定架，对骨折端骨膜及血运损伤小，利于骨折愈合。

### （六）功能锻炼

早期活动在股骨远端骨折的治疗中具有重要意义。不当的制动可能导致膝关节僵硬或活动度降低，从而影响治疗效果。因此，在股骨远端骨折的治疗中，应注重早期的关节功能恢复活动。由于股骨远端骨折靠近关节，容易发生膝关节功能受限，因此应尽早进行股四头肌的锻炼和关节屈伸功能锻炼。

## 六、预防调护

在固定期间，必须对足趾的末梢血运和活动功能进行仔细检查。在夹板及骨牵引期间，应及时调整牵引重量、牵引力线的方向、夹板位置及扎带的松紧度。

（余兆仲）

# 第八节　股骨髁上骨折

股骨髁上骨折是发生于腓肠肌起点以上 2 ～ 4cm 内的关节外骨折。该部位是密质骨与松质骨的移行处，紧邻重要血管、神经等组织结构，易发生骨折不愈合、延迟愈合、膝内外翻、膝关节僵硬等并发症，影响生活质量，给患者及其家属带来负担。该骨折发生率低，但近年来有增加趋势，且伤情更加复杂。本病好发于青年人和老年女性，青年人多由高能量损伤引起，老年人则由低能量损伤引起。本病属于中医学"骨折"的范畴。

## 一、致病机制

直接暴力、间接暴力均可引起股骨髁上骨折，且暴力多较强大。股骨髁上骨折是骨松质与骨密质的移行部，以骨松质为主，因此当其受到外界暴力作用后极易出现严重的粉碎性骨折；且股骨髁周围有韧带、肌肉、肌腱、关节囊等组织结构附着，股骨髁上骨折后因大腿肌肉的牵引作用常常造成骨折端的移位、嵌插、内外翻、旋转、成角等畸形。直接暴力导致的骨折多为粉碎性或短斜形骨折，而横断骨折较少；间接暴力所致骨折则以斜形或螺旋形骨折多见。

## 二、诊查要点

年轻人多由交通事故、重物压砸或高处坠落等高能量外力所致，老年人多由低能量损伤引起。

### （一）症状

受伤后大腿或膝部剧烈疼痛，活动受限，无法负重，常有明显的肿胀。

### （二）体征

**1. 骨折体征**　骨折部位周围压痛及纵向叩击痛，触诊可确定异常活动和骨擦音。

**2. 血管损伤**　若局部出现较大血肿，且胫后动脉、足背动脉脉搏减弱或消失时，应考虑为腘动脉损伤。在股骨髁上骨折中，有 5%～10% 为开放性骨折，因此需仔细检查皮肤有无伤口，大腿前方靠近髌骨处是常见的伤口位置，常由于骨折近端穿透股四头肌所致。

**3. 神经损伤**　如出现足跖屈、内收、旋后及足趾屈曲运动消失，呈仰趾状，足底反射及跟腱反射消失，小腿后 1/3、足背外侧 1/3 及足底皮肤感觉减弱或消失时，应考虑胫神经损伤可能。

### 三、临床分型

股骨髁上骨折可分为屈曲型和伸直型（图 3-39），一般以屈曲型多见。

#### （一）屈曲型骨折

股骨髁上屈曲型骨折通常发生在膝关节处于屈曲位置时，骨折线呈横断或斜形，从前下斜向后上。远折端受腓肠肌和关节囊牵拉而向后移位，严重时可能压迫或刺伤股动静脉及胫神经。有时，向前移位的近折端也可能刺破髌上囊及皮肤，形成开放性骨折。

#### （二）伸直型骨折

股骨髁上伸直型骨折通常是由膝关节伸直时跌倒或者遭受后方的直接暴力打击所引起的。骨折远端向前移位，骨折线从前上斜向后下。

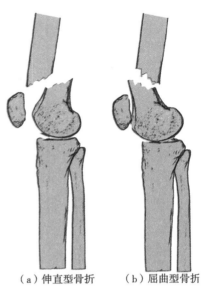

（a）伸直型骨折　　　（b）屈曲型骨折

**图 3-39　股骨髁上骨折临床分型**

### 四、辅助检查

#### （一）X 线检查

膝关节正侧位 X 线片可确定股骨髁上骨折类型和移位情况（图 3-40），同时摄片应包含伤侧的股骨全长片，以免由于体查不便而漏诊同侧的股骨近端及股骨干骨折。

#### （二）CT 及三维重建检查

股骨髁上骨折虽然属于关节外骨折，但是由于其骨折移位较大，骨折移位较为复杂，因此进行 CT 及三维重建的检查是非常必要的。这些检查可以用于判断是否存在关节内骨折、是否有冠状面的骨折线，以及骨折粉碎的程度。这些信息对于制订术前方案、选择手术入路和内固定方法都至关重要。

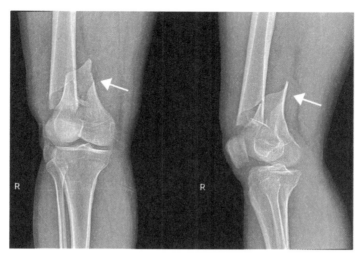

注：右股骨上段见螺旋形骨折线，相应皮质不连，断端向前成角移位，关节囊肿胀。

**图 3-40　股骨髁上骨折影像学表现**

## 五、治疗方案

股骨髁上骨折因损伤严重且不稳定，是骨科最棘手的骨折之一。复位和维持骨折位置的难度较大，近年来闭合或开放复位方法有效，但肌肉作用使复位困难，难以保持稳定的固定。为获得良好功能，需要细致地处理。目前，内固定术是治疗股骨髁上骨折的主要手段。

### （一）药物治疗

按骨折治疗三期辨证用药，早期可服桃红四物汤加减，中期服新伤续断汤、接骨丹，后期服健步虎潜丸。

### （二）整复方法

**1. 伸直型骨折**　一名助手固定大腿上端，另一名助手持小腿牵引，先屈膝牵引纠正重叠移位，术者两手掌置于膝关节上部两侧相对挤压矫正侧方移位，再用两拇指按压远折端向后，其余手指提近折端向前纠正前后移位。

**2. 屈曲型骨折**　一名助手固定大腿上端，另一名助手持小腿牵引，先伸膝牵引纠正重叠移位，术者两手掌置于膝关节上部两侧相对挤压矫正侧方移位，然后用两拇指置于近折端前侧向后按压，其余手指提远折端向前复位。

### （三）固定方法

**1. 夹板固定**

（1）无移位骨折或青枝骨折　复位后直接用超关节夹板固定。其中前侧板下端至髌骨上缘，后侧板下段至腘窝中部，两侧以带轴活动夹板施行超膝关节小腿固定，适当放好软垫后，用四根布带绑扎固定，固定时间 6～8 周，也可用长腿石膏固定。

（2）有移位骨折　根据骨折类型不同。选用股骨髁上或胫骨结节骨牵引固定，同时配合夹板固定。牵引时可用大腿四块夹板固定，但牵引解除后仍应采用超关节夹板固定，直至骨折愈合。

**2. 骨骼牵引固定**　按部位不同，可采用股骨髁牵引或胫骨结节牵引。需行股骨髓内钉治疗者，术前应尽量避免行股骨髁牵引，以免增加感染风险。

（1）股骨髁牵引　适用于有移位的屈曲型股骨髁上骨折。

（2）胫骨结节牵引　适用于有移位的伸直型股骨髁上骨折。

### （四）手术治疗

**1. 手术适应证**　股骨髁上骨折的手术治疗适用于有移位的骨折、开放骨折及合并血管损伤的骨折，治疗目标为纠正骨折的分离、短缩及旋转移位，恢复下肢的正常轴线及膝关节的早期活动。

**2. 手术方式**　主要的治疗方法有外固定支架、股骨逆行髓内钉、股骨远端锁定钢板等。

（1）外固定治疗　外固定器是一种介于手术和非手术治疗之间的半侵入固定方法，适用于股骨髁上开放骨折或闭合骨折但软组织毁损及严重感染骨缺损的病例，在多发创伤治疗中作为暂时或永久固定。它较内固定操作有时间短、出血量小、不破坏骨折血运，以及对经验和手术技巧要求低等优点，但其有骨质疏松、针道感染、骨髓炎、化脓性关节炎、复位丢失、骨折不愈合、延迟愈合和膝关节活动受限等缺点。

（2）内固定治疗

1）股骨逆行髓内钉：股骨逆行髓内钉固定股骨远端骨折是较为理想的器械，其采用中心性固定的理念，其力线比钢板固定更贴近下肢，符合股骨解剖应力的传导及其生物力学特征，应力遮挡作用小，且不干扰骨折周围的血运；扩髓后髓腔的接触面变大，从而提高了骨折固定的稳定性（图 3-41）。

2）钢板固定：早期治疗股骨髁上骨折多采用普通钢板固定，需要广泛切开以暴露骨折端，以获取解剖复位。其手术时间长、创伤大，并在很大程度上破坏了骨折周围的血肿和软组织，会使骨折局部的血运被进一步破坏，而且内固定强度往往不够，不能让患者进行早期功能锻炼，有时需辅助石膏托外固定。LISS 的螺丝钉可借助精确的螺钉孔轴心定位经皮拧入，骨端区域的锁钉不会穿越髁间窝或至髌股关节面。因此在不暴露骨折区域的情况下，经皮插入接骨板并完成锁定螺钉固定，体现了微创外科技术的原则。锁定技术增强了骨-螺钉-钢板的固定强度，良好的初期稳定性可允许术后早期活动（图 3-41）。

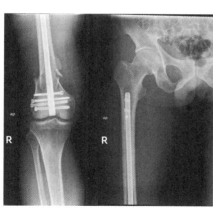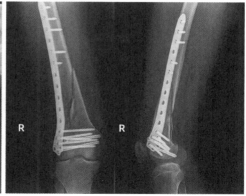

（a）逆行髓内钉固定术后正位片　　　　（b）钢板固定术后正位侧片

**图 3-41　股骨髁上骨折手术治疗**

## （五）功能锻炼

由于股骨髁上骨折靠近膝关节，容易导致膝关节功能受限，因此应尽早进行股四头肌操练和膝关节屈伸功能锻炼。

## 六、预防调护

固定期间应仔细检查足趾末梢血运和活动功能情况。夹板及骨牵引期间需及时调整牵引重量、牵引力线的方向、夹板位置及扎带的松紧度。

（余兆仲）

# 第四章　髋部及大腿部筋伤

---

**【学习目标】**

1. 掌握弹响髋、臀肌挛缩症、股四头肌损伤、梨状肌综合征的症状、致病机制、诊断要点；弹响髋的手法治疗；臀肌挛缩症的预防；股四头肌损伤早期、中后期的治疗要点、固定方法。

2. 熟悉弹响髋的外用药治疗、封闭疗法、针刀疗法，弹响髋的预防调护；臀肌挛缩症的手法治疗、功能锻炼；股四头肌损伤的手法治疗、功能锻炼、预防调护。

3. 了解弹响髋、臀肌挛缩症、股四头肌损伤的手术治疗、内服药物治疗；臀肌挛缩症的外用药物治疗；股四头肌损伤的外用药物、封闭治疗及物理疗法治疗。

---

## 第一节　髋部软组织扭挫伤

髋部软组织扭挫伤是指髋关节在过度外展、内收、屈曲、过伸时，由于摔跤或高处坠下，扭挫而致髋部周围肌肉、韧带的撕伤或断裂，圆韧带、关节囊水肿，统称为髋部软组织扭挫伤。本病以青壮年较为多见，属于中医学"髋部筋伤"的范畴。

### 一、致病机制

跌仆闪挫，伤及髋部筋脉，导致气血瘀滞，运行失畅，壅闭不通，瘀而成痹。本病可由直接或间接暴力所致。直接暴力多为打击或撞击髋部造成髋部软组织挫伤。间接暴力多为激烈动作，或高处跌落时扭挫伤髋部周围肌肉、韧带，使之造成组织的离断、撕裂，局部水肿，产生瘀血阻滞，脉络受损，从而造成髋部疼痛、功能障碍。间接暴力常因髋部过度扭旋、屈伸造成髋部肌肉、韧带和关节囊等撕裂、出血、水肿，可造成腰部疼痛及功能障碍。

### 二、诊查要点

患者多有外伤史或过度运动史。

#### （一）症状

患髋关节疼痛、肿胀和活动障碍，患肢呈保护性姿态，表现为行走时的跛行、拖曳步态，以及骨盆倾斜等现象。

### （二）体征

患侧腹股沟部多有明显压痛，髂前上棘下方、髂嵴后上方、骶髂关节、坐骨结节、股骨大粗隆后方亦可分别有压痛，髋关节各方向被动活动时均可出现疼痛，"4"字试验阳性。患膝微屈，患肢呈外展外旋位、骨盆向患侧倾斜，患肢假性延长，患侧腹股沟处有压痛及轻度肿胀，托马斯征阳性。

## 三、辅助检查

### （一）X 线检查

X 线检查一般无异常，必要时可用于排除其他髋关节病变。

### （二）CT 检查

CT 检查多无异常表现。

### （三）MRI 检查

MRI 检查在髋部软组织扭挫伤的诊断中具有极高的价值，应为首选检查方法。MRI 能够清晰地显示关节腔积液、肌肉间积液或肌肉、韧带、关节囊不连续信号等损伤情况。

## 四、鉴别诊断

### （一）股骨头骨骺炎

与髋部软组织扭挫伤都可由外伤或扭伤所致，均可有髋部疼痛。股骨头骨骺炎主要表现是局部及受累肢体的肿胀、疼痛及发热，并可伴有明显压痛。股骨头骨骺炎的 X 线为股骨头骨质局限凹陷，边缘不规则硬化。髋部软组织扭挫伤 X 线未见异常。

### （二）髋关节暂时性滑膜炎

两者均可表现髋关节的疼痛以及活动受限，局部可以伴有肿胀，但髋关节暂时性滑膜炎是一种无菌性的滑膜炎症。可通过 C 反应蛋白明显升高来与髋部软组织扭挫伤相鉴别。

### （三）髋关节结核

两者均可表现髋部疼痛，但髋关节结核多见于儿童及青少年，症见消瘦、疲乏、食欲减退、常盗汗、体温升高、血沉加快，患髋可出现屈曲、内收、内旋畸形，髋关节外展和过伸活动受限。X 线早期表现，一般是周围骨质疏松，可能有囊肿，如果晚期可能出现软骨破坏、关节间隙消失、骨质吸收等。而髋部软组织扭挫伤的 X 线未见异常，故可鉴别。

## 五、治疗方案

### （一）中药治疗

**1. 中药内治**　治以活血化瘀，通络止痛，内服活血止痛汤合舒筋丸加减，或桃红四物汤。

**2. 中药外治**　治以活血化瘀，温经通络，解肌除挛，可外用具有活血疗伤止痛功效的跌打外敷散、活血散瘀膏，后期可选用海桐皮汤。

### （二）西药治疗

对于疼痛较为严重的可使用非甾体类抗炎药，可迅速有效地缓解症状，选用 COX-2 抑制药（如塞来昔布等）或 COX-1 抑制药（如双氯芬酸等），具有镇痛及抗炎作用，症状缓解时应停止服用，也可外用扶他林、氟比洛芬巴布膏等止痛。

### （三）针灸治疗

**1. 常用穴位**　环跳、髀关、居髎、承扶、秩边、太溪、解溪、冲门、风市等。

**2. 操作**　可采用赤凤迎源手法。进针后，先刺入穴位深层（即地部），再提至穴位浅层（天部）。待针下得气，针体摇动时，即插针至穴位中层（人部），然后用边提插边捻转之法。具体操作法：大幅度地提插捻转，一捻一放，两指展开，行飞法行气，如凤凰展翅之状，并可结合呼吸，病在上则吸气而右转提针，病在下则呼而左转插针。

### （四）手法治疗

急性期不采用重手法，中、后期可采用手法治疗。

**1. 点揉法**　患者仰卧位，先予居髎、环跳及髋部痛点做按揉、弹拨、拨伸等法。

**2. 屈髋顺筋法**　术者一手按住患侧髂骨，另一手握住患肢踝部，做纵向牵引，并由下向上内旋转摇晃 5～7 次，然后用远侧上臂夹持小腿远端，手扶住患侧腘窝处，将患肢轻柔地做伸屈、转摇动作 2～3 次，同时按髂骨手沿着股直肌向近端推按以解除痉挛，理顺肌筋。

### （五）物理治疗

红外线理疗仪、中频电疗、超短波电疗法及电磁疗法等可以酌情选用，以缓解疼痛并促进局部损伤的修复。

## 六、预防调护

避免从高处跳下，因为从高处跳下时髋关节瞬间的承受力过大，容易造成髋关节损伤。另外，长时间髋关节过度的活动也容易造成髋关节的损伤，如长时间行走、爬山等，因此在运动中应该避免长时间、高强度活动。髋部软组织扭挫伤后患肢应免负重、卧床休息，尽量选择平卧位，床的软硬要合适，必要的情况下可以佩戴髋关节支具固定辅助治疗。注意患肢保暖，不能受凉。

（王成远）

# 第二节　髋部周围滑囊炎

髋部周围有很多滑囊，临床上比较重要的有髂耻滑囊、大转子滑囊和坐骨滑囊。创伤、感染、化学反应及类风湿病变等，使关节周围滑囊积液、肿胀和出现炎性反应者，均称为髋部滑囊炎。本病多以坐骨结节滑囊炎、股骨大转子滑囊和髂耻滑囊多见，好发于老年，属于中医学"髋部筋伤"的范畴。

## 一、病因病机

髋部的筋节受到一次持久地或反复多次而连续的摩擦、扭转，使筋肌的负担超过了生理限度而使脉络受损，而使气血津液运行受限，产生气滞血瘀痰凝，造成正常的筋节生理功能失调、实质变性而出现的劳损筋伤之症。也可因肝肾亏虚，风寒湿热之邪乘袭，督脉经络痹阻而发病。或精血耗伤，气血不足，感寒湿痰邪，寒入血脉，寒凝血瘀，寒痰内生，结于髋部而发病。

## 二、致病机制

髋关节周围滑囊由疏松结缔组织分化而成，为一个密闭的结缔组织扁囊，囊腔呈裂隙状，其外层是致密结缔组织，内层是滑膜，内含少许滑液，功能为增加肌肉与骨骼间的润滑，缓解压力，减少摩擦，促进其运动的灵活性。当滑囊受到过量的摩擦或压迫时滑囊壁发生炎症反应，造成滑膜水肿、充血、增厚或纤维化，滑液增多，即形成滑囊炎。

### （一）髂耻滑囊炎

髂耻滑囊位于髂腰肌和骨盆之间，其上方为髂耻隆凸，下方为关节囊，内侧为股血管和股神经，是髋部最大的滑囊，80% 与关节囊相通，故髋关节病变如退行性关节病、股骨头缺血性坏死、关节结核、类风湿关节炎等都有可能引起局部无菌性炎症而波及髂耻滑囊，导致滑囊炎发生。

### （二）大转子滑囊炎

大转子滑囊炎又称大粗隆滑囊炎。大转子滑囊位于臀大肌腱附着点与大转子后外侧骨突之间，因位置表浅，一般是由直接或间接的外伤或髋关节的过度活动而引起。

## （三）坐骨结节滑囊炎

坐骨结节滑囊炎常见于中老年妇女，与长期坐位工作有关。由于长期受压和摩擦，滑液分泌增加，囊壁渗出增多，导致滑囊肿胀。

## 三、诊查要点

一般急性损伤后立即出现的髋关节疼痛、肿胀、跛行等症较容易发现。髋关节疼痛，疼痛部位可位于髋关节外侧、臀部或腹股沟处，行走或上楼时更明显；但不少患者在伤后仅感患肢不适，行走如常，2～3 天或更长时间后才感患肢酸痛，行走不利，并逐渐发展为患肢不能站立、行走甚至跛行。

### （一）髂耻滑囊炎

股三角外侧疼痛和压痛，髂腰肌收缩、屈曲髋关节或臀大肌收缩伸直髋关节时疼痛加剧，滑囊过度肿胀时腹股沟的正常凹陷消失或隆起。髋关节活动受限，股神经受刺激压迫时，疼痛可沿大腿前侧放射至小腿内侧。

### （二）大转子滑囊炎

大转子滑囊炎较多以单侧发病，位于股骨大转子后方和上方的部位会出现疼痛和压痛，伴有肿胀，患者无法向患侧卧。在局部可触及直径为 3～4cm 的扁平肿块，且有波动感。髋关节内旋时疼痛加剧，而外展和外旋位疼痛得到缓解。髋关节内收受限，但伸屈活动不受限。托马斯征呈阴性。

### （三）坐骨结节滑囊炎

患者通常具有长期坐位工作或外伤史，表现出坐骨结节部位的疼痛和明显的压痛，无法长时间保持坐姿，坐在硬板凳上时疼痛加剧，但站立时疼痛即刻消失。当臀肌收缩时，会产生疼痛并放射至臀部区域。此外，如果滑囊肿大刺激到坐骨神经，可能会出现坐骨神经痛的症状。

## 四、辅助检查

### （一）实验室检查

多无异常，若血沉升高明显超过 20mm/h，结合体温升高超过 37.5℃、白细胞计数增高等，提示感染性关节炎。细菌培养呈阴性。

### （二）影像检查

**1. X 线检查**　多无异常，部分可见局部软组织肿胀。
**2. CT 检查**　多无异常，多用于排除外伤骨折及其他骨性病变。

**3. MRI 检查**　髂耻滑囊炎位于髋关节囊前方，髂外或者股动静脉外后方和髂腰肌内侧，下界不超过小转子层面。臀肌坐骨结节滑囊炎位于皮下与坐骨结节之间圆形或椭圆形占位。大转子囊炎表现为大转子外侧或臀大肌腱膜下卵圆形液体信号影，多上下走行，边界清楚。由于内含有大量的液体，因而在 $T_2$ 加权像上表现为极高信号，与人体的膀胱信号类似；如果囊内含有较多蛋白及出血，$T_1$ 加权表现为高信号；$T_2$ 加权信号不均匀是由于囊内出血、滑膜增生及囊内分隔所致（图 4-1）。

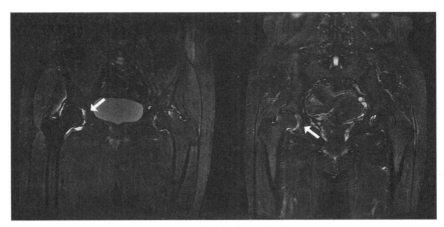

注：右髋关节滑膜增厚，关节腔积液呈高信号，提示髋关节滑囊炎。

**图 4-1　髋关节滑囊炎影像学表现**

## 五、鉴别诊断

### （一）Perthes 病（股骨头骨骺炎）

本病虽有跛行，髋部疼痛，但病史较长，X 线片可见股骨头骨骺的变形和压缩现象。

### （二）儿童风湿性关节及风湿热

本病常见于儿童，有髋部疼痛、肌肉痉挛、跛行，但其病情常呈逐渐性进行性发展，实验室检查白细胞数及血沉可有升高，且本病多累及多个关节。

### （三）化脓性关节炎

本病有髋部疼痛、跛行、骨盆倾斜，体温高于正常，血象亦高于正常，而且病情较重，髋关节穿刺可抽出脓液。

### （四）髋关节结核

髋关节结核为慢性疾病，病史长，可同时表现出结核的全身症状。

### （五）小儿先天性髋关节脱位

跛行明显，"4"字试验阳性，如为单侧发病，则双下肢不等长，但无明显髋部疼痛，肌肉紧张，压痛阳性，X线片有特殊表现。

## 六、治疗方案

### （一）中药治疗

**1. 中药内治**

（1）瘀血留滞　可见髋部痛处不移，刺痛胀痛，舌暗苔白或有瘀点瘀斑，脉弦紧或涩，可用桃红四物汤加减。

（2）气虚湿阻　可见髋部隐隐作痛，或伴下肢沉重，倦怠乏力，舌淡苔白，脉细弱或沉细，可用健脾祛湿汤加减。

（3）湿热壅盛　可见髋部胀痛或灼痛，或伴下肢沉重，舌红苔黄或黄腻，脉滑数，可用五味消毒饮合三妙丸加减。

**2. 中药外治**　可外用具有活血止痛功效的活血止痛膏、伤科灵喷雾，也可用跌打外敷散、消毒定痛散敷于局部。

### （二）西药治疗

非甾体类抗炎药可迅速有效地缓解症状，可选用 COX-2 抑制药（如塞来昔布等）或 COX-1 抑制药（如双氯芬酸等），具有镇痛及抗炎作用，症状缓解时应停止服用。

### （三）手法治疗

对于慢性损伤性滑囊炎，术者在患处先施以掌摩法、掌揉法、推法放松局部，后适当用力深按压揉、弹拨肿物数分钟，以散结消肿、活血化瘀，最后用掌摩法、平推法以达舒筋止痛之功。

### （四）针灸治疗

在髋关节滑囊处行围刺、深刺疗法，在股骨大转子上、前、后缘各刺 1 针，并加以循经远道取穴阳陵泉、同名经取穴肩髎。

### （五）物理治疗

采用红外线理疗仪、中频电疗、超短波电疗法、电磁疗法等多种方式进行局部止痛和减轻炎症。这些方法具有缓解疼痛、改善局部血液循环、促进炎症消退等作用。

### （六）手术治疗

**1. 手术适应证**　慢性滑囊炎经保守治疗无效者，或诊断明确，但疼痛严重，且反复发作者，可行手术治疗。

**2. 手术方式**　可行滑膜切除术或病灶清除术。

## 七、预防调护

本病防治过程中，应关注减少久坐时长，避免损伤与外邪侵扰。建议在发病后以卧床休养为主，降低局部压迫，并避免摄入辛辣刺激性食物。

（王成远　杨文龙）

# 第三节　髋关节一过性滑膜炎

髋关节一过性滑膜炎是一种自限性非特异性炎性病变，其症状主要表现为关节疼痛、活动受限、软组织肿胀等，又称"暂时性髋关节滑膜炎""髋关节错缝"，好发于 5～10 岁儿童，男女比例约为 2.9∶1，属于中医学"痹证"的范畴。

## 一、病因病机

本病正虚为本，风、寒、湿、痰、瘀为标，并与肝脾肾关系密切，正如《济生方·痹》所言："体虚则腠理空虚，受风寒湿而成痹也。"《医宗金鉴·正骨心法要旨》曰："若素受风寒湿气，再遇跌打损伤，瘀血凝结。肿硬筋翻，足不能行。"其认为患者正气虚衰，阳气不充，易受外邪侵袭。若外邪夹杂外伤所致的股骨头与髋臼发生微小错位，导致气血经脉受阻，伤后关节腔积液积血，瘀久不散，继而化热，湿热流注，进一步加重关节肿胀、疼痛、活动障碍。

## 二、致病机制

髋关节一过性滑膜炎的病因至今尚未明确，多数研究者认为其与多种因素相关，包括病毒或细菌性感染、单一动作运动过度（外伤）、变态反应或抗原抗体反应等诱因。髋关节是由圆形的股骨头与臼窝（髋臼）形成的球窝关节，关节内衬滑膜，并充满少量滑液。儿童关节囊及周围韧带松弛，髋关节活动范围较大。当跌倒外伤、快速奔跑时，可能导致髋部外展或内收，此时髋关节间隙增宽，滑膜被关节腔负压吸入并嵌顿其中，造成滑膜组织充血血肿。在发生髋关节一过性滑膜炎时，关节间隙中的滑液量增加，导致髋关节内压力增加而引起疼痛。

## 三、诊查要点

髋关节一过性滑囊炎通常发生在下肢单一动作过度活动或有明确的外伤史之后，或有上呼吸道感染病史。学龄儿童由于活泼好动，因此该病在儿童中较为常见。尽管如此，儿童通常不能准确叙述病因。

（一）症状

多数病例发病迅速，无明显全身症状，其临床表现主要为突然出现的髋部或髋、膝部疼痛，伴有跛行，患儿不愿站立或行走。

（二）体征

髋关节内收、旋转及屈曲功能障碍，腹股沟区压痛明显，患肢假性延长 2.0cm 以内，患肢呈外展外旋位，"4" 字试验阳性，托马斯征弱阳性。

四、辅助检查

（一）实验室检查

白细胞及红细胞沉降率正常或轻度升高，抗链球菌溶血素 "O" 试验正常，类风湿因子、HLA-B27、结核菌素试验阴性。

（二）影像检查

**1. X 线检查**　双侧髋关节间隙增宽，骨盆倾斜，双侧闭孔不等大。

**2. CT 检查**　髋关节囊积液，髋臼无或有轻微骨质破坏，骶髂关节骨质无明显异常，主要用来观察有无骨质结构的破坏、髋关节囊是否膨隆及积液、积血情况。

**3. MRI 检查**　滑膜增厚表现为均匀的长 $T_1$ 长 $T_2$ 信号影，在 $T_1WI$ 相上表现为低信号，$T_2WI$ 相上表现为高信号；关节囊内渗出液根据成分的比例不同，一般为短、长或等 $T_1$ 信号影，长 $T_2$ 信号影，而骨质信号未见明显变化（图 4-2）。

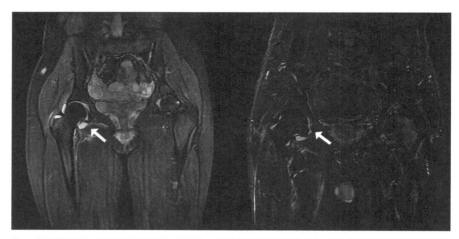

注：关节腔积液，周围软组织反应性水肿，右髋关节滑膜炎性改变，提示髋关节暂时性滑膜炎（一过性滑膜炎见于儿童）。

**图 4-2　髋关节一过性滑膜炎影像学表现**

**4. 超声检查** 除可发现前隐窝是否增宽，即积液的情况，还可观察髋关节滑膜下的血流情况。此外，彩超可通过判断本病与股骨头骨骺缺血性坏死血流情况进行鉴别诊断。

## 五、鉴别诊断

### （一）化脓性关节炎

髋关节化脓性关节炎多合并高热伴化验异常，如白细胞计数、中性粒细胞分类及 C 反应蛋白增高。一过性滑膜炎患儿在术者进行检查时表现不太配合、哭闹，坐在父母腿上时会相对安静。而髋关节化脓性关节炎患儿无论处于什么姿势，都可能会哭闹不止。化脓性髋关节炎被动进行任何活动时都会表现疼痛明显，而髋关节一过性滑膜炎多为髋关节外展内旋活动受限，活动终末时诱发疼痛。

### （二）儿童股骨头坏死（Perthes 病）

儿童股骨头坏死多表现为无痛性跛行，可持续数周至数月。儿童股骨头坏死引起早期症状的疼痛性滑膜炎在临床上与髋关节一过性滑膜炎无法区分，并且最初的 X 线片可能无任何异常表现，临床应引起重视。

## 六、治疗方案

### （一）中药治疗

**1. 中药内治**

（1）血瘀气滞 患儿可见髋、膝部疼痛，痛处固定，刺痛胀痛，或可放射至下肢，舌暗苔白或有瘀点，脉弦紧或涩。气滞血瘀者可选用桃红四物汤加减。

（2）湿热内阻 患儿可见髋、膝部胀痛或灼痛，下肢沉重，舌红苔黄或黄腻，脉滑数。湿热阻络者可选用八正散加减。

**2. 中药外治** 可在患侧髋关节周围外敷活血消肿止痛药膏或中药热敷熏洗。

### （二）西药治疗

布洛芬是儿童最常使用的非甾体类抗炎药（NSAIDs）。其他常用的非选择性的 NSAIDs 还有酮洛芬、萘普生、酮咯酸，其中酮咯酸为静脉给药，尤其适用于急诊和住院患者。

### （三）手法治疗

手法治疗主要适用于髋部疼痛较重且存在髋关节滑膜嵌顿症或双下肢不等长的患儿。患儿仰卧，术者立于患侧，先用拇指轻柔弹拨患髋股内收肌群，以缓解肌肉痉挛，而后一手握踝部，另一手握膝部，先轻轻做拔伸牵引再屈髋屈膝，在无痛状态下旋转摇晃髋部，腿长者做屈髋内收内旋患肢，腿短者做屈髋外旋外展，随即伸直患腿，手法即完毕。

### （四）固定方法

如患肢出现屈曲、外旋畸形，骨盆倾斜者，可采用下肢皮肤持续牵引，牵引时间为1～2周。对陈伤患者复位后，应将下肢并拢，在膝关节上方用三角巾或布带缠绕固定3～4周，不使双腿分开。

### （五）针灸治疗

针刺治疗早期及中期应用泻法，后期多用平补平泻法，临床可取环跳、委中、肾俞、阳陵泉、承扶等穴位。

### （六）物理治疗

热磁治疗可以促进血管扩张、改善髋关节周围微循环；红光治疗能够促进新陈代谢、加速微循环及增强细胞吞噬功能。两者均有抗炎止痛的效果。

## 七、预防调护

髋关节一过性滑膜炎预后较好，一旦发病，应保持卧床休息，避免下肢负重和过度活动，同时可适当进行局部热敷，以促进滑膜炎症的消退。此外，平时应注意避免髋关节的损伤，以降低发病风险。

（王成远）

# 第四节　梨状肌综合征

梨状肌综合征是指由于梨状肌充血、水肿、痉挛、肥厚的刺激或压迫坐骨神经及解剖变异而引起的以一侧或双侧臀部酸胀、疼痛为主要症状的病证，可伴大腿后侧或外侧放射痛，甚至活动受限。本病多见于中青年人，是临床腰腿痛常见病证之一。本病属于中医学"痹证"的范畴，与气血凝滞、痹阻经络相关。

## 一、致病机制

患者多有扭伤病史、腰臀部劳损病史或感受风寒湿病史，起病较突然。髋关节过度内旋、外旋、外展或由蹲位变为站位时，梨状肌猛烈收缩，使梨状肌受到牵拉而遭受损伤。坐骨神经走行变异从坐骨上孔或梨状肌肌腹中穿出更易受损；也可由妇科疾病如盆腔卵巢或附件炎症及骶髂关节炎症波及。

## 二、诊查要点

大多数患者有髋关节扭闪外伤史或感受风寒湿病史。

（一）症状

一般单侧发病，臀部酸胀疼痛，向大腿部后侧及小腿外侧放射；肌痉挛严重者，呈"刀割样"或"烧灼样"疼痛；咳嗽、喷嚏等腹压增高动作及髋关节内旋、内收时疼痛可加重。睡卧不宁，甚至出现跛行，偶有会阴部不适、小腿外侧麻木感。

（二）体征

**1. 压痛**　压痛点位于梨状肌体表投影，有时因肌痉挛，局部可触及条索状隆起，有钝厚感，或肌腹呈弥漫性肿胀，肌束变硬、坚韧，弹性减低。

**2. 特殊检查**　梨状肌紧张试验阳性。直腿抬高试验小于 60°，因为梨状肌被拉紧，疼痛明显；超过 60° 梨状肌不再被拉长，疼痛反而减轻或消失。

三、辅助检查

（一）X 线检查

一般无异常，可用检查排除髋部疾病骨性病变。

（二）MRI 检查

可清晰观察梨状肌、坐骨神经形态、走向等解剖变化，清楚显示梨状肌纤维结构、梨状肌炎性水肿等病理改变，以及坐骨神经与梨状肌及其周围组织关系等，如患侧坐骨神经因受压导致静脉回流不畅、神经含水量增加，在 $T_2$ 加权相上呈现高信号改变（图 4-3）。

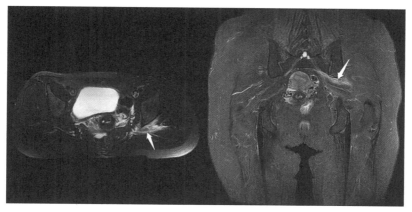

注：左侧梨状肌肿胀、周围见絮状物渗出。

**图 4-3　梨状肌综合征影像学表现**

（三）肌电图检查

肌电图检查见电位和波形异常（存在假阳性）。

## 四、鉴别诊断

### （一）腰椎椎管狭窄症

本病多发于 40 岁以上的中年人。安静或休息时常无症状，行走一段距离后出现下肢痛、麻木、无力等症状，需蹲下或坐下休息一段时间后缓解，方能继续行走。随病情加重，行走的距离越来越短，需休息的时间越来越长。

### （二）弹响髋

本病又称为髂胫束摩擦综合征。髂胫束因某些原因导致肥厚或紧张，或大转子过于突出，或有滑囊炎，就可以造成髋关节活动时两者相互摩擦产生弹响。还有一种弹响髋是因为髋关节先天性脱位或关节囊松弛，造成髋关节过伸外旋时出现弹响。

### （三）坐骨结节滑囊炎

本病发于体质瘦弱而久坐的中老年人，臀部摩擦、挤压经久劳损而引起局部炎症，故又称"脂肪臀"。儿童可因蹲挫伤引起。发病与长期过久的坐位工作及臀部脂肪组织缺失有关，特别是体质较瘦弱者。由于坐骨结节滑囊长期被压迫和摩擦，囊壁渐渐增厚或纤维化而引起症状。因剧烈活动髋关节使附着在坐骨结节上的肌腱损伤，从而牵拉损伤滑囊或肌腱损伤处的疤痕刺激周围滑囊所致。

## 五、治疗方案

### （一）中药治疗

**1. 中药内治**

（1）气滞血瘀　多见痛处不移，刺痛胀痛，或可放射至下肢，舌暗苔白或有瘀点瘀斑，脉弦紧或涩。治以活血化瘀，方用桃红四物汤加减。

（2）风寒湿痹阻　多见痛处凉痛，遇寒加重，下肢或发凉，舌淡苔白或白腻，脉弦滑或沉紧。治以祛风散寒，利湿通络，方用附子汤加减。

（3）湿热阻络　多见痛处胀痛或灼痛，下肢沉重，舌红苔黄或黄腻，脉滑数。治以清热燥湿，方用加味二妙散加减。

（4）气血亏虚　多见痛处隐隐作痛，下肢无力，倦怠乏力，舌淡苔白，脉细弱或沉细。治以补气养血，方用当归鸡血藤汤加减。

**2. 中药外治**　可采用活血散瘀膏、南星止痛膏等贴于患处，也可配合丁苏桂热罨包热敷或应用中药离子导入法。

### （二）西药治疗

非甾体类抗炎药可迅速有效地缓解症状，可选用 COX-2 抑制药（如塞来昔布等）

或 COX−1 抑制药（如双氯芬酸等），具有镇痛及抗炎作用，症状缓解时应停止服用。

## （三）封闭疗法

用醋酸曲安奈德 1mL+2% 盐酸利多卡因 4mL+0.9% 氯化钠注射液 4mL，用 10mL 注射器、心内注射针吸取药液，刺入患侧梨状肌部位，抽无回血，缓慢注入药液。1 周注射 1 次，2 次为 1 个疗程。

## （四）手法治疗

手法治疗常作为首选疗法，通过局部手法缓解梨状肌痉挛，改善局部营养供应，解除对神经的压迫，修复受损的组织。急性期手法宜轻柔和缓，切忌暴力，宜理筋轻手法为主，以免加重病情；缓解期手法宜深沉有力，以弹拨法为主。患者取俯卧位，术者先按摩臀部痛点数分钟，然后用拇指或肘尖用力深沉来回弹拨梨状肌，弹拨方向与梨状肌纤维方向垂直，共 10 ～ 20 次。最后按压压痛点和牵抖患肢。每周 2 ～ 3 次，连续 2 ～ 3 周。

## （五）针灸治疗

**1. 治法** 舒经活络，行气活血止痛。

**2. 主穴** 阿是穴（梨状肌体表投影位置）、阳陵泉。

**3. 配穴** 秩边、环跳、承扶、殷门、足三里。

**4. 操作** 患者取侧卧屈髋屈膝位，患肢在上，选好阿是穴，遵循无菌操作。术者右手持针快速垂直刺入穴位皮内，慢慢捻入，边进针边小幅度快速捻针，刺入深度 2.5 ～ 2.8 寸，直达梨状肌病变处.施平补平泻手法 2 ～ 3 分钟，使患者局部产生强烈的酸麻胀感并向下肢放射，然后将针慢慢退至浅层，调整针尖方向，向穴位下方分天、地、人三层透刺。注意进针速度要慢，边进针边捻转，逐渐加深，使针下产生酸麻胀感，然后慢慢退针至浅层，依照上法，调整针尖方向，向下、左、右三方依次透刺，最后将针退至浅层，再次垂直缓慢刺入穴内至人部，施平补平泻手法 2 ～ 3 分钟。其他穴位施平补平泻手法，令酸麻胀痛针感向小腿方向放射。留针 30 分钟，每隔 10 分钟行针 1 次，每日 1 次，10 次为 1 个疗程，间隔 7 天，再行第 2 疗程。共治疗 4 个疗程。

## （六）封闭治疗

患者取俯卧位，双下肢伸直，皮肤常规消毒，抽取复方倍他米松注射液 1mL（曲安奈德注射液 40mg）、盐酸利多卡因 4mL、灭菌注射用水 4mL，进针方向为在梨状肌投影区，针头经患者臀大肌后继续刺入，当突破后松软感即梨状肌，回抽无血后，将药物缓慢注射，拔针后按揉局部 5 分钟，3 ～ 4 次为 1 个疗程。

## （七）针刀治疗

除占位性病变所致梨状肌综合征外，均为针刀治疗适应证。

**1. 体位**　患者取俯卧位。

**2. 定点**　坐骨神经出梨状肌下孔点，髂后上棘与尾骨尖连线的中点与股骨大转子连线的中内 1/3 交点处。

**3. 消毒与麻醉**　常规消毒，铺无菌洞巾，0.5% 利多卡因局部麻醉，每点注射 1 ～ 2mL，注入麻醉药时，必须先回抽注射器确认无回血。

**4. 针刀操作**　选取 1 型 3 号针刀，切口线与肢体纵轴平行，刀体与皮面垂直，快速刺入皮肤、皮下组织，然后以摸索式、缓慢、匀速向深部推进；与此同时术者一定要时时询问患者有无电击感，当出现电击感时立即停止进刀。然后稍退出 10 ～ 15mm 后，将刀锋向外稍加移动（即刀柄向内侧倾斜），再试探式向深部推进 10mm 左右，如有酸胀感出现则为到达病位；此时刀体的深度应比出现电击感时稍深（约 5mm），以此也可证明针刀已到达坐骨神经的外侧面附近。随即纵行疏通、横行剥离。如果在横行剥离时没有电击感，说明刀锋所处的位置不准确，应予以调整后再行剥离。在纵、横剥离中，如发现梨状肌下缘较硬韧，可切开 1 ～ 2 刀，以切开硬韧肌性组织为止；再予纵、横疏通剥离，刀下有松动感即可出刀。

**5. 疗程**　每周治疗 1 次，视患者病情变化确定疗程。

### （八）物理治疗

可以采用经络频谱仪、红外线透热照射仪、中频治疗仪、超短波等物理治疗。

## 六、预防调护

在急性疼痛期，应采取卧床休息的措施，以避免风寒湿邪的侵袭，同时减少髋关节的过度外旋和外展活动。在疼痛缓解的恢复期，应逐步加强髋关节和腰部的练功活动，以促进康复。此外，平时也应注重锻炼，增强体质，保持劳逸适度，以防止发生损伤。

（王成远　康剑）

# 第五节　弹响髋

弹响髋是指髋关节在某些动作时出现听得见或感觉得到的声音或"咔哒"声，通常特指髂胫束摩擦综合征。本病多见于青壮年，常为双侧性，通常无明显症状，患者常因弹响而感到不安。本病属于中医学"痹证"的范畴。

## 一、致病机制

本病由局部气血凝滞、血不濡筋引起，导致筋肉挛缩、疼痛、活动弹响。或关节活动过度，慢性积劳成伤，迁延日久，筋肌肥厚、粘连、挛缩、活动弹响。根据病变发生部位不同，可分为关节外弹响及关节内弹响，其中关节外弹响较常见。

（一）关节外弹响

**1. 外侧型** 又称髂胫束摩擦综合征、阔筋膜紧张症。弹响髋通常特指此型。阔筋膜位于大腿上部的前外侧，为全身最厚的筋膜。阔筋膜的外侧部分，因有阔筋膜张肌的腱纤维编入而特别增厚呈扁带状，称为髂胫束，向下止于胫骨外侧 Gerdy's 结节。由于髂胫束的后缘或臀大肌前缘近止点处增厚，在髋关节屈曲、内收或内旋活动时，上述增厚的组织滑过大转子的凸起而发生弹响，一般不痛或只有轻度的疼痛。日后由于增厚组织的刺激，可发生大转子部的滑囊炎。

**2. 内侧型** 由髂腰肌腱及其下滑囊结构紊乱引起，髋关节屈曲时，髂腰肌腱移向股骨头中心外侧，而髋关节伸直时滑向内侧，从而产生弹响。或由髂股韧带与股骨头摩擦而引起。当髂股韧带呈条索状增厚时，在髋关节过伸尤其是外旋时，与韧带股骨头摩擦而产生弹响。

（二）关节内弹响

由于儿童股骨头在髋臼内的后上方边缘轻度自发性移位，在大腿突然的屈曲和内收时而发生弹响，日久可变为习惯性弹响。关节内其他病变亦可引起弹响，如游离体、骨软骨瘤等。

二、诊查要点

（一）症状

髋关节在自动屈伸和行走时出现响声，但不影响关节活动，疼痛不明显。若继发有大转子区滑囊炎，则可能会出现疼痛症状。

（二）体征

触诊显示髂胫束明显紧张，部分严重者可能出现结节性病变。当患者主动伸直、内收或内旋髋关节时，可以感觉到在大转子处有一条粗而紧的纤维带在滑动，并伴随明显的弹响声。特殊检查髂胫束试验阳性。

三、辅助检查

（一）实验室检查

实验室检查无特异性，但相关检查能起到鉴别诊断作用。

（二）影像学检查

X 线检查可排除髋部骨关节疾病。通过超声及 MRI 测量髂胫束的厚度可以帮助临床确诊（图 4-4）。

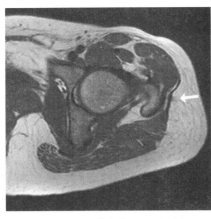 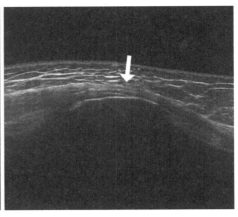

（a）髋关节横断位 T₁WI 序列　　　　　（b）大转子处肌骨超声成像

注：左图正常轴位 T₁ 加权 MR 成像显示增厚的髂胫束（白色箭头），在连续的张肌筋膜前面和臀最大肌后面。右图纵向 US 成像显示紧挨着大转子表面有回声亮。

**图 4-4　弹响髋影像学表现**

### 四、鉴别诊断

本病应与先天性髋关节脱位相鉴别。先天性髋关节脱位，由于股骨头和关节囊发育不良，故患者在髋关节活动时也有响声出现，应注意鉴别。

### 五、治疗方案

在大转子上发生的弹响髋，如无明显自觉不适症状，经确诊后给予耐心解释，一般无须特殊处理。有轻微疼痛不适或对弹响有精神负担时，可采用非手术疗法对症治疗。疼痛明显、非手术治疗无效或症状引起患者精神过度不安者，可考虑手术治疗。

#### （一）中药治疗

**1. 中药内治**

（1）筋脉失养　病程迁延，髋部钝痛酸痛，喜按喜揉，肌肉萎缩，腿软无力，动则弹响，舌淡，苔少，脉细。治以养血荣筋，方用壮筋养血汤加减。

（2）湿热壅盛　局部肿胀，灼热红肿，疼痛较重，活动时疼痛加重，扪之有粗筋结，或有波动感，或伴有发热、口渴，舌质红，苔黄腻，脉弦数。治以除湿通络，清热解毒，方用三妙丸合五味消毒饮加减。

**2. 中药外治**　多用活血化瘀、祛风散寒及通络镇痛药物以缓解症状，可用海桐皮汤等局部热敷、熏洗。

#### （二）西药治疗

非甾体类抗炎药具有镇痛及抗炎作用，可迅速有效地缓解症状，症状缓解时应停止服用。

（三）封闭治疗

抽取复方倍他米松注射液 1mL（曲安奈德注射液 40mg）、盐酸利多卡因 4mL、灭菌注射用水 4mL，做局部痛处封闭注射。每周 1 次，2～3 次为 1 个疗程。

（四）手法治疗

患者侧卧，患肢在上，从阔筋膜张肌沿髂胫束到膝部以掌根按揉法或用㨰法治疗，上下往返 3～5 分钟，并配合髋关节被动屈伸，再自上而下往返弹拨髂前上棘上方的髂嵴部和大转子处的索状物，然后沿大腿外侧髂胫束及阔筋膜张肌肌纤维方向行揉顺手法，并可适当按压居髎、环跳、风市、阳陵泉诸穴。然后患者改仰卧位，从髂前上棘阔筋膜张肌起始部向下，经股前侧近端，股外侧至膝关节外侧用掌根按揉法，上下往返 3～5 分钟，并配合髋关节内、外旋转的被动运动，再弹拨髂前上棘的阔筋膜张肌和大粗隆处紧张的筋膜，最后在病患处施擦法，以热为度。

（五）针灸治疗

**1. 取穴** 阳陵泉、阴陵泉、风市、膝阳关、中渎、阴包、悬钟（患侧）。

**2. 操作** 患者健侧卧位，常规 75% 酒精局部消毒后用 1.5 寸毫针于常规操作，根据患者肥瘦不同，采取单手快速进针法进针，得气后行提插捻转泻法。留针 30 分钟，每隔 10 分钟行针 1 次，每日 1 次，10 次为 1 个疗程，间隔 7 天，再行第 2 疗程。共治疗 4 个疗程。

（六）针刀治疗

**1. 体位** 患者健侧卧位。

**2. 定点** 以股骨大转子为起点，触诊髂胫束最紧张处。

**3. 消毒与麻醉** 常规消毒，铺无菌洞巾，0.5% 利多卡因局部麻醉，每点注射 1～2mL，注入麻醉药时，必须先回抽注射器确认无回血。

**4. 针刀操作** 右手持 I 型 4 号针刀，刀口线与股骨纵轴平行，针体垂直于体表，刺入皮肤达条索部位，纵行切割 3～5 刀，纵行疏通剥离。然后，刀口线调转 90° 横行切割 3～5 刀将紧张肥厚的条索状物部分切断。手下有落空感即可，无须刺至骨面。上述各点依次操作，对紧张挛缩的阔筋膜张肌及髂胫束进行松解，出针后压迫针孔 5 分钟，观察无出血，创可贴敷盖针孔。然后术者双手交叉位放于大转子上、下方，用力推剥数下，再让助手固定患者骨盆，术者内收弹压患肢数下，进一步松解阔筋膜张肌及髂胫束。

**5. 疗程** 每次治疗点数视患者病情而定，同一治疗点应间隔 3～7 天后方可再行针刀，不同定点则可于次日治疗。行针刀治疗后 1 周内避免剧烈活动。

### （七）物理治疗

疼痛部位使用磁疗、超声波、体外冲击波、干扰电、光疗等物理治疗。

### （八）手术治疗

**1. 手术适应证**　如症状重，条索状增厚明显或引起患者过度不安，经非手术治疗无效者，应行手术治疗。

**2. 手术方式**　若由于髂胫束或臀大肌肌腱增厚，可将增厚组织在大转子处切断或将大转子上的滑囊或骨块切除，术后应早期进行功能锻炼。若属关节内型，常合并髋臼后缘骨折，或有关节内游离体者，可手术根除。

## 六、预防调护

弹响髋一般不对髋关节的正常功能产生影响，然而，关节弹响声可能会对患者的心理产生一定影响。因此，医师应做好患者的心理疏导工作。此外，为减少髋关节弹响的发生，平时应注意避免髋关节过度内收和内旋等活动。

（周乔　康剑）

# 第六节　臀肌挛缩症

臀肌挛缩症是指由多种原因引起臀部肌肉及其筋膜纤维变性挛缩，继发髋关节外展外旋畸形及髋关节屈曲活动困难，而表现出特有步态和异常姿势的临床症候群。臀肌挛缩症是常见疾病，多发于婴幼儿及学龄前儿童，尤其是反复臀部肌肉注射的患者。本病流行病学调查发病率为 0.7% ～ 10.1%，以臀大肌挛缩多见。患者行走呈"外八字"步态，影响体育训练成绩，患者自觉下蹲活动障碍，髋关节内收、外展和盘腿打坐受限，坐位脊柱和臀部不能靠近椅子背前来就诊。本病属于中医学"痹证"的范畴。

## 一、致病机制

反复多次的臀部肌肉注射是本病的最主要病因。儿童臀部肌肉薄弱，修复吸收能力较差，多次注射治疗后，受机械性、药物化学性等多种因素刺激造成肌肉组织局部的出血、水肿、变性、坏死，发生纤维化，瘢痕组织收缩导致挛缩，从而使髋关节内收、内旋受限，导致髋关节外展外旋畸形以及髋关节屈曲活动困难等特有体征。此外本病的发生还与患者的体质因素、免疫因素、遗传因素及感染等有关。

## 二、诊查要点

### （一）症状

髋关节功能受限，步态蹒跚，无法进行快速奔跑。在蹲下时，膝关节无法并拢，严重时，坐位状态下膝关节亦无法并拢。

## （二）体征

患者表现出臀部肌肉萎缩、髋关节外展外旋畸形、屈曲活动受限等症状，导致异常姿势和步态。在站立和行走时，患者呈现"外八字"步态，跑步时步幅较小且呈跳跃状，下蹲时则呈现典型的"蛙式位"。在臀部可触及与臀肌纤维走向一致的挛缩带，且髂胫束试验阳性。

## 三、辅助检查

### （一）实验室检查

实验室检查无特异性，但相关检查能起到鉴别诊断作用。

### （二）影像学检查

X线检查大多无异常，严重者可见髋臼底凸向骨盆（Otto骨盆）（图4-5）。挛缩严重的患者可见骨盆倾斜，脊柱侧弯，或"假性双髋外翻"，颈干角＞130°，股骨小转子明显可见。MRI检查具备极好的软组织分辨率，结合其不同序列及不同方位成像可以很好地评估臀肌挛缩的程度。

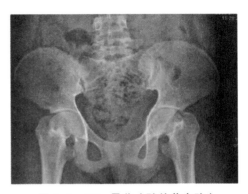

图 4-5　Otto 骨盆（髋关节内陷）

## 四、鉴别诊断

本病应与小儿麻痹后遗症相鉴别，小儿麻痹后遗症可出现相似步态异常，臀肌萎缩。但小儿麻痹后遗症还涉及患肢其他肌肉萎缩，且存在多处骨性畸形，因此可与本病相鉴别。

## 五、治疗方案

轻、中度患者可采用保守治疗，予手法治疗、药物治疗，配合功能锻炼；重度患者宜手术治疗。

### （一）中药治疗

**1. 中药内治**

（1）瘀阻筋络　髋部酸胀不适，关节屈伸活动不利，行走或跑跳时步态异常，臀部可触及筋粗筋结，舌暗，苔薄，脉弦涩。治以益气活血，散瘀通络，方用补阳还五汤加减。

（2）筋脉失养　体质羸弱，行走乏力，臀肌萎缩，可触及条索状硬结，髋关节屈伸活动受限，或伴有弹响声，舌淡，苔薄，脉沉细，治以养血壮筋，和营通络，方用壮筋养血汤加减。

**2. 外治法**　用海桐皮汤等局部热敷、熏洗，或局部外搽红花油、万花油等。

## （二）西药治疗

非甾体类抗炎药可迅速有效地缓解症状，可选用COX-2抑制药（如塞来昔布等）或COX-1抑制药（如双氯芬酸等），具有镇痛及抗炎作用，症状缓解时应停止服用。

## （三）手法治疗

患者取俯卧位，术者用以掌根按揉法或用㨰法对患处进行放松，上下往返3～5分钟。然后沿肌纤维条索方向弹拨硬结的组织，使其松软，持续约5分钟。嘱患者仰卧，术者握住患侧小腿，使其内收内旋，并向对侧斜形牵拉。力量由轻到重，并逐步增加幅度至患者所能承受的最大限度，重复数遍。双侧臀肌挛缩的患者，可同时进行交叉牵拉。最后嘱患者再次俯卧，术者以掌根按揉法或用㨰法自腰部经臀部向下至大腿后侧进行放松2～3分钟。

## （四）针刀治疗

**1. 体位**　俯卧位，腹下垫薄枕，使臀部稍抬高为佳。

**2. 定点**　臀肌束状带点、臀肌起始部松解点、坐骨结节点。

**3. 消毒与麻醉**　此处的麻醉有特殊要求，臀肌瘢痕挛缩处的麻醉，要把麻醉药注射于瘢痕挛缩的束带处，应注意麻醉药注入前的回吸，避免注入血管内造成麻醉药中毒。臀肌起止点处的麻醉，一定要把麻醉药注射于骨面和肌腱处，以保证臀肌松解无痛，手术松解到位。

**4. 针刀操作**

（1）臀肌束状带点　刀口线与臀大肌纤维走行一致，即与尾骨尖至股骨中上1/3交界处的连线平行。刀体与皮面垂直，快速刺入皮肤，皮下组织。然后，逐渐深入，到达臀肌瘢痕硬结处。先顺肌纤维方向切开2～4刀，然后调转刀口线90°对瘢痕组织行切开剥离。其深度以切开瘢痕为度，再做纵、横疏通，剥离，但幅度不可过大，刀下有松动感即止。束状带上各定点，都以同样方式处理，最终达到松解臀肌瘢痕的目的。针刀手术后，条索、束带状物应有所缩小或消失。

（2）臀肌起始部松解点　刀口线与躯干纵轴平行，刀体与皮面垂直，快速刺入皮肤与皮下组织，直达骨面。对臀肌起始的腱性部行切开剥离。各点均同样处理，达到松解整个臀大肌起始部的目的，犹如臀肌起始部松解移位术一样。

（3）坐骨结节点　此处多为坐骨结节滑囊炎。刀口线与躯干纵轴平行，刀体与皮面垂直。快速刺入皮肤与皮下组织，直达骨面。提起刀锋至硬韧组织之上，再切开该厚韧组织多刀，直到组织松解为止。如囊内有空腔，再做囊内肉芽刮剥，使坐骨结节滑囊炎较彻底地内引流。

**5. 疗程**　每次治疗点数视患者病情而定，同一治疗点应隔 3 ～ 7 天后方可再行针刀，不同定点则可于次日治疗。常规 4 次为 1 个疗程，因人制宜。

### （五）针灸治疗

**1. 取穴**　环跳、胞肓、居髎、承扶、殷门、委中、风市、足三里、膝阳关及阿是穴。
**2. 操作**　轻刺激，采用平补平泻或补法。

### （六）手术治疗

**1. 手术适应证**　对于重度患者或保守治疗无明显改善的患者，应采用手术治疗。
**2. 手术方式**　常见术式有臀肌挛缩带切断术、"Z"形延长术、关节镜辅助下臀肌挛缩松解术等。其中关节镜下松解疗效肯定，并相较于传统开放式手术具有切口短、创伤小、出血少等优点，降低了术后血肿的发生率。总之，无论采用何种术式，均应在术中达到满意的松解效果，并且在术后尽早进行功能康复锻炼，避免已松解的组织重新愈合在一起，影响疗效。

## 六、预防调护

反复多次的臀肌注射是导致本病的重要原因，因此应尽量减少在同一部位连续注射毒性大、刺激性强的药物。注射后可进行局部热敷以改善局部血液循环，促进药物吸收。功能锻炼方面除注重股四头肌锻炼及下地行走跑跳练习以预防肌肉萎缩外，还应加强患肢髋关节的功能锻炼。

（周乔　康剑）

# 第七节　股四头肌损伤

股四头肌在遭受直接暴力或间接暴力时，肌纤维撕裂或断裂，严重时可致肌肉完全断裂，影响伸膝及屈髋功能。股四头肌由股直肌、股内侧肌、股外侧肌、股中间肌组成，为伸膝关节的主要结构，其中股直肌为双关节肌，跨越髋关节，具有屈髋功能，较易发生损伤。本病属于中医学"筋伤"的范畴，常见于外伤、运动前准备不充分、过量运动及中老年人。

## 一、致病机制

股四头肌损伤是由直接暴力和间接暴力引起的。直接暴力是股四头肌遭受撞击或钝器击打等直接外力，导致局部肌纤维受损甚至断裂。间接暴力则是由于股四头肌的剧烈收缩，如超负荷运动、骤然屈髋伸膝，或者由于反复收缩牵拉导致的慢性劳损，又如长时间徒步、登山等。对于轻度的股四头肌损伤或者慢性劳损，通常会在肌腱附着部或肌肉与肌腱交界处出现小的撕裂，然后形成血肿和粘连，导致慢性疼痛。严重的损伤则可见肌肉部分甚至完全断裂，肿胀和疼痛明显，功能受限。日久之后，血肿会机化，瘢痕组织形成，影响关节的活动功能。

## 二、诊查要点

有明确的大腿前外侧外伤史，以及剧烈运动或长时间运动史。

### （一）症状

局部疼痛明显，伸膝屈髋时疼痛加重；行走、站立困难，需扶拐行走，膝关节屈曲小于90°；部分患者大腿部肿胀，受伤后数小时可见瘀斑。

### （二）体征

局部压痛明显，痛有定处，损伤严重肌肉断裂时可触及凹陷；病情较轻、陈旧损伤或慢性劳损者，膝关节被动过屈时可引发大腿前侧疼痛，肌力下降；病程久者，可见股四头肌萎缩和肌力下降；特殊检查提示股四头肌抗阻力试验阳性；肿胀严重者，穿刺可见血性积液。

## 三、辅助检查

X线检查大多可见软组织肿胀阴影，少数肌腱附着部损伤患者可见撕脱骨折。超声可见肌肉内边界不清的高回声或低回声区，肌肉、肌腱部分或完全撕裂。MRI在本病的诊断中，准确率超过超声，尤其在轻度损伤的早期评估，超声可能因为弥散的血肿造成的模糊高回声区得到假阴性结果，因此本病首选MRI检查（图4-6）。

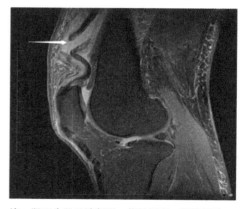

注：股四头肌远端断裂、信号增高，断端回缩。

**图 4-6　股四头肌损伤影像学表现**

## 四、治疗方案

股四头肌损伤较轻及慢性劳损者，可采用手法治疗、药物配合功能锻炼等治疗；肌肉不完全断裂者，应采用外固定方法治疗；肌肉完全断裂者，应及早进行手术修复治疗。对于血肿严重的患者，应进行穿刺抽吸，冰敷并加压固定。

### （一）中药治疗

**1. 中药内治**

（1）气滞血瘀　直接暴力或肌肉骤然收缩所致损伤，以及手术治疗后初期。局部疼痛、肿胀，疼痛呈刺痛，痛有定处，疼痛拒按，可见青紫瘀斑，舌暗红，苔白或薄黄，脉弦。治以活血化瘀，行气止痛，方用复元活血汤加减。

（2）瘀热阻络　伤后局部肌肉僵硬，关节强直，可触及条索状连接，或灼热红肿，活动后肌肉疼痛加重，舌质红，苔黄，脉弦数。治以凉血活血，散瘀通络，方用仙方活命饮加减。

（3）气血虚损　股四头肌肌力下降，伸膝物理，肌肉酸痛，肌肉萎缩，面色苍白，少气懒言，舌淡，少苔，脉沉细。治以益气养血，强壮筋骨，方用当归鸡血藤汤或健步虎潜丸加减。

**2. 中药外治**　早期可采用消肿止痛膏或双柏散外敷，中、后期可用海桐皮汤等局部热敷、熏洗，还可外用非甾体类抗炎药抗炎止痛。

### （二）西药治疗

非甾体类抗炎药具有镇痛及抗炎作用，可迅速有效地缓解症状，症状缓解时应停止服用。

### （三）封闭治疗

损伤后期，痛点固定，抽取复方倍他米松注射液 1mL（曲安奈德注射液 40mg）、盐酸利多卡因 4mL、灭菌注射用水 4mL，做局部痛处封闭注射。每周 1 次，2 ～ 3 次为 1 个疗程。

### （四）手法治疗

损伤初期不宜采用手法治疗，中、后期可采用手法治疗。患者取仰卧位，术者立于患侧。首先在患处以掌根按揉法或用擦法放松 3 ～ 5 分钟，再用点按、弹拨等手法松解粘连。然后术者一手握住患肢踝部，另一手扶在患肢膝关节髌前，轻柔和缓地屈伸膝关节，保持患者足跟始终贴于治疗床上，活动范围由小到大。最后以拿法、捋顺等手法放松。

### （五）针刀治疗

凡是确诊为股四头肌损伤中、后期粘连为主的患者，都是针刀术的适应证。

**1. 体位**　仰卧位，膝关节屈曲 70° ～ 80° 放于治疗台上。

**2. 定点**　髌骨上缘压痛点。

**3. 消毒与麻醉**　常规消毒，铺无菌洞巾，0.5% 利多卡因局部麻醉，每点注射 1 ～ 2mL，注入麻醉药时，必须先回抽注射器确认无回血。

**4. 针刀操作**　刀口线与下肢纵轴平行，刀体与皮面垂直。快速刺入皮肤与皮下组织，直达髌骨或股骨面。调整刀锋至髌骨上缘骨端，先纵行切开 2 ～ 3 刀，再行纵行疏通、横行剥离。如股四头肌腱张力过大，可调转刀口线 90°，横行切开股四头肌腱 2 ～ 3 刀。刀下有松动感后出刀。

**5. 疗程**　每次治疗点数依患者病情而定，同一治疗点应隔 3 ～ 7 天后方可再行针刀，不同定点则可于次日治疗。常规 4 次为 1 个疗程，因人制宜。

## （六）固定方法

损伤初期需要卧床休息，患者制动，避免负重。肌肉不完全断裂者，应采用石膏托或夹板将患肢膝关节固定于半屈曲位 1 ~ 2 周。肌肉完全断裂或肌腱附着点处完全断裂者，行手术治疗后应采用石膏托或夹板将患肢膝关节固定于伸直位 6 周。

## （七）物理治疗

疼痛部位使用磁疗、超声波、体外冲击波、干扰电、光疗等物理治疗，促进下肢血液循环，缓解肌肉僵硬。

## （八）手术治疗

对于股四头肌损伤导致肌肉完全断裂或肌腱附着点断裂的患者，应及时进行手术治疗，以清除血肿，并修复肌腱、筋膜和肌肉组织。对于陈旧性断裂的患者，可采用减张缝合术或股四头肌延长术等方法进行治疗。

## 五、预防调护

在日常活动中，应加强对身体的锻炼，并在进行任何运动之前，务必充分进行准备活动，以防止受伤。一旦出现损伤，应注意让患者保持静止休息，同时配合康复锻炼，以促进患肢功能的恢复。

（周乔　康剑）

# 第五章　膝部及小腿部创伤

---

**【学习目标】**

1. 掌握小腿及膝关节周围创伤的致病机制及诊断要点；下肢长管状骨骨折的出血量；胫腓骨干骨折及膝关节脱位的并发症；髌骨脱位、胫腓骨干骨折、胫骨平台骨折的分型、影像学表现；胫腓骨干骨折小夹板固定的操作要点。

2. 熟悉股骨髁间骨折、髌骨骨折及膝关节脱位的分型、影像学表现，手法复位的操作要点；小腿及膝关节周围创伤手术治疗的适应证、功能康复。

3. 了解胫腓骨干骨折、股骨髁间骨折、髌骨骨折、髌骨脱位、胫骨平台骨折的手术治疗方法、中医辨证、内服药物治疗。

---

## 第一节　股骨髁间骨折

股骨髁间骨折，又称为股骨双髁骨折，为关节内骨折，且多为不稳定骨折，常引起创伤性关节炎及膝关节活动受限。股骨髁间骨折占全身骨折的4%，通常为不稳定的粉碎性骨折，多见于青年男性。在高能量致伤的同时，常合并严重的软组织损伤，容易导致膝关节功能障碍，从而影响下肢功能。本病属于中医学"骨折"的范畴。

### 一、致病机制

股骨髁间多为高能量损伤导致的骨折，一般因高处坠落后足、膝部着地传导的间接暴力或交通事故中比较大的直接暴力致伤。受伤的瞬间水平方向上的暴力将三角形的髌骨像楔子一样顶入股骨的髌股关节面，而竖直方向上胫骨髁间嵴的轴线上的撞击也有劈开股骨髁间嵴的作用，最终导致股骨内外髁分离，成为"T"形或"Y"形骨折（图5-1）。在这个基础上，加上内外翻

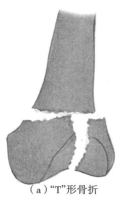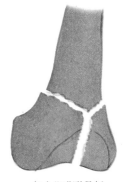

（a）"T"形骨折　　　　　（b）"Y"形骨折

**图5-1　股骨髁间骨折**

的暴力，就会变成内外髁的单髁骨折。内外髁附着有内外侧副韧带及交叉韧带的止点等重要结构，对膝关节的稳定及下肢力线有重要的影响。

## 二、诊查要点

### （一）症状

大腿远端局部的肿胀、疼痛、畸形及膝关节活动受限是最常见的症状，疼痛往往剧烈且明确；关节内骨折导致大量积血，因此肿胀明显；患者伤后当即不能下地负重。

### （二）体征

股骨远端的压痛及下肢的纵向叩击痛是最常见的体征，移位严重者可能出现大腿远端的旋转和成角畸形、伤处的异常活动。由于腘动脉、腘静脉、胫神经及腓总神经就在股骨髁间水平，髁间骨折可能导致上述重要组织的损伤，从而出现局部的进行性肿胀及远端足背动脉的消失，或影响远端的感觉及足部的活动。

## 三、临床分型

临床上，根据骨折移位程度，可将股骨髁间骨折分为四度。
Ⅰ度：骨折无移位或轻度移位，关节面平整。
Ⅱ度：骨折有移位但两髁无明显旋转及分离，关节面不平整。
Ⅲ度：骨折远端的两髁旋转分离，关节面不平整。
Ⅳ度：骨折粉碎，股骨髁游离骨块有三块以上，关节面严重移位。

## 四、辅助检查

### （一）实验室检查

股骨髁间骨折的实验室检查通常没有特异性表现，但是在血液分析中，可能会出现白细胞、中性粒细胞和C反应蛋白短暂升高的现象，这被认为是创伤后的应激反应。需要特别注意与感染性疾病进行相鉴别。对于髌上囊明显肿胀的患者，可以进一步完善凝血功能检查，以了解积血形成的原因。

### （二）影像检查

股骨髁间骨折的X线检查一般包括股骨远端的正位和侧位片，可以了解骨折的类型和移位的情况。CT三维重建可以进一步了解骨折的精确移位情况。MRI检查能够了解膝前后交叉韧带股骨止点的损伤情况，以及内外侧副韧带和腘动静脉的损伤情况。

## 五、治疗方案

股骨髁间骨折属于关节内骨折，应尽可能达到良好的对位，关节面光滑完整，才能有效地恢复关节的功能并防止发生创伤性关节炎。急诊治疗在排除腘动静脉没有损伤的情况下，可以先在膝关节穿刺抽净关节内积血，减轻患者膝关节的肿痛症状，然后进行手法整复及固定。

## （一）中药治疗

**1. 中药内治**　损伤初期使用行气消瘀法：适用于损伤后有气滞血瘀，局部肿痛，无里实热证，常用方剂有以消瘀活血为主的桃红四物汤、活血止痛汤等。损伤中期，筋骨已有连接但未坚实者，瘀血不去则新血不生，新血不生则骨不能合，筋不能续，所以使用接骨续筋药，佐活血祛瘀之药，治以活血化瘀，接骨续筋，常用方剂有续骨活血汤、新伤续断汤等。损伤的后期，筋骨痿弱、肢体关节屈伸不利、骨折迟缓愈合、骨质疏松等属于肝肾亏虚者，均可使用本法加强肝肾功能，加速骨折愈合，增强人体抗病能力，以利损伤的修复，常用方剂有壮筋养血汤。

**2. 中药外治**　根据损伤的三期辨证，早期可以使用消瘀活血为主的双柏散等，中期可用接骨续筋的跌打散，后期可用温通补益肝肾及预防关节挛缩的贴敷或外洗中药如雷火灸、海桐皮汤等。

## （二）西药治疗

轻度疼痛一般选择对乙酰氨基酚等 NSAIDs，中度疼痛宜选用弱阿片类，有曲马多、可待因，重度疼痛宜选用强阿片类，有吗啡、羟考酮、芬太尼类、哌替啶等。

## （三）手法整复

患者仰卧，膝关节屈曲 40° ~ 50°，消毒后注射器抽取关节腔内积血，必要时膝部予以麻醉。助手一手握持大腿中下部，另一手握持小腿中上段，术者双手掌抱患侧髁部，向中心挤压，避免牵引时导致内外髁旋转分离移位。抱髁下，嘱助手徐徐用力对抗牵引，注意牵引时不能使用暴力，以免造成髁间旋转及加重患者损伤。

## （四）固定方法

**1. 夹板固定**

（1）**夹板规格**　采用超膝关节夹板固定，夹板分为 4 块，其中内侧、外侧夹板带活动轴，夹板的长度应根据骨折部位而定。

（2）**固定方法**　根据骨折移位的方向放置压垫，同时注意保护内外踝及腓骨小头处皮肤。夹板和压垫的放置应防止压疮，腓骨小头处应加棉垫保护同时更应注意避免压迫腓总神经。肿胀明显时可暂时放弃夹板固定，改为石膏固定。

（3）**固定时间**　整复固定后，抬高患肢以利于消肿，下肢置于中立位，膝关节屈曲 20° ~ 30°，每天注意调整捆扎带的松紧度，查看夹板、压垫有无移位，加垫处或骨突处有无受压而致的持续性疼痛。固定时间为 6 ~ 8 周。

**2. 石膏固定**

（1）包扎范围　从大腿上端根部开始下达踝上2横指处。膝关节屈曲程度可根据膝部损伤情况来安置固定的位置。

（2）包扎步骤　一般用15cm宽石膏4卷。在大腿根部、膝部及踝部各缠2层棉纸，取1条15cm宽的石膏条托，近端宽远端窄，长短合适，贴敷于下肢后侧，使石膏条托与肢体密贴平服，用泡透的15cm石膏绷带卷缠包，对膝部要多加固2层，边包扎边摩平，使每层绷带之间密贴不留气泡，在石膏硬化前对大腿内侧、髌骨上下缘、胫骨前缘部均将石膏抚摸塑形。

**3. 骨牵引**　对内外两髁分离者，可采用股骨髁冰钳牵引；无明显移位者，用胫骨结节牵引。在牵引下用两手掌压迫股骨内外两髁，使骨折块复位，然后施行夹板固定。在牵引期间应练习股四头肌舒缩活动，6～8周后解除牵引，继续用夹板固定，指导患者练习不负重步行锻炼和关节屈伸活动。骨折愈合坚强后再负重行走。

### （五）物理治疗

中频脉冲电治疗可以通过局部的微电流促进骨折的愈合；红外线灯治疗等温热类治疗可以促进局部血液循环从而加快创伤的修复。

### （六）手术治疗

**1. 手术适应证**　对于手法整复难以纠正骨折移位的情况，骨折端重叠移位，以及两髁分离、旋转的Ⅲ、Ⅳ度骨折推荐手术治疗复位错开的关节面，从而降低创伤性关节炎的发生概率。

**2. 手术方式**　解剖复位后选用解剖型加压锁定钢板固定，有时需要同时行植骨填充术。对骨折合并韧带、半月板、血管、神经等组织损伤者，可行血管、神经探查术及韧带修复重建术，摘除明显破裂的半月板。对陈旧性股骨髁间骨折伴有明显创伤性关节炎，且关节功能严重障碍者，可考虑人工膝关节置换术。

### 六、预防调护

股骨骨折作为长的管状骨的骨折，存在一定的脂肪栓塞的风险，故需要运用活血化瘀的治疗办法来进行防治。关节内骨折可能影响膝关节的灵活性，故在骨折达到初步稳定后，应循序渐进行关节康复活动治疗。

（廖宁罡　杨文龙）

## 第二节　髌骨骨折

髌骨是人体最大的籽骨，其骨折的发生率约占所有骨折的1%，属于下肢常见的骨折类型。由于髌骨构成了膝关节的前缘，因此髌骨骨折也被归类为关节内骨折。髌骨骨折的治疗效果对于骨折恢复后的膝关节僵硬程度具有决定性影响，进而影响人体的步态。髌骨骨折主要发生在成年人和老年人，儿童较少见。本病属于中医学"骨折"的范畴。

## 一、致病机制

髌骨骨折可由直接暴力或间接暴力所造成，以后者多见。

### （一）直接暴力

髌骨骨折通常是由直接暴力撞击或打击所导致的，表现为粉碎性骨折或纵向的骨折线。在这种情况下，髌骨两侧的股四头肌筋膜及关节囊通常保持完整，对伸膝功能的影响相对较小。

### （二）间接暴力

间接暴力造成的髌骨骨折多为膝关节在半屈曲位时跌倒，为了避免倒地，股四头肌强力收缩，髌骨与股骨滑车顶点密切接触成为支点，髌骨受到肌肉强力牵拉而骨折，骨折线多呈横形，甚至出现髌骨下极的撕脱骨折。髌骨两旁的股四头肌筋膜和关节囊破裂，两骨块分离移位，伸膝装置受到破坏，影响伸膝功能。

## 二、诊查要点

### （一）症状

膝关节前方的局部疼痛、肿胀、屈伸活动受限，常有皮下瘀斑及膝部皮肤擦伤。损伤较重的患者可能出现髌上囊的积血从而出现持续性的胀痛。

### （二）体征

膝关节功能丧失，可伴骨擦音或异常活动。当骨折块出现分离移位时，可触诊凹下呈沟状的骨折断端，随着股四头肌的主动牵拉，就有可能导致髌骨骨块之间距离的增大，多见于髌骨横行骨折。浮髌试验阳性，但一般会因为疼痛而难以完成该试验。

## 三、临床分型

### （一）按骨折的形态

髌骨骨折按骨折的形态可分为横断形、粉碎性和纵形骨折，以横断形为多见，粉碎性次之，纵形骨折少见（图5-2）。

### （二）按骨折的部位

髌骨骨折按骨折的部位可分为髌骨体部骨折和上、下极部骨折。

### （三）按骨折后时间

髌骨骨折按骨折后时间可分为新鲜性骨折和陈旧性骨折。

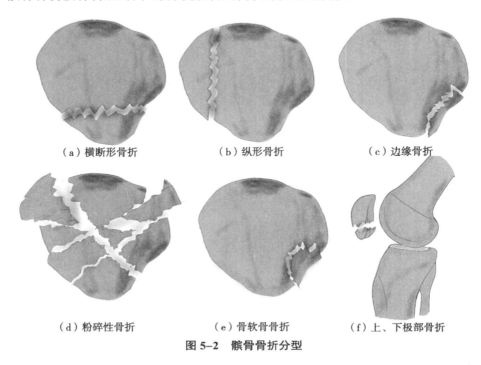

（a）横断形骨折　　　　　（b）纵形骨折　　　　　（c）边缘骨折

（d）粉碎性骨折　　　　　（e）骨软骨骨折　　　　（f）上、下极部骨折

**图 5-2　髌骨骨折分型**

## 四、辅助检查

### （一）实验室检查

髌骨骨折的实验室检查没有特异性，但此时的血液分析中白细胞、中性粒细胞和 C 反应蛋白可能出现短暂性的升高，考虑创伤后的应激反应。注意与感染性疾病相鉴别。髌上囊明显肿胀的患者，可完善凝血功能检查，了解积血形成的原因。

### （二）影像检查

**1. X 线检查**　因为与股骨重叠，膝关节正位往往难以观察到骨折的具体形态，此时可从侧位了解髌股关节面的平整和移位情况，必要时拍轴位片可以观察到骨折块的横向分离情况（图 5-3）。

**2. CT 检查**　CT 扫描及三维重建提供了多方向的分层显示及空间立体影像呈现，可以让医师详细了解各骨折块的移位方向，以方便制订治疗方案。而且扫描体位患者较为舒适，且检查速度相对较快，弥补了患者因疼痛无法配合轴位 X 线摄影的不足。

**3. MRI 检查**　MRI 检查在无移位骨折及骨挫伤的诊断中有积极的意义，可以防止临床工作中漏诊。同样可以检查出是否伴随膝部的半月板损伤和重要韧带的损伤。

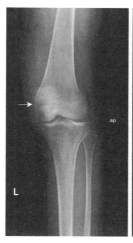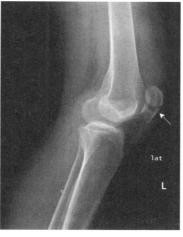

　（a）左膝关节正位　　　　　　（b）左膝关节侧位
注：髌骨体部可见横行透亮的骨折线，断端无分离。
**图 5-3　髌骨骨折影像学表现**

### 五、鉴别诊断

同样的受伤部位和机制，可能存在股骨髁的骨折，需要触诊及辅助检查明确诊断。髌骨下极骨折和髌韧带断裂也是同样的受伤机制，需要 MRI 或肌骨超声的帮助。髌骨挫伤伴髌下囊的急性滑膜炎可能导致和髌骨骨折同样的症状，需要 DR 及 MRI 等明确诊断。

### 六、治疗方案

髌骨骨折的治疗原则是恢复伸膝装置的完整性，维持髌股关节面的光滑，预防创伤性关节炎的发生。

#### （一）中药治疗

**1. 中药内治**　损伤初期使用行气消瘀法，适用于损伤后有气滞血瘀，局部肿痛，无里实热证，常用方剂有以消瘀活血为主的桃红四物汤、活血止痛汤等。损伤中期，筋骨已有连接但未坚实者，瘀血不去则新血不生，新血不生则骨不能合，筋不能续，所以使用接骨续筋药、佐活血祛瘀之药，治以活血化瘀，接骨续筋，常用方剂有续骨活血汤、新伤续断汤等。损伤后期，筋骨痿弱、肢体关节屈伸不利、骨折迟缓愈合、骨质疏松等属于肝肾亏虚者，均可使用本法加强肝肾功能，加速骨折愈合，增强人体抗病能力，以利损伤的修复，常用方剂有壮筋养血汤。

**2. 中药外治**　根据损伤的三期辨证，早期可以使用消瘀活血为主的双柏散等，中期可用接骨续筋的跌打散，后期可用温通补益肝肾及预防关节挛缩的贴敷或外洗中药如雷火灸、海桐皮汤等。

## （二）西药治疗

轻度疼痛一般选择对乙酰氨基酚等 NSAIDs，中度疼痛宜选用弱阿片类，有曲马多、可待因，重度疼痛宜选用强阿片类，有吗啡、羟考酮、芬太尼类、哌替啶等。

## （三）手法整复

横断骨折若移位在 1cm 以内者，可采用手法整复，用抱膝圈固定于伸直位；患者仰卧位，膝关节伸直位或微屈 20°～30°，此体位易使关节面达到解剖复位。术者立于患侧，一手拇指、食指及中指捏挤髌骨远端向上推并固定；另一手拇指、食指及中指捏挤近端上缘的内、外两侧向下推挤，使骨折断端接近。若骨折远近端对位良好，可暂时固定。如手指触摸不平整，或 X 线透视见骨折端有前后残余移位时，以一手拇指、食指固定下陷的一端，另一手拇指、食指挤按向前突出的另一端，使之对齐。然后将骨折远近端挤紧，用抱膝圈固定。经 X 线透视，对位仍不满意者，根据不同的残余移位分别施以不同的手法复位。达到骨折端紧密接触，关节面平坦即为复位满意。

## （四）固定方法

无移位或分离移位不超过 0.5cm 的裂纹骨折、星状骨折，可用抱膝圈固定。用铁丝做一个较髌骨略大的圆圈，铅丝外缠以较厚的纱布绷带，并扎上 4 条布带，后侧板长度由大腿中部到小腿中部，宽度以膝关节宽度为合适。复位满意后，外敷消肿药膏，用抱膝圈固定，腘窝部垫一小棉垫，膝伸直位于后侧板上，抱膝圈的 4 条布带捆扎于后侧板固定（图 5-4）。固定时间一般为 4 周，然后在骨折初步稳定的情况下进行功能锻炼。

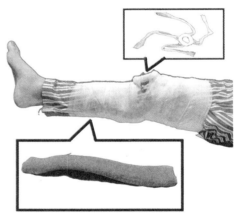

图 5-4　髌骨骨折固定方法

## （五）物理治疗

中频脉冲电治疗可以通过局部的微电流促进骨折的愈合；红外线灯治疗等温热类治疗可以促进局部血液循环从而加快创伤的修复。

## （六）手术治疗

**1. 手术适应证**　对于移位较大、手法复位困难者，影响到关节面的骨折，应行切开复位内固定手术治疗。

**2. 手术方式**　常用的内固定材料有克氏针钢丝张力带、髌骨爪记忆合金、空心拉力螺钉加钢丝、带针钢缆。对于髌骨下极粉碎骨折的患者，需行髌韧带与髌骨体的重新固定。

## 七、预防调护

长期的膝关节固定可能会导致膝关节僵硬。因此，在骨折初步愈合后的 4 周左右，应根据情况开始使用可调支具进行循序渐进的功能锻炼，以获得更好的预后效果。

（廖宁罡）

# 第三节　髌骨脱位

髌骨脱位是下肢常见的一种损伤，对儿童和青少年的膝关节功能产生严重影响。统计数据显示，儿童和青少年患者的发病率较高，其中以 14 ～ 18 岁的青少年发病率最高。为了避免复发性脱位和习惯性脱位后造成的髌股关节创伤性骨关节炎，初次急性脱位后必须进行早期矫正。本病属于中医学"脱位"的范畴。

## 一、致病机制

由于膝关节存在生理性外翻角，股四头肌中的股直肌、股中间肌及股外侧肌的作用方向是向外上方，与髌韧带不在一条直线上，使髌骨在用力伸膝时，有向外侧移动的倾向。正常发育的股骨外侧髁较内侧髁高起，是阻挡髌骨向外侧移位的屏障。当股骨外旋胫骨内旋时受到暴力，绷紧的股四头肌可能会把髌骨牵拉向外，导致髌骨内侧支持带损伤，从而使得髌骨向外侧脱位。而先天性的股骨外侧髁低平，或者髌骨较小，也容易发生髌骨脱位。

## 二、诊查要点

### （一）症状

髌骨脱位的患者，可能出现膝关节外侧的极度肿胀、疼痛、活动受限。脱位的髌骨位于股骨远端外侧，有时可自行复位，患者可能会误描述为股骨脱位。

### （二）体征

就诊时仍处于髌骨脱位状态的患者，常呈现膝关节强迫屈曲位，可触及股骨远端外侧的极度肿胀，局部触痛，膝关节伸直受限。已复位的患者，可触及髌上囊的血肿，髌骨内侧可能出现局部淤青，向外侧推移髌骨时出现疼痛或有剧烈的疼痛感，则为恐惧试验阳性。

## 三、临床分型

### （一）急性脱位

急性脱位通常是因外伤引起的，当股骨外旋和胫骨内旋时受到外力作用，紧绷的股四头肌可能会牵拉髌骨向外，导致髌骨内侧支持带受损，从而使得髌骨向外侧脱位。

### （二）复发性髌骨脱位

复发性髌骨脱位初次发病通常是由外伤引起的，这可能导致髌骨内侧结构的损伤并使其处于松弛状态。在这种情况下，患者可能在某个角度或某个姿势下，髌骨向外部出现脱位。

### （三）习惯性髌骨脱位

由于膝关节存在骨骼或软组织结构的发育缺陷，导致在屈伸达到特定角度时，膝关节容易向侧方脱出，从而在伸膝时又会自动复位，这种现象被称为习惯性髌骨脱位。

## 四、辅助检查

### （一）X 线检查

患肢膝关节正、侧、轴位可观察到髌骨移出于股骨髁间窝之外，部分可见膝外翻畸形、股骨外侧髁低平及先天性小髌骨等（图 5-5）。若髌骨已自行复位，可在屈曲 30° 的侧位片上，根据髌骨对角线的长度与髌腱的长度的比值，来判断是否存在高位髌骨。

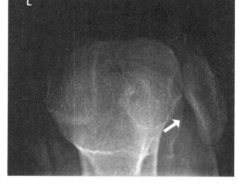

注：髌骨轴位片示左髌骨向外侧脱位。

**图 5-5　髌骨脱位的 X 线表现**

### （二）CT 检查

患肢膝关节的 CT 三维重建图像，方便观察髌骨的位置和形态，以及股骨滑车的深浅和股骨外侧髁是否低平。而 CT 水平位断层扫描有助于测量胫骨结节与股骨滑车距离，以定量评估病情和指导下一步治疗。

## 五、治疗方案

对于外伤性髌骨脱位，通常采用手法整复的方法进行治疗；而对于习惯性脱位，则根据具体情况进行矫正伸膝装置力线的手术。

### （一）中药治疗

**1. 中药内治**　损伤初期，使用行气消瘀法，适用于损伤后有气滞血瘀、局部肿痛，无里实热证，常用方剂有以消瘀活血为主的桃红四物汤、活血止痛汤等。损伤中期，筋骨已有连接但未坚实者，瘀血不去则新血不生，新血不生则骨不能合，筋不能续，所以使用接骨续筋药，佐活血祛瘀之药，治以活血化瘀，接骨续筋，常用方剂有续骨活血汤、新伤续断汤等。损伤后期，筋骨痿弱、肢体关节屈伸不利、骨折迟缓愈合、骨质疏松等属于肝肾亏虚者，均可使用本法加强肝肾功能，加速骨折愈合，增强人体抗病能力，以利损伤的修复，常用方剂有壮筋养血汤。

**2. 中药外治**　根据损伤的三期辨证，早期可以使用消瘀活血为主的双柏散等，中期可用接骨续筋的跌打散，后期可用温通补益肝肾及预防关节挛缩的贴敷或外洗中药如雷火灸、海桐皮汤等。

### （二）手法整复

单纯新鲜的髌骨外侧脱位，手法整复比较容易，一般不需要麻醉，也不需要助手。患者仰卧位，术者站于患侧，一手握患肢踝部，另一手持膝上，使膝关节牵拉伸直或后伸，髌骨可自动弹回复位。如不能弹回，可略施力于髌骨外缘，同时使膝关节过伸，髌骨被推向内侧，即可复位。如仍有困难，估计为髌骨嵌夹于股骨外侧髁时，可请助手协助，嘱助手略屈曲患者膝关节，术者以两拇指将髌骨向外推移，松解嵌夹处，立即让助手伸直患者膝关节，术者同时施力于髌骨外缘，向内侧推挤，即可复位。

### （三）固定方法

在施行手法整复后，患者的患肢需要用夹板或石膏固定在屈曲 20° ～ 30° 的位置，持续约 4 周的时间，这有利于髌骨内侧支持带的修复。在必要时，可以在髌骨外侧加置一个压力垫。

### （四）物理治疗

中频脉冲电治疗可以通过局部的微电流促进创伤的愈合；红外线灯治疗等温热类治疗可以促进局部血液循环从而加快创伤的修复。

### （五）手术治疗

对于外伤性脱位，如果存在严重的股四头肌扩张部或股内侧肌撕裂及股四头肌腱、髌韧带断裂等情况，通常需要进行手术修补。而对于习惯性脱位，主要是矫正伸膝装置的力线，如股内侧肌髌骨前移植术、胫骨结节髌腱附着部内移及内侧关节囊紧缩术、膝外翻畸形截骨矫正术或股骨外侧髁垫高术。在胫骨上端骨骺未闭合前，尽量不采取截骨术或外侧髁垫高术，以免影响儿童正常生长发育。

### 六、预防调护

髌骨高位是髌骨脱位的常见风险因素，因此经常性地将髌骨向下推移，以减少股直肌的挛缩和放松髌腱，可以在一定程度上降低髌骨高位的程度。另外，股内侧肌肉力量减弱是导致膝关节内侧稳定性降低的关键因素，因此通过等长收缩股内侧肌来增强膝关节内侧的稳定性是重要的。

（廖宁刚）

# 第四节　胫骨平台骨折

胫骨平台骨折又称为胫骨髁骨折，属于关节内骨折，是临床常见骨折类型，其发生率约占全身骨折的 1.6%，男性总发生率略高于女性。由高能量损伤导致的胫骨平台骨折，常常会损伤及半月板和前交叉韧带损伤，后交叉韧带、内外副韧带损伤则较为少见。本病属于中医学"骨折"的范畴。

## 一、致病机制

胫骨平台骨折可由直接或间接暴力所致，其中以后者更为常见。这种骨折通常由高处落下，股骨髁向下冲击胫骨平台，同时足底触地产生向上传递的暴力所引起。当两侧踝受力不相等时，受力较大的一侧容易发生骨折。当内外两侧髁所受压力相等时，则两侧髁可同时发生骨折。此外，膝部侧方受到暴力打击导致膝关节过度外翻或内翻时，也可能导致胫骨内侧髁或外侧髁骨折，其中外侧踝骨折更为常见，而单纯胫骨内髁骨折较为少见。根据受力性质及移位方向，临床一般分为三型。

### （一）外翻暴力

造成胫骨外髁骨折最常见的原因是外翻暴力损伤。在坐位或站立位时，如果膝关节外侧受到暴力打击，或者在高处坠落着地时膝关节处于外翻位，股骨外侧髁的冲击力会沿着胫骨外侧髁传递，导致胫骨外侧髁骨折。当外部翻暴力较小时，骨折块会向膝关节外侧移位，骨折线呈纵形，形成胫骨外侧髁劈裂骨折。当外翻暴力较大时，股骨外侧髁会将部分胫骨平台的关节面连同骨折碎片压入劈裂的骨折块之间，导致胫骨外侧髁凹陷骨折。这种类型的骨折既有关节面的塌陷，又有关节面的劈裂，手法复位难以使关节面完全平整。除了骨折，这种损伤还常常合并内侧副韧带损伤和半月板损伤，有时还可能合并腓骨头骨折和腓总神经损伤。

### （二）垂直暴力

垂直暴力是导致胫骨双髁劈裂骨折的一个常见原因。当人体从高处落下时，地面的反作用力会经由小腿向上传递，同时身体重量会经由股骨传导至胫骨平台，导致胫骨髁骨折。胫骨平台两侧的骨块会向外下方移位，骨折线呈现出"Y"形或"T"形。由于两侧作用力往往不一致，因此骨折移位的情况也会存在差异。

### （三）内翻暴力

内翻暴力所致的胫骨平台骨折较为少见，常表现为内髁压缩或劈裂骨折。此类损伤除骨折外，有时还会引发外侧副韧带和半月板的损伤。

## 二、诊查要点

### （一）症状

在遭受损伤后，患者的膝部呈现出明显的瘀肿、疼痛和功能障碍，大部分患者无法自主伸直膝盖，甚至无法站立或行走，同时在膝部可见明显的瘀斑。

### （二）体征

患肢可出现膝关节外翻或内翻畸形。患侧肢体的纵向叩击痛提示可能存在患处骨折。如果前交叉韧带撕裂，膝关节抽屉试验将呈阳性。若合并血管损伤，足背动脉搏动会减弱或消失。若合并神经损伤，可能会出现感觉缺失或部分缺失，以及运动功能障碍。

## 三、临床分型

Schatzker 分型，一般可以分为六型（图5-6），包括胫骨平台外侧的劈裂和塌陷、胫骨平台内侧的劈裂和塌陷、胫骨平台内外侧的劈裂和骨折以及胫骨平台干骺端的粉碎性骨折。

Ⅰ型：外侧平台单纯劈裂骨折，无关节面塌陷。

Ⅱ型：外侧平台劈裂骨折，伴关节面塌陷。

Ⅲ型：外侧平台中央压缩骨折，不伴有楔形骨块。

Ⅳ型：孤立性内侧平台骨折，相对少见。

Ⅴ型：双侧平台骨折，可出现髁间隆突骨折。

Ⅵ型：双髁骨折合并干骺端骨折，多见于高坠伤，易出现骨筋膜间室综合征和血管神经损伤。

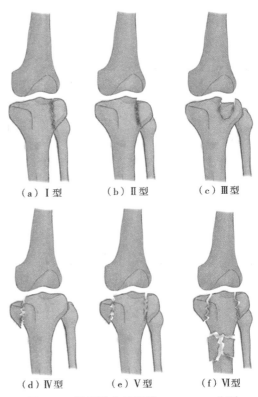

（a）Ⅰ型　　（b）Ⅱ型　　（c）Ⅲ型

（d）Ⅳ型　　（e）Ⅴ型　　（f）Ⅵ型

图5-6　胫骨平台骨折的 Schatzker 分型

## 四、辅助检查

### （一）影像学检查

**1. X线检查**　胫骨平台骨折和骨折的分型通常通过 X 线检查进行评估（图5-7）。其中，膝关节的前后位和侧位 X 线平片可用于诊断胫骨平台骨折。在拍摄前后位时，在头尾位处约 10° 的倾斜角度可以为观察胫骨后侧平台的状况提供更清晰视野和更丰富的信息。此外，牵引位 X 线平片可以显示膝关节韧带的完整度及骨折复位的可能性。然而，由于膝关节的解剖结构复杂且胫骨平台骨质重叠，仅使用 X 线平片检测无法提供骨折移位压缩情况、平台细节结构和后侧平台骨折情况，因此无法对骨折伤情进行客观评价。

**2. CT 检查**　胫骨平台粉碎性骨折建议进行 CT 及三维重建进一步检查（图 5-7）。与 X 射线摄影相比，CT 扫描能够提供更清晰的图像，更准确地显示骨折的程度和解剖结构的变化，从而提高术前计划的精确性。特别是对于由高能量导致的Ⅳ型、Ⅴ型和Ⅵ型骨折，CT 扫描可以提供更好的解剖信息，有助于手术计划的制订。相较于前后位 X 线平片检查，CT 扫描对这类骨折的检出率更高。因此，对于复杂情况的胫骨平台骨折，仍建议进行 CT 扫描检查。若体检发现患肢足背动脉减弱，应考虑血管损伤，应行 CTA 检查。

**3. MRI 检查**　虽然 CT 检查可以对骨折部位的骨质结构提供精确信息，然而其对于平台处软组织情况提供的信息较少。由于胫骨平台骨折的复杂性，使得并发软组织损伤的发生率较高，从而需要更为丰富的影像学手段辅助诊断。相关研究发现，平台骨折的诊断和分型上 MRI 检查和 CT 检查的效果相近，然而 MRI 检查对无移位骨折和胫骨平台相关韧带及半月板等软组织损伤的诊出率相比计算机断层扫描检查有显著提高。

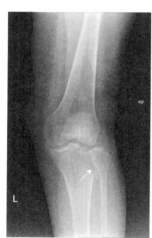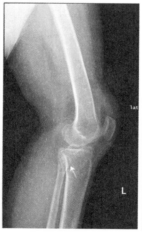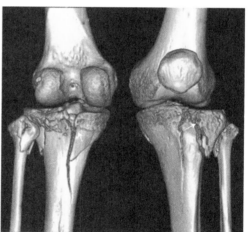

（a）左膝关节正位 X 线片　　（b）左膝关节侧位 X 线片　　　　　（c）左膝关节 CT 三维重建
注：左胫骨外侧平台塌陷，皮质中断，可见数条纵行骨折线伴腓骨头骨折。

**图 5-7　胫骨平台骨折影像学表现**

## （二）血管彩超

下肢血管彩超能够有效地帮助判断膝关节周围动静脉血管的损伤情况。在局部肿胀导致判断不清晰的情况下，可以通过检测肢体远端血管内的血液流速来间接评估血管的损伤情况。

（三）肌电图

尽管为肢体远端踝关节的活动及足部感觉的体格检查提供一定的神经损伤信息，但在诸如沟通不畅等情况下，患肢的神经电图可以更准确地反映膝关节周围神经的损伤情况。

五、治疗方案

胫骨平台骨折的治疗旨在恢复关节面的平整和下肢力线，维持关节稳定，提高关节的活动功能。胫骨平台骨折为关节内骨折，若骨折关节面台阶 > 2mm，可能引起膝创伤性关节炎的提早发生，则需要进行切开复位内固定手术治疗。若台阶 < 2mm，可采取保守治疗，予外固定于稍屈曲位，其后需要积极功能锻炼。

（一）中药治疗

**1. 中药内治**　损伤初期使用行气消瘀法，适用于损伤后有气滞血瘀，局部肿痛，无里实热证，常用方剂有以消瘀活血为主的桃红四物汤、活血止痛汤等。损伤中期，对于筋骨已有连接但未坚实者，瘀血不去则新血不生，新血不生则骨不能合，筋不能续，所以使用接骨续筋药、佐活血祛瘀之药，治以活血化瘀，接骨续筋，常用方剂有续骨活血汤、新伤续断汤等。损伤后期，筋骨痿弱、肢体关节屈伸不利、骨折迟缓愈合、骨质疏松等属于肝肾亏虚者，均可使用本法加强肝肾功能，加速骨折愈合，增强人体抗病能力，以利损伤的修复，常用方剂有壮筋养血汤。

**2. 中药外治**　根据损伤的三期辨证，早期可以使用消瘀活血为主的双柏散等，中期可用接骨续筋的跌打散，后期可用温通补益肝肾及预防关节挛缩的贴敷或外洗中药如雷火灸、海桐皮汤等。

（二）西药治疗

轻度疼痛一般选择对乙酰氨基酚等 NSAIDs，中度疼痛宜选用弱阿片类，有曲马多、可待因，重度疼痛宜选用强阿片类，有吗啡、羟考酮、芬太尼类、哌替啶等。

（三）手法整复

患者仰卧于病床，先在无菌操作下抽吸干净膝关节内积血，置屈膝 20° ～ 30° 位，嘱一助手握住患肢大腿，另一助手握住患肢足踝部向下用力牵引。若胫骨外侧髁骨折，则令一助手在维持牵引下将患肢内收，术者两手四指环抱膝关节内侧，两手拇指推按骨折片向上、向内复位。若内髁骨折，用相反方向的手法整复。双髁骨折者，两助手在中立位强力相对拔伸牵引，继而术者以两手掌根部置于胫骨上端内、外侧髁处，相向扣挤复位（图 5-8）。若关节面塌陷者，可在 X 线透视下，严密消毒，局麻下将钢针刺入塌陷关节面下进行撬拨，使之复位，撬针时应避免伤及腓总神经。

### （四）夹板固定

骨折复位后取夹板 5 块，分别置于膝内、外、后侧及前内、前外侧处，夹板长度据患肢情况而定，加压垫包扎，另用一长夹板加于后托上包扎固定，腘窝垫一小枕，置膝关节于微屈位，固定时间 6 ～ 8 周。若骨折块移位较大，整复后仍有以为趋势，可加跟骨牵引，亦可选用小腿皮肤牵引，以增强骨折复位固定的稳定性，减少继续移位。

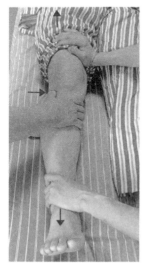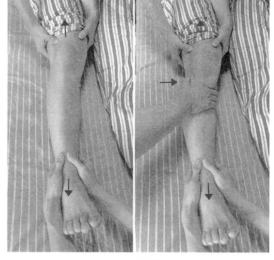

（a）双人复位法　　　　　　　　（b）三人复位法

**图 5-8　胫骨平台骨折手法复位**

### （五）物理治疗

中频脉冲电治疗可以通过局部的微电流促进创伤的愈合；红外线灯治疗等温热类治疗可以促进局部血液循环从而加快创伤的修复。

### （六）手术治疗

**1. 手术适应证**　若骨折伴有膝关节不稳定、韧带损伤和明显关节脱位，以及开放性骨折或合并骨 – 筋膜间室综合征，复位后骨折关节面台阶＞ 2mm 建议行手术治疗。

**2. 手术方式**　可延伸的关节切开和关节面重建钢板螺钉固定术；关节镜或有限切开复位，经皮螺钉或针式外固定架固定术等。

### 六、预防调护

胫骨平台骨折属于关节内骨折，可能导致膝关节粘连及僵硬。为此，在保守治疗期间，早期以踝泵及股四头肌收缩锻炼为主，促进血液的回流，避免大腿的肌肉萎缩。在初步消肿之后，可以行推髌骨法，以防止髌骨周围的粘连。具体办法为循序渐进将髌骨向上、下、内、外各方向推动，并在极限位置短时间维持。

（廖宁刚）

# 第五节 膝关节脱位

膝关节属于屈戌关节，是人体最大的关节，由髌骨、股骨、胫骨组成。膝关节的稳定性主要是靠关节囊、内外侧副韧带、前后交叉韧带、半月板等连接加固和股四头肌、股二头肌、腓肠肌和腘绳肌等强有力的肌肉保护，因此通常难以脱位。其发生率仅占全身关节脱位的 0.6%，多见于男性青壮年。本病属于中医学"脱位"的范畴。

## 一、致病机制

在诸如高处坠落、交通事故等直接或间接暴力情况下，膝关节周围组织的保护作用可能被强行打破，导致股骨和胫骨的相对位置发生改变，甚至可能压迫或损伤膝关节后侧的腘动脉、腘静脉、胫神经和外侧的腓总神经。如果没有得到及时处理，这些组织可能会遭受不可逆的损伤，甚至导致肢体远端坏死，最终需要截肢以避免危及生命。根据脱位后胫骨所处的位置，可以分为前脱位、后脱位、内侧脱位、外侧脱位和旋转脱位（图 5-9），其中，以前脱位最常见，内侧及旋转脱位较为少见。

### （一）前脱位

膝关节屈曲位时，暴力从前方向后方直接作用于股骨下端，使股骨髁的关节面，沿胫骨平台向后急骤旋转移位，突破关节囊后侧，使胫骨上端脱位于股骨下端前方，发生膝关节前脱位。

### （二）后脱位

膝关节屈曲位时，暴力从前方向后方作用于胫骨上端，使胫骨平台向后脱出，形成膝关节后脱位。这类脱位较少见，但损伤极其严重。由于膝关节内侧关节囊与内侧副韧带及胫骨、股骨内侧紧密相连，故有限制后脱位的作用。另外伸膝装置也有同样的限制作用，故膝关节后脱位时，必然合并严重的交叉韧带、内侧副韧带、内侧关节囊的撕裂伤，并可能发生肌腱断裂或髌骨撕裂骨折。同时，也常并发腓总神经损伤和周围血管损伤。

### （三）侧方脱位

膝关节受到来自侧方的暴力，或间接暴力传达至膝关节，引起膝关节过度内翻或过度外翻，造成关节囊侧方及韧带的断裂而形成侧方脱位。外侧脱位较多见，且常合并腓总神经损伤；内侧脱位较少见。而单纯性的侧方脱位时，常合并脱位的对侧发生胫骨平台骨折。膝关节外侧脱位时，由于关节囊及内侧副韧带断裂后嵌入关节内，可造成外侧脱位时的复位困难。

#### （四）旋转脱位

为旋转暴力所引起，多发生在膝关节微屈时，小腿固定，股骨发生旋转，迫使膝关节承受扭转应力而产生膝关节旋转脱位。这种旋转脱位可因位置不同，分为前内、前外、后内和后外四种类型。以后外侧旋转脱位为例，其发生机理：膝关节轻度屈曲位，小腿处于内旋位，受到强大外翻暴力，使股骨内髁冲破关节囊，移位于股四头肌扩张部；如小腿处于外旋位，受到强大外翻暴力，使股骨内髁冲破关节囊，又穿出股内侧肌的肌腹，并被此肌形成的纽扣状裂口卡住，造成闭合复位困难。

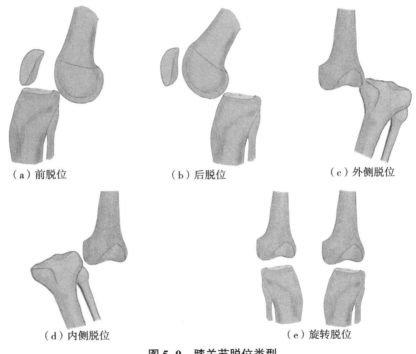

（a）前脱位　　　　　　（b）后脱位　　　　　　（c）外侧脱位

（d）内侧脱位　　　　　　　　（e）旋转脱位

**图 5-9　膝关节脱位类型**

### 二、诊查要点

#### （一）前脱位

膝关节肿胀严重，疼痛剧烈，功能障碍。膝关节前后径增大，髌骨下陷，膝关节处于微屈曲位，圆形、弹性固定，触摸髌骨处空虚，腘窝部丰满，可触及凸起于后侧的股骨髁，髌腱两侧可触及向前移位的股骨平台前缘。

#### （二）后脱位

膝关节肿胀严重，疼痛剧烈，功能障碍。膝关节前后径增大，类似过伸位，胫骨上端下陷，皮肤有皱褶，畸形明显，呈弹性固定，触摸髌骨下空虚，腘窝处可触及胫骨平台后缘向后凸起，髌腱两侧能触及向前凸起的股骨髁。

### （三）侧方脱位

关节横径增大，有明显的侧方异常活动。内侧脱位时，在外侧可扪及股骨髁下缘，在内侧可扪及胫骨平台上缘。外侧脱位时，在外侧可扪及胫骨平台外上缘，在内侧可扪及股骨髁下缘。若有神经损伤，常见足踝不能主动背伸，小腿下段外侧皮肤出现麻木。

### （四）旋转脱位

患侧小腿呈现内旋或外旋位，膝内侧关节间隙处有皮肤凹陷及皱褶，腘部后外侧可有骨性隆起。

## 三、临床分型

根据脱位后胫骨上端所处位置，可分为前脱位、后脱位、内侧脱位、外侧脱位和旋转脱位。根据受伤机制，前脱位最为常见。而根据股骨髁及胫骨平台完全分离或部分分离，可分为完全脱位和部分脱位。

## 四、辅助检查

### （一）影像学检查

**1. X 线检查**　膝关节正侧位 X 线检查可以帮助判断脱位与否，以及脱位方向、程度（图 5-10）。明显脱位伴随骨折也可以从 X 线检查观察。

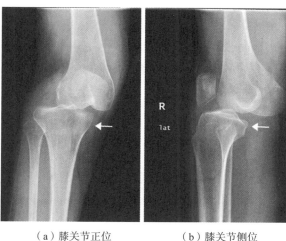

（a）膝关节正位　　　　　（b）膝关节侧位
注：膝关节不对称，胫骨向外前方移位。
**图 5-10　膝关节脱位 X 线表现**

**2. CT 检查**　CT 三维重建有助于了解伴随脱位的隐匿性骨折及骨折线的详细情况。怀疑血管损伤时，应行 CTA 检查以判断膝周血管损伤情况。

**3. MRI 检查**　　有助于了解膝关节软组织、神经及韧带的损伤情况，以指导下一步对韧带的修复治疗决策。

### （二）血管彩超检查

血管彩超有助于判断膝关节周围动静脉血管的损伤情况。因局部肿胀而判断不佳时，可以借助肢体远端血管内的血液流速来间接判断血管的损伤情况。

### （三）肌电图检查

膝关节周围神经的损伤情况可以通过患肢的神经电图反映，并且可以在康复过程中通过神经电图了解神经的恢复情况。

## 五、治疗方案

在条件允许的情况下应第一时间进行闭合复位，以解除可能存在的对神经血管的挤压。

### （一）中药治疗

**1. 中药内治**　　损伤初期使用行气消瘀法，促进关节腔内积血的吸收，常用方剂有以消瘀活血为主的桃红四物汤、活血止痛汤等。损伤中期，对于关节周围韧带等软组织已有连接但未坚实者，瘀血不去则新血不生，新血不生则骨不能合，筋不能续，所以使用接骨续筋药、佐活血祛瘀之药，治以活血化瘀，接骨续筋，常用方剂有续骨活血汤、新伤续断汤等。损伤的后期，筋骨痿弱、肢体关节屈伸不利、骨折迟缓愈合、骨质疏松等属于肝肾亏虚者，均可使用本法加强肝肾功能，加速骨折愈合，增强人体抗病能力，以利损伤的修复，常用方剂有壮筋养血汤。

**2. 中药外治**　　根据损伤的三期辨证，早期可以使用消瘀活血为主的双柏散等，中期可用接骨续筋的跌打散，后期可用温通补益肝肾及预防关节挛缩的贴敷或外洗中药如雷火灸、海桐皮汤等。

### （二）手法整复

纵向牵引下的复位是处理前后脱位的基本手法，大部分情况下可以顺利复位，恢复胫骨和股骨的对位关系。直接复位常难以整复，需在手术室麻醉下进行操作。注意进行复位操作时不要握住腘窝，以免造成医源性的损伤。具体操作手法：患者取仰卧位。一助手用双手握住患侧大腿，另一助手握住患侧踝部及小腿做对抗牵引，保持膝关节半屈伸位置，术者用双手按脱位的相反方向推挤或提托股骨下端与胫骨上端，如有入臼声，畸形消失，即表明已复位。复位后，将膝关节轻柔屈伸数次，检查关节是否完全吻合，并可理顺被卷入关节间的关节囊及韧带和移位的半月板。

**1. 前脱位**　　膝关节前脱位的手法复位比较容易成功。在充分麻醉下，患者仰卧，一助手用双手握住患侧大腿下方，另一助手握住踝部，膝关节半屈位，顺纵轴做对抗牵引。术者立于患侧，一手托大腿下端后侧向前提，另一手置于小腿前方向后压，两手同时用力，听到响声，即已复位（图5-11）。复位后，术者一手扶握于膝上，另一手握踝，将膝关节轻柔屈伸数次，检查关节间是否完全吻合，并可理顺卷入关节间隙的关节囊、韧带及移位的半月板。同时检查胫前、后动脉搏动情况，以及肢端的皮肤颜色和温度。如关节已复位，但足背动脉在经短时间观察后仍不恢复搏动，则应考虑膝关节周围血管损伤。

**2. 后脱位** 牵引方法同前脱位。术者立于患侧，一手托小腿上端后方向前，另一手置于大腿下端前面向后压，听到复位响声后，即为复位成功（图5-11）。应检查复位是否完全，并检查胫前、后动脉搏动情况，以及腓总神经有无损伤。

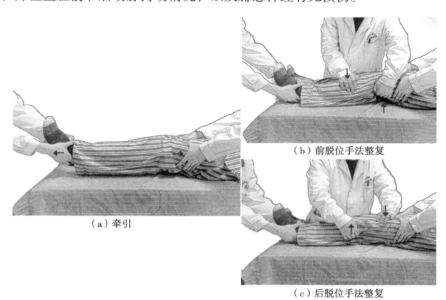

（a）牵引
（b）前脱位手法整复
（c）后脱位手法整复

**图5-11 膝关节脱位手法整复**

**3. 侧方脱位** 患者仰卧位，一助手握住股部，另一助手握住足踝部。若为膝关节外侧脱位者，术者一手将股骨内髁向外侧扳拉，另一手将胫骨外侧髁向内推挤，同时使膝关节呈外翻位，听到响声即为复位。若为膝关节内侧脱位者，术者一手推挤股骨外侧髁向内，另一手扳拉胫骨上端向外，同时使膝关节呈内翻位，听到响声即为复位。对于膝关节外侧脱位，可能由于破裂的关节囊和断裂的内侧副韧带嵌入关节内，而造成闭合复位困难者，应及时采用手术复位。胫骨内侧平台骨折的复位，对膝关节整个稳定性起着重要作用，应引起足够重视。

**4. 旋转脱位** 未发生股骨髁部嵌顿的旋转脱位，可在充分麻醉下，及时进行手法闭合复位。患者仰卧，一助手握住股部，另一助手握住足踝部，两助手逐渐做拔伸牵引。术者立于患侧，用手掌将胫骨上端向脱位相反方向推挤，并令助手将小腿向畸形相反方向扭转，同时术者用另一手用力扳拉股骨髁部，听到响声后，即为复位。对不能闭合复位者，应采用手术开放复位，解除股骨内髁的嵌顿，予以复位，应将交叉韧带或侧副韧带做完善的修复，以恢复膝关节的稳定性。

### （三）夹板固定

关节脱位手法复位后，排除血管损伤的患者，可以予长腿石膏或长夹板固定于屈膝 20～30°，维持4～6周。在固定之前，可予注射器抽吸关节腔内的积血，以防止血液机化后加重膝关节僵硬。禁止固定于伸直位，以免加重腘动静脉及神经的损伤。

### （四）手术治疗

韧带断端、撕裂的关节囊可能嵌夹于关节间隙，或股骨髁套锁在撕裂的关节囊裂孔中，难以手法复位，就需要进行手术切开复位。考虑有腘动静脉损伤的患者，更应急诊行介入或直视下切开血管探查。断裂的各种韧带，可在病情稳定后择期修复或重建。

### （五）物理治疗

中频脉冲电治疗可以通过局部的微电流缓解因脱位而痉挛的肌肉，促进软组织损伤的修复；红外线灯治疗等温热类治疗可以促进局部血液循环从而加快创伤的修复。

## 六、预防调护

在脱位整复并行夹板固定后，如果膝关节仍不稳定，避免下地负重。但为了防止肌力下降和肌肉萎缩，可以在床上进行股四头肌和股二头肌的等长收缩训练。同时，为了避免髋关节和踝关节的僵硬，也需要相应地进行这两个关节的活动。

（廖宁刚）

# 第六节　胫腓骨干骨折

胫腓骨骨折是最常见的四肢长骨骨折，各年龄均可发生，好发于胫骨干中下1/3交界处。本病多发于青壮年或10岁以下的儿童。儿童多为青枝骨折或无移位骨折，以胫骨干骨折多见，胫腓骨干双骨折次之，单纯的腓骨骨折少见。成年人骨折以胫腓骨双骨折多见。本病属于中医学"骨折"的范畴。

## 一、致病机制

随着交通工具的快速发展，车祸导致的直接撞击伤或其他高能量损伤，如坠跌、扭转等，发生率呈上升趋势，从而导致开放性骨折日益普遍。同时，骨折粉碎和周围软组织损伤的程度也愈发严重。根据致伤性质，可以分为直接暴力和间接暴力损伤（图5-12）。

### （一）直接暴力

直接暴力包括碰撞伤、直接打击伤等，所致胫腓骨骨折一般在同一平面附近，为横行或短斜形骨折，严重者为粉碎性骨折。常为开放性骨折，可伴较严重的软组织损伤。

### （二）间接暴力

间接暴力包括扭转、传达暴力，为长斜形或螺旋形骨折，需要行小腿全长的影像学检查以避免漏诊。若腓骨骨折线高于胫骨骨折线，多为闭合性骨折，软组织损伤较轻。

胫腓骨干骨折的移位与暴力方向、肌肉收缩以及肢体远端的重力作用有关。骨折后，由于股四头肌、腘绳肌和小腿肌肉的牵拉，近骨折端通常会发生向内、向前侧成角，而远骨折端则向外、向后侧形成重叠移位。另外，扭转暴力可能导致胫腓骨干骨折发生旋转移位。

## 二、诊查要点

### （一）症状

患者受伤后出现小腿局部肿胀、疼痛及活动受限等症状，疼痛通常剧烈且定位明确，可能导致患者因小腿疼痛而不敢活动膝关节和踝关节。大部分患者伤后因剧痛立即停止负重，但极少数腓骨骨折移位较小或青枝骨折的患者可能仍可负重。

### （二）体征

小腿部的压痛和纵向叩击痛是最常见的体征。骨折处可出现环形压痛，而移位严重者可能会出现小腿的旋转和成角畸形。伤处还可能出现异常活动。

### （三）并发症

**1. 筋膜间隔室综合征**　胫骨上端骨折移位时，有可能损伤紧贴胫骨下行的胫前动脉和胫后动脉。由于小腿深筋膜甚为坚厚致密，故胫骨骨折可造成小腿筋膜间隔区内肿胀，压迫血管，形成筋膜间隔区综合征，表现为疼痛（pain）、无脉（pulseless）、苍白（pallor）、麻痹（paresthesia）、瘫痪（paralysis）的"5P 征"，其早期可能表现为足趾的被动牵拉痛及毛细血管征的缺失。在小腿骨折治疗中，尤其闭合性骨折的发生率较开放性者为高，必须注意防止。通常可以通过检查每个间室内的神经和相关肌肉功能，评估间室内肌神经组织的状态（表 5-1）。

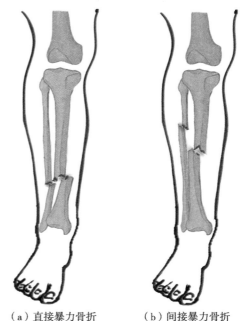

（a）直接暴力骨折　　　（b）间接暴力骨折

**图 5-12　胫腓骨干致病机制**

表 5-1　小腿各筋膜间隔室内的神经及肌肉功能

| 小腿间室 | 神经 | 运动功能 | 感受功能 |
| --- | --- | --- | --- |
| 前间室 | 腓深神经 | 趾背屈 | 第 1 ~ 2 趾背 |
| 外侧间室 | 腓浅神经 | 足外翻 | 足的外背侧 |
| 后深间室 | 胫神经 | 趾跖屈 | 足底 |
| 后浅间室 | 腓肠神经 | 比目鱼肌 | 外踝 |

**2. 神经、血管损伤**　如果胫骨上 1/3 处发生骨折，可能会导致腘动脉的损伤，从而导致局部进行性肿胀以及远端足背动脉的消失。腓骨头周围骨折可能会引起腓总神经的损伤，从而影响远端的感觉以及足的背伸和外翻等活动能力。

**3. 骨折延迟愈合、不愈合**　胫骨中下段骨折，由于胫骨的营养血管在骨折时受到损伤，同时胫骨下 1/3 缺乏肌肉附着，常常导致局部血液供应不良，从而发生骨折迟缓愈合或不愈合。特别是在开放复位手术时，由于骨膜被剥离，仅有的骨膜下动脉也遭受破坏，直接切断了骨折远端的血液供给，从而加重了骨折愈合不良的可能性。

### 三、辅助检查

#### （一）实验室检查

胫腓骨骨干骨折的实验室检查没有特异性，但此时的血液分析中白细胞计数、中性粒细胞计数和 C 反应蛋白可能出现短暂性的升高，考虑创伤后的应激反应。注意与感染性疾病相鉴别。

#### （二）影像检查

**1. X 线检查**　胫腓骨骨干的 X 线检查一般包括胫腓骨的正位和侧位片（图 5-13）。注意小腿标准正位影像，上胫腓关节、下胫腓关节皆有少许重叠；骨小梁清晰显示，周围软组织层次可见。结合胫腓骨骨折的正侧位互相参考，可以了解胫腓骨骨折的移位方向及程度。注意若胫骨或腓骨下段有螺旋形或长斜形骨折时，若 X 线片未包括胫腓骨近端，需要加拍小腿近端的 X 线片，因为此时胫腓骨上端可能存在另一处骨折。

**2. CT 检查**　CT 扫描及三维重建提供了多方向的分层显示和空间立体影像呈现，使术者能够详细了解各骨折块的移位方向，从而更好地制订治疗方案。例如，在进行髓内钉手术时，

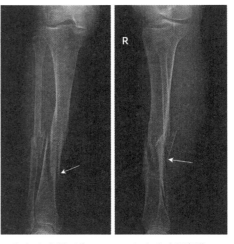

（a）右小腿正位　　　（b）右小腿侧位

注：右胫腓骨中下段可见多发骨折线，断端可见散在碎片骨。

**图 5-13　胫腓骨干骨折 X 线表现**

详细测量骨髓腔内径对于手术计划的制订和实施至关重要。

**3. MRI 检查**　在无移位骨折及骨挫伤的诊断中有积极的意义，可以防止临床工作中漏诊。同样可以帮助鉴别胫腓骨的新鲜骨折和陈旧骨折。

### 四、治疗方案

胫腓骨干骨折的治疗目的是恢复小腿的长度和膝 – 踝轴线，以避免"长短腿"现象和实现站立行走功能。因此，骨折的短缩移位和骨折块的侧方移位是需要积极纠正的。一般认为 1cm 以内的短缩移位，畸形的弧度不超过 10° 和 2/3 以上的对位可以基本实现长度和负重的需要。但是旋转畸形仍然可能影响到行走步态。

#### （一）中药治疗

**1. 中药内治**　胫腓骨干骨折的中医治疗，根据损伤三期辨证治法，通常分为初、中、后三期。损伤初期使用行气消瘀法，适用于损伤后有气滞血瘀，局部肿痛，无里实热证，常用方剂有以消瘀活血为主的桃红四物汤、活血止痛汤等。损伤中期，筋骨已有连接但未坚实者，瘀血不去则新血不生，新血不生则骨不能合，筋不能续，所以使用接骨续筋药、佐活血祛瘀之药，治以活血化瘀，接骨续筋，常用方剂有续骨活血汤、新伤续断汤等。损伤后期，筋骨痿弱、肢体关节屈伸不利、骨折迟缓愈合、骨质疏松等属于肝肾亏虚者，均可使用本法加强肝肾功能，加速骨折愈合，增强机体抗病能力，以利损伤的修复，常用方剂有壮筋养血汤。

**2. 中药外治**　根据损伤的三期辨证，早期可以使用消瘀活血为主的双柏散等，中期可用接骨续筋的跌打散，后期可用温通补益肝肾及预防关节挛缩的贴敷或外洗中药如雷火灸、海桐皮汤等。

#### （二）西药治疗

轻度疼痛一般选择对乙酰氨基酚等 NSAIDs，中度疼痛宜选用弱阿片类，有曲马多、可待因，重度疼痛宜选用强阿片类，有吗啡、羟考酮、芬太尼类、哌替啶等。

#### （三）手法整复

患者平卧，膝关节屈曲以方便近端助手用肘关节圈住患者腘窝部，远端助手握住踝部（下手握足跟，上手握中足部），沿胫骨长轴做对抗牵引 3 分钟左右，远端助手可小幅度上下晃动小腿以矫正重叠及成角畸形。根据远近端的前内移位情况，术者两手环抱后移端向前端提，助手将前移端向后按压，使之对位，然后再纠正侧方移位，一般即可复位。螺旋形、斜形骨折时，在纠正前后方移位及侧方移位的同时，远端助手将远端逆损伤方向施加内旋或外旋，可使之对位。在维持牵引下，术者及助手配合摇摆骨折远端，使骨折端紧密触碰。沿胫骨前嵴及内侧面来回触摸骨折处，手摸心会以复查对位对线情况（图 5–14）。

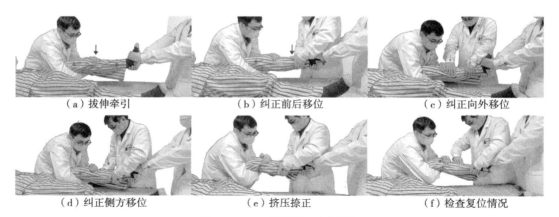

（a）拔伸牵引　　　　　（b）纠正前后移位　　　　（c）纠正向外移位

（d）纠正侧方移位　　　　（e）挤压捺正　　　　　（f）检查复位情况

**图 5-14　胫腓骨骨折手法整复**

## （四）固定方法

### 1. 夹板固定

（1）夹板规格　胫腓骨干骨折的小夹板固定常规需要用到 5 块夹板，包括前方胫骨嵴两边的 2 块小夹板（宽度约为小腿周径的 1/10），内侧、外侧板 2 块（小腿周径的 1/6），后侧板 1 块（小腿周径的 1/5），夹板的长度应根据骨折部位而定（图 5-15）。

（2）固定方法　根据骨折移位的方向放置压垫，同时注意保护内外踝及腓骨小头处皮肤。夹板和压垫的放置应防止压疮，腓骨小头处应加棉垫保护，同时更应注意避免压迫腓总神经。肿胀明显时可暂时放弃夹板固定，改为石膏固定。

1）上 1/3 部骨折：将膝关节置于屈曲 40° ～ 80° 位，夹板远端达内、外踝上 4cm，内、外侧夹板上达膝上 10cm；前侧两块夹板置于胫骨前嘴两侧，前外侧夹板正压在分骨垫上，两块前侧板上端平胫骨内、外侧髁；后侧夹板的上端超过腘窝部，在股骨下端行超膝关节固定。上 1/3 骨折，内、外侧夹板在股骨下端做超膝关节捆扎固定。

2）中 1/3 部骨折：内、外侧夹板下平内、外踝，上达胫骨内、外侧髁上缘；后侧夹板下达跟骨结节上缘，上达腘窝下 2cm，以不妨碍膝关节屈曲 90° 为宜；两前侧夹板下达踝关节上，上平胫骨结节。

3）下 1/3 部骨折：内、外侧夹板上达胫骨内、外侧髁平面，下平齐足底，后侧夹板及两前侧夹板与中 1/3 骨折同样放置。下 1/3 骨折的内、外侧夹板在足跟下方做超踝关节捆扎固定。

（3）固定时间　整复固定后，抬高患肢以利于消肿，下肢置于中立位，膝关节屈曲 20° ～ 30°，每天注意调整捆扎带的松紧度，查看夹板、压垫有无移位，加垫处或骨突处有无受压而致的持续性疼痛。固定时间为 7 ～ 10 周，如胫骨中下段骨折迟缓愈合，固定时间要相应延长。

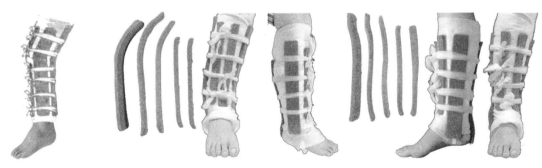

（a）胫腓骨上 1/3 骨折　　　　（b）胫腓骨中 1/3 骨折　　　　　（c）胫腓骨下 1/3 骨折

**图 5-15　胫腓骨夹板固定**

**2. 石膏固定**　石膏固定儿童青枝骨折、裂缝及不完全骨折可采用包括足部的小腿后侧长石膏托固定；无移位的横断或锯齿状斜形骨折，合并皮肤挫伤或患肢严重肿胀者，可行双石膏托固定，经 4 ~ 6 天软组织消肿后，石膏变松，可用绷带再缠紧。若石膏托不合适，则仅用后侧石膏托固定或更换石膏托；轻度移位的横断、锯齿状骨折，或发生弯曲的青枝骨折，在适当麻醉下行手法整复骨折后，再行双石膏托外固定。胫腓骨中下 1/3 交界处以下的稳定型骨折，也可采用小腿 "U" 形石膏固定。

### （五）物理治疗

中频脉冲电治疗可以通过局部的微电流促进骨折的愈合；红外线灯治疗等温热类治疗可以促进局部血液循环从而加快创伤的修复。

### （六）手术治疗

**1. 手术指征**　胫腓骨骨折的骨性愈合期通常较长，长时间的石膏外固定会对膝、踝关节的功能造成一定影响。此外，肌肉萎缩和患肢负重等因素可能导致骨折在固定期间发生移位。因此，对于不稳定胫腓骨骨折以及存在血管、神经损伤或严重软组织损伤的患者，建议采取手术治疗。

**2. 手术方式**　应根据具体情况选择髓内固定、钢板螺丝钉内固定或单纯螺丝钉内固定，目前首选的方式是髓内固定。钢板螺丝钉固定包括 AO 加压钢板固定、LC-DCP（限制接触性动力加压钢板）固定、PC-P（点接触钢板）固定、LCP（锁定加压钢板）固定、LISS（经皮微创固定系统）钢板内固定等。另外，髓内固定也包括 Ender 钉固定、Rush 钉固定、交锁髓内钉内固定等。

### 五、预防调护

在小夹板外固定时，必须密切观察患者患肢的血液供应和感觉，以防止忽略血管和神经的损伤。同时，进行股四头肌的等长收缩和踝泵活动可以促进循环，预防患肢肌肉的萎缩。在骨折初步稳定后的 6 ~ 8 周，通过拄拐辅助的部分负重，可以利用应力刺激来促进骨小梁的生长。

（廖宁罡　杨文龙）

# 第七节　Pilon 骨折

胫骨 Pilon 骨折是指累及胫距关节面的胫骨远端骨折，呈现不同程度的嵌插与粉碎，伴有关节软骨损伤和关节面分离，可涉及内踝、外踝、后踝的骨折。Pilon 骨折是一种相对罕见的骨折，占所有胫骨骨折的 3%～10%，以及下肢骨折的不到 1%。男性比女性更容易遭受这种伤害，大多数伤害发生在 45 岁左右。75%～90% 的病例同时伴有腓骨骨折。本病属于中医学"骨折"的范畴。

## 一、致病机制

Pilon 骨折的主要原因是严重垂直暴力（如高处坠落或交通事故）导致的干骺端压缩和胫骨远端关节面粉碎。此外，低能量（运动损伤）多为部分垂直暴力合并扭转暴力作用，骨折粉碎程度较低，软组织损伤较轻。值得注意的是，软组织损伤程度对于评估胫骨远端骨折的治疗方案选择十分重要。在临床上，高能量损伤、高处坠落等高能量损伤，外力直接作用于胫骨远端，导致局部发生严重损伤，骨折同时伴有关节面的压缩。往往受伤的短时间之内就会出现局部明显的肿胀、畸形及关节活动功能障碍。

## 二、诊查要点

骨折发生后及时检查排除开放性骨折可能，若为开放性骨折需要急诊手术清创治疗。若出现筋膜间室综合征情况出现，一旦发现需急诊手术立即切开减压。

### （一）症状

伤后患者局部疼痛剧烈，肿胀明显局部甚至可见张力性水疱，踝关节功能受限。

### （二）体征

局部有大量血肿或瘀斑，胫骨远端可见畸形，骨折处有剧烈压痛点，可触知骨骼连续性中断或骨擦感（音）。

## 三、临床分型

目前，临床应用较多的是 Ruedi–Allgower 分型分类（图 7–1）。

Ⅰ 型：无移位的劈裂骨折，骨折线延至胫骨远端关节面（无明显移位）。
Ⅱ 型：胫骨远端中度粉碎，关节面中度对合不良（明显移位但关节面无粉碎）。
Ⅲ 型：胫骨远端严重粉碎，关节面对合不良（胫骨远端粉碎性压缩骨折）。

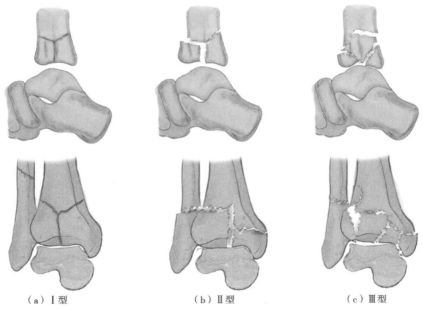

（a）Ⅰ型　　　　　　　　　（b）Ⅱ型　　　　　　　　　（c）Ⅲ型

**图 5-16　Ruedi-Allgower 分型**

## 四、辅助检查

### （一）X 线检查

踝关节正侧 X 线片，可明确骨折部位及确定骨折程度（图 7-2）。大部分 Pilon 骨折可合并腓骨远端的骨折，少部分 Pilon 骨折可单独发生而不合并腓骨远端骨折。

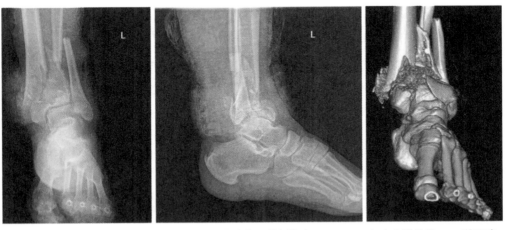

（a）左踝关节 X 线正位片　　　（b）左踝关节 X 线侧位片　　　（c）左踝关节 CT 三维重建

注：左踝关节正侧位片可见左胫腓骨远端粉碎性骨折，波及踝穴，提示 Pilon 骨折合并后踝及内踝骨折。

**图 5-17　Pilon 骨折影像学表现**

## （二）CT 检查

胫骨远端的 CT 三维成像是一项必要的检查措施，能够清晰地展示骨折的形态、移位状况及胫骨远端骨折压缩的程度。这些详细的信息为手术方案的制订提供了具有重要参考价值的影像学依据。

## 五、治疗方案

### （一）中药治疗

初期治以活血化瘀止痛，伤血为主者，可选用桃红四物汤、血府逐瘀汤。中期治以理气活血，接骨续筋，可选用接骨丹或接骨紫金丹等。后期补肝肾强筋骨可用独活寄生汤，气血虚弱者用八珍汤合柴胡疏肝散。外治初期可选用消肿散、消肿止痛膏；中期用接骨续筋膏或接骨膏；后期用狗皮膏或万灵膏敷贴。

### （二）西药治疗

轻度疼痛一般选择对乙酰氨基酚等 NSAIDs，中度疼痛宜选用弱阿片类，有曲马多、可待因，重度疼痛宜选用强阿片类，有吗啡、羟考酮、芬太尼类、哌替啶等。

### （三）手法整复

患者仰卧，患侧膝关节屈曲，一助手握住小腿中上段，另一助手握住后跟及前足，逐渐牵引，复位者采用挤按手法将骨折整复，需注意手法轻柔，观察患者病情变化。此法仅限骨折后局部出现畸形脱位患者需要及时复位改善畸形，同时马上进行跟骨骨牵引。

### （四）固定方法

患者仰卧于病床，患侧小腿置于布朗氏架上采用跟骨牵引法，牵引重量为 4～6kg，持续牵引，牵引期间注意踝关节背伸训练，预防创伤性马蹄足。

### （五）手术治疗

Pilon 骨折是一种严重的关节内损伤，大多数患者需要通过手术切开复位来进行治疗。为了充分保护软组织并避免皮肤坏死和深部感染，必须采取分期治疗策略。在急性期，通常需要进行外固定等治疗，同时有限切开内固定。当皮肤软组织条件良好且肿胀消退后，再进行最终的内固定。通常，肿胀完全消退需要 2 周以上的时间。

**1. 手术适应证**　除对骨折移位不明显或关节囊保持完整、无明显脱位、保留关节面正常解剖形态的严重粉碎性骨折，以及全身情况差的患者予以保守治疗外，骨折明显移位或嵌插、缺损，伴有血管、神经损伤，轴向对线不良，关节间隙改变＞2mm 者，手法复位难以依靠关节囊和韧带进行精确复位，均需积极进行手术治疗。

**2. 手术方式** 治疗 Pilon 骨折的主流固定方式分为内固定和外固定，而选择内固定还是外固定的依据更多地是根据软组织条件。对于简单 Pilon 骨折，若软组织条件允许，应选择内固定治疗，这样不仅可使骨折断端得到有效固定，而且还可以大大提高患者术后的满意度。对于 Pilon 骨折合并软组织损伤广泛，包括肌肉、皮肤及血管、神经。有严重污染软组织损伤，若选择外固定治疗可能会存在针道感染的风险，但这种风险远比植入内植物后出现深部感染、截肢的代价要小得多。

## 六、预防调护

术后患肢抬高，局部冷敷，预防性使用抗生素。对于坚强固定的患者术后即可开始足趾锻炼及下肢抬高锻炼，以促进局部肿胀的消退。对于使用外固定支架的患者，注意保持支架针道的清洁干燥，预防针道感染。术后定期进行 X 线检查，根据复查情况制订相应的康复治疗方案，术后 12 ～ 16 周，根据骨折愈合情况，患者可逐步下地负重行走。

（徐善强　杨文龙）

# 第六章　膝关节周围筋伤

## 第一节　髌腱损伤

髌腱是膝关节的重要伸膝装置之一。髌韧带上端附着于髌骨下缘及髌尖后面，远端止于胫骨结节。在正常的膝关节 0° 伸直位置，髌腱处于最松弛状态，随着屈膝度数的增加，牵张力也会相应增大。当髌腱受损或出现炎症时，称为髌腱炎，又称髌腱末端病、跳跃膝。本病属于中医学"筋伤"的范畴，多发于青壮年男性，女性患者相对较少。

### 一、致病机制

髌腱损伤可分为髌腱部分撕裂伤和完全断裂伤，直接暴力、间接暴力都可引起髌腱损伤。

#### （一）直接暴力

直接暴力多见于髌腱受到直接的撞击，或者由于刀、铲或机械工具直接切割而导致的损伤。

#### （二）间接暴力

间接暴力多为跑跳，高处跌下或在下肢负重时，暴力使膝关节突然屈曲，股四头肌强力收缩而致髌腱损伤。长期过量的膝关节运动，慢性损伤可引起髌腱附着处的炎性改变、增生、变性、机化、钙化，甚至骨化。

#### （三）自发性断裂

由于多种疾病的影响，如糖尿病、痛风、梅毒等，髌腱可能会出现退行性变或钙化，导致其不能承受正常的牵拉力，从而出现自发性断裂。

## 二、诊查要点

患者常常有跳跃、跌倒或下蹲等导致股四头肌收缩拉伤的病史。急性损伤者髌腱部局限性剧烈压痛；慢性损伤者膝软酸痛，多发生在下楼梯、起跳落地时或蹲下起立时，多在髌骨尖部有明显压痛。急性损伤者即刻丧失伸膝功能；慢性损伤者可出现股四头肌萎缩，直腿抬高时疼痛加剧或困难。

### （一）症状

当膝关节受伤后，会出现疼痛、肿胀、伸膝关节无力的表现。髌腱区域可出现疼痛，通常伴有肌腱肿胀。在膝关节运动过程中，可能会在肿胀的肌腱上产生摩擦异响。活动后疼痛加重，尤其在跳跃、跪姿或从坐位转换为站位等动作过程中。

### （二）体征

局部血肿、肿胀、髌周空虚感、主动伸膝障碍、部分患者髌骨活动范围增大等。髌周空虚感可以在肌腱断裂处触及，嘱患者主动伸膝时，空虚感更为明显。肌腱空虚感在有严重的血肿存在时会因遮掩而表现阴性。空虚感作为可以明确提示该损伤的重要体征，有很高的诊断价值。但对于局部血肿、肿胀严重者，应注意进一步的检查，以防止漏诊。

肌腱完全断裂的患者不能做直腿抬高或伸膝活动，不完全断裂的患者则有可能做直腿抬高，但不能将屈曲位的膝关节伸直。开放性损伤空虚感检查较易有阴性结果，主动伸膝亦不易与因痛活动受限而鉴别，当怀疑有该类损伤时应进一步检查，或处理开放伤口时行手术探查。

## 三、辅助检查

### （一）影像学检查

**1. X 线检查**　X 线检查可发现髌骨的位置改变。在髌腱及股四头肌腱完全断裂时，髌骨通常有上下位置的改变，必要时可双侧摄片对比髌骨位置，还有部分患者可见髌骨侧方移位，多数部分断裂的患者髌骨移位不明显。

**2. MRI 检查**　可直观发现髌腱断裂迂曲回缩；髌腱慢性损伤可见局限性变薄或腱中索状变性损伤信号（图 6-1）。

### （二）肌骨超声检查

超声影像可以清楚地反映肌腱的轮廓及周围组织并发现异常，在表浅肌及肌腱的诊断中很有价值，髌腱损伤时高频超声信号有特异性表现，在早期诊断和术后随访中有很高的应用价值。

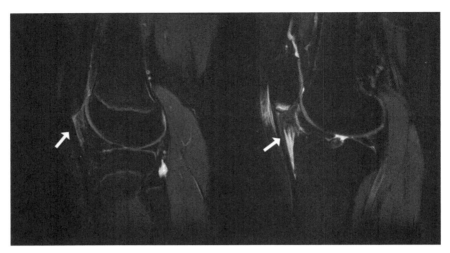

注：左髌骨下缘骨髓水肿，髌腱信号不均匀性增高，提示髌腱损伤。

**图 6-1　髌腱损伤**

## 四、鉴别诊断

### （一）复发性髌骨脱位

相同点为膝关节疼痛、肿胀、伸膝不利等，不同点一般髌腱位置无明显空虚感，大部分疼痛为一过性动态性疼痛。

### （二）膝关节半月板损伤

相同点为膝关节疼痛、肿胀等，不同点膝关节常会出现绞锁、极度屈曲过伸困难疼痛诱发，伸膝功能正常。

### （三）髌骨骨折

在强力被动屈膝过程中，两者均可能发生伸膝受限。但髌骨骨折急性期髌前局部肿胀明显，压痛在髌骨处，X 线可明确诊断。

## 五、治疗方案

本病治疗原则为髌腱断裂者需恢复髌腱的连续性，慢性损伤者需缓解症状、消除炎性症状。

### （一）中药治疗

**1. 中药内治**

（1）气滞血瘀　伤后局部疼痛剧烈，肿胀明显，或有血肿，动则痛甚，舌暗红，脉弦或涩。治以活血化瘀，消肿止痛，方用桃红四物汤加减。

（2）肝肾亏损　起病缓慢，肿痛较轻，静时反痛，或损伤日久，肌肉萎缩，膝软无力，舌淡红，苔少，脉沉细或细数。治以补益肝肾，通络止痛，方用补肾壮筋汤或健步虎潜丸加减。

**2. 中药外治**　早期局部可外敷消肿止痛膏等，恢复期可选择海桐皮汤熏洗热敷患膝。麝香壮骨膏、活血止痛膏等膏药进行舒筋活络。

## （二）西药治疗

轻度疼痛一般选择对乙酰氨基酚等 NSAIDs。中度疼痛宜选用弱阿片类，有曲马多、可待因。重度疼痛宜选用强阿片类，有吗啡、羟考酮、芬太尼类、哌替啶等。

## （三）手法治疗

部分损伤者顺其撕裂的方向推按，使其复位；慢性损伤者，可用推揉手法使局部筋结推平，拿捏手法以松解局部粘连，沿髌骨周缘的痛点或穴位揉按以舒筋止痛。

## （四）固定方法

对髌腱部分撕裂者，用手法治疗后，长腿石膏固定伤膝于屈曲 10° 位，4 ～ 6 周拆除石膏行股四头肌功能锻炼。髌腱断裂者，将髌腱手术缝合后，固定膝关节于过伸位 6 周。

## （五）针灸治疗

**1. 治则**　温通经脉，化瘀散结。
**2. 取穴**　主穴为阿是穴。髌腱周围炎，取患处髌腱两侧的最痛处平刺，重者在髌腱正中加一穴围刺。髌尖末端病在髌尖部与髌尖两侧最痛处各进一针围刺。胫骨结节软骨炎在髌腱下附丽区内中外三部位压痛明显处各进一针，用平刺法达骨膜部位。
**3. 配穴**　髌腱区域的慢性损伤主要发生在足阳明与足太阴经上，故选伏兔、梁丘、阴市、血海穴作为配穴。其中伏兔、阴市温经散寒，针法宜补且宜加灸。梁丘宁神镇痛，针刺此穴对疼痛有明显的缓解作用。体质较差加足三里以扶正起强壮之用。以上穴位隔日针刺 1 次，每次留针 15 ～ 30 分钟，8 次为 1 个疗程。

## （六）手术治疗

完全断裂者，早期应及时手术修补，可用铆钉进行腱骨止点重建。陈旧性髌腱断裂，由于股四头肌挛缩不易靠拢缝合，可先在髌骨上横向穿针牵引，当髌骨已充分下移时，再手术以阔筋膜条缝合修复缺损处。术后髌腱部分断裂者，固定伤肢于屈膝 10° 位 4 ～ 6 周，髌腱手术修复者，术后用石膏后托固定膝关节于伸直位。

## （七）体外冲击波治疗

**1. 定位**　一般用体表解剖标志结合痛点定位，也可用超声定位，在痛点寻找胫骨结节处，并探测病变深度及范围，进行标记。

**2. 治疗方法**　患者取坐位，患肢屈曲，能流密度为 0.12 ～ 0.20mJ/mm²，每次冲击 1000 ～ 2000 次，冲击次数可根据病情增减，每次治疗间隔 5 ～ 7 天，3 ～ 5 次为 1 个疗程。

### 六、预防调护

髌腱承担伸膝功能，急性损伤早期修复预后较好。陈旧性损伤修复后易遗留股四头肌萎缩、髌骨位置改变、活动受限及关节疼痛，预后稍差，需早诊断、早治疗。运动前要做准备活动和热身，全身韧带拉伸；运动中用力要节制，不要大强度，可使用髌腱加压带等护具；运动后进行局部冷敷，出现疼痛时应立即冷敷，以减少炎症的作用。

（裘兴栋　徐善强）

# 第二节　膝关节侧副韧带损伤

膝关节侧副韧带损伤是指在外力作用下，膝关节的侧副韧带发生拉伸伤、撕裂或断裂等损伤，导致膝部疼痛、活动受限及膝关节侧方失去稳定性等临床表现。临床上根据损伤程度，分为部分和完全性损伤。膝关节内、外侧副韧带损伤，中医古籍分别称为"虎眼里缝伤筋"（内侧副韧带损伤）、"虎眼外缝伤筋"（外侧副韧带损伤）。

### 一、致病机制

膝关节在伸直位时，侧副韧带紧张，故膝关节稳定不易发生侧向及旋转活动；膝关节在半屈曲位时，侧副韧带松弛，故膝关节不稳定，易受损伤。

#### （一）内侧副韧带损伤

内侧副韧带损伤是最常见的一种膝关节损伤。当膝关节处于半屈曲状态时，突然受到来自外侧的暴力打击，如小腿外展、外旋或膝外侧受到重物挤压等情况，会导致膝关节过度外翻、外旋，从而引起内侧副韧带撕裂损伤。此外，由于膝关节存在生理性外翻角，且膝外侧易受到损伤，因此内侧副韧带也容易受到影响。内侧副韧带完全断裂时，常常伴随着内侧半月板和前交叉韧带的损伤，被称为膝关节损伤三联征。此外，还可能伴有关节囊撕裂和撕脱骨折。

#### （二）外侧副韧带损伤

当膝关节内侧受到强烈的外力冲击或重物压迫时，可能会导致膝关节过度内翻，从而拉宽外侧关节间隙，导致外侧副韧带受伤、撕裂或断裂等损伤。由于存在对侧下肢和同侧肢体的髂胫束保护，单独外侧副韧带损伤的情况比内侧副韧带少。在极端的暴力情况下，外侧副韧带断裂通常会伴随着腓骨头的骨折，严重者还可能涉及关节囊的撕裂及同侧髂胫束和腓总神经的损伤。

## 二、诊断要点

患者具有明确的外伤史，膝关节出现内侧或外侧肿胀、疼痛和皮下淤斑，局部压痛明显，膝关节稳定性受损。

### （一）症状

当内侧副韧带损伤时，膝关节处于半屈曲状态，主动或被动活动均无法伸直或屈曲。若同时伴有半月板或交叉韧带损伤，可能出现关节内血肿，患者常感到膝部交锁。一般而言，外侧副韧带损伤不合并外侧半月板损伤，但易合并腓总神经损伤，临床表现为足下垂、小腿下 1/3 及足背皮肤外侧感觉障碍。

### （二）体征

内侧副韧带损伤的压痛点位于股骨内上髁处、关节间隙处或胫骨内侧面。外侧副韧带损伤的压痛点则在腓骨头或股骨外上髁。当损伤严重时，浮髌试验呈阳性。膝关节侧方应力试验的结果也为阳性。然而，在急性期进行此试验会引起剧烈疼痛，因此患者的配合度可能不高。

### （三）并发症

在侧副韧带损伤后，其制动和限制作用受到破坏，如果未及时修复或修复不当，或者是因为某组韧带失效后，因长期慢性牵拉而继发其他韧带松弛，膝关节在特定活动状态下可能会出现不稳定的情况。当韧带断裂时，体格检查显示关节有超常范围的活动，这被称为关节松弛。而不稳是指在活动中出现的关节不稳定感，也被称为功能性不稳。

## 三、临床分型

膝关节内外侧副韧带损伤均可以分为 3 度，检查时要在 0° 和屈曲 20° ～ 30° 时进行应力试验。

Ⅰ度：应力试验时引起疼痛，但不稳定程度很低，关节间隙张开 5mm（或 5°）以内。

Ⅱ度：应力试验时韧带的不全撕裂更重，明显松弛，关节间隙张开 5 ～ 10mm（5° ～ 10°），有明确的活动终止点。

Ⅲ度：完全撕裂，关节间隙张开 10mm 以上，侧方应力时无明确活动终止点。

## 四、辅助检查

### （一）X 线检查

普通膝关节 X 线正侧位片只能显示撕脱的骨折块。检查有无内、外侧副韧带损伤，可拍摄应力位片，将患侧与健侧对比，可发现侧副韧带损伤处关节间隙增宽。一般认为两侧间隙相差 4mm 以下为轻度扭伤，4～12mm 为部分断裂，12mm 以上为完全性断裂，完全性锻炼可能合并有前交叉韧带损伤。

### （二）MRI 检查

目前，诊断膝关节侧副韧带的最有价值检查。侧副韧带的部分撕裂表现为韧带的增粗、部分纤维的断裂、韧带的肿胀。侧副韧带的完全断裂主要表现为韧带连结的中断，断端的回缩、迂曲（图 6-2）。

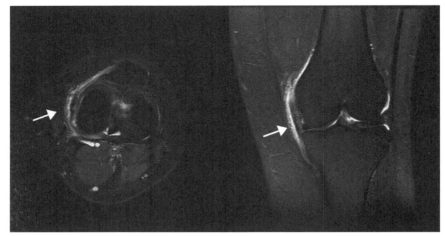

注：左膝内侧副韧带信号增高、周围软组织肿胀，提示膝关节侧副韧带损伤。

**图 6-2　膝关节侧副韧带损伤**

## 五、治疗方案

### （一）中药治疗

**1. 中药内治**

（1）瘀血阻络　伤后膝部肿胀严重，剧烈疼痛，有瘀斑，膝关节松弛，屈伸障碍，舌暗瘀斑，苔薄黄，脉弦或涩。治以活血消肿，祛瘀止痛，方用桃红四物汤或活血止痛汤加减。

（2）筋脉失养　伤后迁延，膝肿未消，钝痛酸痛，喜揉喜按，肌肉萎缩，膝软无力，舌淡，苔少，脉细。治以温经活血，壮筋活络，方用壮筋养血汤加减或服健步虎潜丸。

（3）湿阻筋络　伤后日久，膝肿反复发作，时轻时重，酸楚胀痛，筋粗筋结，屈伸不利，舌淡胖，苔白滑，脉弦或滑。治以除湿通络，方用羌活胜湿汤或苡仁汤加减。

**2. 中药外治**　初期局部外敷消瘀止痛药膏或三色敷药，后期局部用四肢损伤洗方或海桐皮汤熏洗患膝。

## （二）手法治疗

侧副韧带部分撕裂者，初诊时痛点部位及其上下施以指揉法、摩法、擦法，再沿侧副韧带走行方向施以顺筋手法，最后扶膝握踝，伸屈1次膝关节，以恢复轻微之错位，并可以舒顺卷曲的筋膜。这种手法不宜多做，否则有可能加重损伤。

在中、后期运用手法可以解除粘连，恢复关节功能，可点按血海、梁丘、阴陵泉、阳陵泉及内膝眼、犊鼻、悬钟等穴，然后在损伤局部及其上下施以揉、摩、擦等法。新鲜损伤肿痛明显者手法宜轻，其后随着肿胀的消退，手法可逐渐加重。

## （三）固定治疗

侧副韧带部分损伤者，先抽干膝关节内血肿，再将膝部置于20°～30°屈曲位，用夹板或长腿管形石膏固定（不包括足踝部），1周后可带石膏下地行走，4～6周去除固定，练习膝关节屈伸活动，注意锻炼股四头肌。

## （四）针灸治疗

侧副韧带损伤一般选阿是穴配合韧带附近经络穴位治疗，内侧副韧带损伤可加用血海、阴陵泉、三阴交、照海、太溪等；外侧副韧带损伤可加用阳陵泉、足三里、膝阳关、外膝眼、梁丘、悬钟、解溪、丘墟等，治疗时以泻法为主，必要时可选用透刺法、齐刺法，局部可加艾灸治疗。

## （五）手术治疗

**1. 手术适应证**　内侧副韧带部分撕裂/完全断裂的Ⅱ/Ⅲ度损伤，主张手术治疗，尽早处理。外侧副韧带Ⅰ度和Ⅱ度损伤可非手术治疗，Ⅲ度损伤非手术治疗效果差。晚期韧带重建困难，治疗效果不及早期修复。因此，膝关节不稳诊断明确即为手术指征。

**2. 手术方式**　对断裂的韧带及破损的关节囊进行修补。若外侧副韧带损伤合并腓总神经损伤，应尽早进行手术探查；若合并韧带附着部的撕脱骨折，应做固定术。对陈旧性内侧副韧带断裂的治疗，应选用股薄肌腱、半腱肌修补重建术。外侧副韧带因有股二头肌和髂胫束的保护，不影响膝关节稳定性，所以较少试用修补术。

## 六、预防调护

本病经过积极治疗大多可以治愈，预后较佳。损伤早期可冷敷，以减少出血。治疗期间应限制患膝关节内、外翻动作，但应积极进行股四头肌舒缩活动锻炼，后期要加强膝关节的伸屈活动锻炼，以尽快恢复膝关节功能。

（裘兴栋　徐善强）

# 第三节　膝关节交叉韧带损伤

膝关节前交叉韧带损伤是一种常见的运动损伤，患者会出现膝关节肿痛和活动受限，长期存在膝关节不稳，活动水平受到严重限制。未经处理的患者继发半月板、软骨损伤和膝关节骨关节炎的风险增加。膝关节交叉韧带损伤常见于运动员和交通事故，如篮球、足球、摔跤、柔道、滑雪等项目，突然减速或变向、突然停止或膝盖受到猛烈撞击容易造成损伤。在交通事故中，前交叉韧带损伤可能伴随其他损伤，容易被忽视。本病在 16～39 岁人群中的发病率高达 85/10 万，属于中医学"筋伤"的范畴。

## 一、致病机制

### （一）前交叉韧带损伤

当足部固定，膝关节屈曲，大腿突然外旋，此时前交叉韧带损伤，并同时伴有半月板撕裂；前方暴力发生过伸损伤，极度屈曲发生过屈损伤，在发生前交叉韧带损伤的同时往往伴随着其他韧带的损伤。

大多数前交叉韧带损伤属于非接触性损伤，与运动时膝关节的弯曲角度、股四头肌的拉力以及地面对腿部的反作用力使膝关节的外翻力矩增大有密切关系，主要可分为以下几种：①膝内翻或外翻扭伤：膝于近伸直位内旋内收时（膝内翻），可损伤前交叉韧带的后外束，膝于 90° 位外展外旋（外翻）时，可损伤前内束，为部分断裂。如果暴力过大则两束同时断裂，即为全断裂。②膝关节过伸损伤：此机理可单独损伤前交叉韧带。但多数是先撕裂关节囊，后交叉韧带，再撕裂前交叉韧带。足球运动时"踢漏脚"，或膝前被撞引起膝关节突然过伸，是最常见的受伤动作。③膝关节屈曲位支撑伤：大腿前面被撞，股骨踝向后错位，可使前交叉韧带单独受伤，经常见于足球的训练或比赛。

### （二）后交叉韧带损伤

在交通事故中，胫骨顶在驾驶台的仪表板上会直接对膝关节的胫骨端造成向后撞击的损伤。此外，高速、高对抗的运动，如滑雪、足球和橄榄球等，也容易造成类似的损伤。当受伤时膝关节处于屈曲、内翻或外翻位，突然遭遇一股使小腿向后的力量，如篮球运动的急停、足球运动的铲球等，就容易引起后交叉韧带的损伤。

## 二、诊查要点

患者有运动损伤史，受伤时可闻及"啪"的肌腱断裂响声。

### （一）症状

**1.疼痛**　前交叉韧带损伤会导致膝关节剧烈疼痛，并显著限制膝关节的活动能力，使得患者难以继续进行日常活动或工作。

**2. 肿胀** 随着疼痛也会迅速肿胀，说明膝关节内血肿大量生成。

**3. 膝关节不稳定** 前交叉韧带在受损后可能导致膝关节稳定性受损，表现为行走时的不稳定感、晃动和错动。即使在肿痛消退后，这种不稳定感仍可能存在。相比之下，后交叉韧带受损时可能存在不稳定的症状，但这种情况不如前交叉韧带损伤后的不稳定感常见。单纯的后交叉韧带损伤并不会对膝关节的旋转稳定和内外翻稳定产生影响。

**4. 伴随症状** 伴发其他结构如半月板、内侧副韧带损伤等情况还会出现相应的症状。

## （二）体征

**1. 一般体征** 在急性损伤的情况下会出现膝关节肿胀的现象，而在慢性损伤的情况下，股四头肌可能会出现萎缩。

**2. 特殊体征** 前交叉韧带损伤时前抽屉试验、Lachman 试验、轴移试验等均为阳性。后交叉韧带损伤时后向 Lachman 试验、股四头肌主动收缩试验均可阳性。浮髌试验阳性，提示有积血积液。

## 三、辅助检查

### （一）影像学检查

**1. X 线片** 无法直接发现前交叉韧带损伤情况，但可以排除膝关节及周围骨折或膝关节脱位。

**2. MRI 检查** 损伤检查的敏感度及特异度均为 95%。任何交叉韧带信号的增强都是异常的，急性期损伤时见到水肿或血肿导致的信号增强（图 6-3），陈旧性损伤时可见韧带变细或消失。股骨外侧髁和胫骨平台后外侧骨髓水肿产生的"对吻征"也反映了前交叉韧带断裂。正常后交叉韧带矢状位上呈弓形，可在一个或两个连续的层面上观察到。

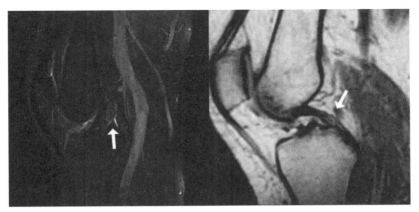

注：左图前交叉韧带增粗，信号增高，提示前交叉韧带损伤；右图后交叉韧带信号增高，提示后交叉韧带损伤。

**图 6-3 膝关节交叉韧带损伤**

## （二）关节镜检查

关节镜检查为诊断交叉韧带损伤的金标准，因其能在镜下直观地对损伤部位、程度、性质做出准确的判断。

## 四、治疗方案

### （一）中药治疗

**1. 中药内治**

（1）瘀血阻络　伤后膝部肿胀严重，剧烈疼痛，有瘀斑，膝关节松弛，屈伸障碍，舌暗瘀斑，苔薄黄，脉弦或涩。治以活血消肿，祛瘀止痛，方用桃红四物汤或活血止痛汤加减。

（2）筋脉失养　伤后迁延，膝肿未消，钝痛酸痛，喜揉喜按，肌肉萎缩，膝软无力，舌淡，苔少，脉细。治以温经活血，壮筋活络，方用壮筋养血汤加减或服健步虎潜丸。

（3）湿阻筋络　伤后日久，膝肿反复发作，时轻时重，酸楚胀痛，筋粗筋结，屈伸不利，舌淡胖，苔白滑，脉弦或滑。治以除湿通络，方用羌活胜湿汤或茵仁汤加减。

**2. 中药外治**　初期局部外敷消瘀止痛药膏或三色敷药，后期局部用四肢损伤洗方或海桐皮汤熏洗患膝。

### （二）西药治疗

口服非甾体类药物可减轻肿胀疼痛，包括塞来昔布、依托考昔、洛索洛芬等若因肿胀疼痛难忍者，需抽取关节积血并注射适量类固醇药物缓解疼痛。

### （三）固定治疗

受伤后需紧急制动，严格休息，使用护具及扶腋拐，以减少膝关节二次损伤；固定前抽取关节积血，弹力绷带加压包扎，但需注意末梢血运；可选择石膏、支具或夹板，固定角度为屈膝 20°～30° 前交叉韧带松弛位，以利修复重建。固定 4～6 周，也可固定 3～4 周后改用可调试功能支具，允许膝关节活动范围为 30°～60°。嘱患者患肢抬高，高于心脏水平，减低水肿，促进回流。

### （四）手术治疗

**1. 手术适应证**　①交叉韧带完全断裂的儿童或青少年。②经保守后膝关节仍不稳定、行走失稳者。③多发韧带或者合并半月板损伤者。④对运动较高要求者。⑤膝关节损伤三联征患者。

**2. 手术方式**　可采取经关节镜下利用自体腱、异体腱或人工韧带行交叉韧带重建术。前交叉韧带的股骨骨道制作主要有经前内侧入路、经胫骨入路和由外向内三种方式，这些手术方式的临床效果并没有显著差别。一般认为，经前内侧入路和由外向内入路有利于实现精确解剖重建，而经胫骨入路更有利于等长重建。

### （五）康复治疗

及时正确的康复介入对于交叉韧带损伤的患者极其重要，不可或缺。康复计划均是个体化，严格按照康复计划进行功能锻炼，能促进膝关节功能快速良好的恢复。

**1. 伤后 1 ~ 2 周**　以缓解疼痛、控制肿胀为主，采取患膝制动、抬高患肢、加压包扎、冰敷膝关节等措施，在疼痛可控范围内尽早恢复关节活动，能使膝关节周围肌肉激活，减少关节粘连。

**2. 伤后 2 ~ 6 周**　在疼痛、肿胀的症状有所缓解时，适当增加下肢肌力训练如直腿抬高训练激活股四头肌、伸展和弯曲膝关节、扶拐下地行走，以改善膝关节功能，增强腿部肌肉力量。

**3. 伤后 6 ~ 24 周**　此时大多数患者的膝关节能够初步恢复到正常的活动水平，在保护措施下适当进行慢跑、游泳等运动，但应避免跳跃、急转弯的运动，如篮球、足球、橄榄球等，否则容易造成膝关节二次伤害。

**4. 伤后 6 个月后**　在确定膝关节稳定性良好的情况下，做好预防措施，可尝试重新开始受伤前的运动，专业运动员需要更长的时间才能进行受伤前的运动项目。

### 五、预防调护

因多为运动损伤，故运动前需充分热身，高风险运动时需佩戴专业运动护具；避免突然进行超出平时强度的运动，穿合适大小和符合运动方式的鞋；平时多加强膝关节周围前后肌群的训练，增强肌力，平衡肌力，以增加膝关节稳定性。前交叉韧带无论采取何种术式，恢复的周期较长，因此在康复过程中，应避免早期的高强度、剪切性运动带来的二次损伤。

（裘兴栋　徐善强）

# 第四节　膝关节半月板损伤

半月板损伤是指膝关节在不同诱因下半月板完整性和连续性遭到破坏所产生的一系列症状，包括膝关节急性扭伤或关节不稳引起股骨髁与胫骨平台之间旋转挤压所致和膝关节慢性劳损或发育异常所导致的半月板撕裂。本病属于中医学"筋伤"的范畴。

### 一、致病机制

半月板有一定的移动度，即随着膝关节的伸、屈向前、向后移动。膝关节半月板损伤多以运动性损伤和退行性损伤多见。

## （一）运动性损伤

运动性损伤多由扭转等间接暴力引起。当膝关节屈曲，相对足部固定，大腿猛然内、外旋运动，半月板在股骨与胫骨之间受到旋转剪切力，这种动作对半月板产生压迫、旋转和剪切应力，从而导致半月板损伤。

## （二）退行性损伤

由微小创伤和反复劳损所引起，老年人的半月板会出现退行性变化，弹性减弱，轻微的外力就可能引发半月板的损伤。同时，"O"形腿或"X"形腿会导致下肢力线不良，使得膝关节单侧间室负重压力过大，从而导致半月板磨损。此外，发育异常的盘状半月板形态与股骨髁胫骨平台不匹配，不利于膝关节的负荷传导，压力常集中在盘状半月板的中央，应力的集中容易造成其过早退变，从而发生半月板撕裂。举重运动员或需要长期负重下蹲的人群，半月板承受的压力较大，长期的慢性劳损也可能导致半月板的损伤。另外，膝关节韧带的损伤所导致的膝关节不稳定，也可能引发半月板的继发性损伤。

## 二、诊查要点

### （一）症状

**1. 疼痛**　损伤的疼痛程度不一。发生较小的损伤时，大多数患者仍可走动，也可以继续参加造成损伤的活动，但扭转或旋转动作会使疼痛加剧。严重撕裂则会有明显的疼痛和膝关节活动受限。

**2. 肿胀**　半月板损伤的患者常常关节积液增多，尤其是较大或混合性撕裂者，伴有退行性关节炎者可间断反复地出现关节积液。关节积液患者的典型主诉是关节僵硬而不是肿胀。

**3. 关节弹响**　有些患者描述急性受伤时有撕裂感或弹响，活动时可在患侧听到响声，偶尔会伴随疼痛。

**4. 关节交锁**　"交锁"并不意味着膝关节完全不能活动，而是表示因为撕裂的半月板干扰引起膝关节不能完全伸展。患者在走路或活动时突然出现膝关节不能屈伸，即"卡住"的情况，可伴有疼痛症状，有时可通过反复屈伸或扭转来恢复，这多见于桶柄样撕裂的半月板损伤，这是由损伤的半月板在活动时移位，卡在股骨髁间窝所引起。

### （二）体征

**1. 局限性关节间隙压痛**　关节间隙压痛点多为病变部位。检查时患者屈膝仰卧，术者用拇指沿膝关节内侧和外侧间隙逐点按压，压痛明显处有固定压痛；同时可以边按压，边内旋或外旋活动小腿，可发现疼痛加重。

**2. 特殊检查**　回旋挤压试验、提拉研磨试验、下蹲试验、过伸过屈试验阳性。

## 三、辅助检查

### （一）实验室检查

在半月板撕裂的患者中可能发现关节积液，尤其是有较大或混合撕裂和伴退行性关节炎的撕裂。膝关节穿刺抽液是关节积液的确定性检查。当半月板损伤伴随感染、骨折、韧带损伤时需要进行检查确认。

### （二）影像学检查

**1. X 线检查**　包括膝关节前后位、负重位前后位和侧位片，观察膝关节间隙情况，用于鉴别诊断，排除膝关节周围骨折，也可能显示退行性改变、骨软骨缺损、半月板钙化或钙化的游离体等。外侧盘状半月板间接征象为患侧关节间隙增大，股骨髁变平。

**2. MRI 检查**　是目前公认适宜的检查方法，可见半月板内部实质结构。MRI 诊断半月板撕裂的敏感性为 96.7%，特异性为 92.8%。

根据 MRI 所出现的不同信号，对半月板损伤进行分级（图 6-4）。

0 级：正常的半月板形态规则，表现为均匀一致的低信号。

I 级：半月板内部出现局灶性的类圆形信号增高影，未达半月板表面，组织学表现为半月板内局限性早期黏液样变性，多代表退变性改变。

II 级：半月板内部出现线形的中等信号增高影，可延伸至半月板的关节囊缘，未达半月板表面，它是 I 级信号的改变的延续，也代表退变性改变。

III 级：半月板内的高信号达到半月板的关节面，通常代表半月板撕裂。

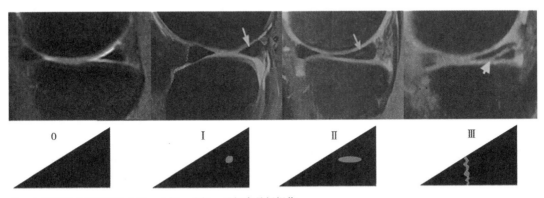

注：上图显示从左至右为 0 级、I 级、II 级、III 级半月板损伤。

**图 6-4　膝关节半月板损伤 MRI 分级**

### （三）关节镜检查

关节镜可在直视下动态地检查半月板损伤部位、形态、性质进行综合判断，是半月板损伤诊断的金标准，也是目前最理想的治疗手段。

## 四、临床分型

根据半月板损伤不同形态进行分型。

### （一）斜形撕裂

半月板内侧游离缘斜形走向的全层撕裂，长的斜形撕裂就形成瓣状。

### （二）纵形撕裂

半月板的撕裂口垂直于半月板表面，长的纵形撕裂常常发展为桶柄状撕裂。

### （三）水平撕裂

水平撕裂又称层裂、鱼嘴样撕裂，是指半月板横轴位的撕裂，半月板呈前后水平撕裂，使半月板分成上下两层。

### （四）放射状撕裂

分斜型和鸟嘴型，从内侧向外侧裂开，垂直于半月板的长轴和胫骨平台。

### （五）混合型

以上任意两种类型合并存在。

## 五、鉴别诊断

### （一）膝关节韧带损伤

半月板损伤常常是由暴力造成的，往往合并其他肌肉韧带的损伤出现，以内外侧副韧带、前后交叉韧带损伤较为常见。相应的损伤机制、体格检查、影像学辅助检查及关节镜等能进行鉴别。

### （二）膝关节软骨损伤

发生髌骨或股骨髁软骨损伤时，也可能出现关节交锁和疼痛，髌骨疾病疼痛多集中于膝关节前方，研磨试验也可出现阳性，根据体格检查、影像学辅助检查及关节镜能进行鉴别。

### （三）膝关节滑囊炎

现患膝疼痛、肿胀、活动受限，患者往往没有明确的半月板损伤病史，相应的既往病史、体征及辅助检查能进行鉴别。

## （四）膝关节游离体

可出现关节交锁和反复肿胀现象，部分患者甚至可以在皮下触及相应的游离体，通过 X 线或 MRI 可进行鉴别诊断。

## 六、治疗方案

本病应尽早诊治，避免损伤加重，恢复半月板的完整性及稳定性是治疗的关键。急性损伤，停止活动，迅速冰敷，用纱布加压包扎，有条件的患肢伸直位固定制动并抬高患肢。关节肿胀明显的，需关节腔穿刺抽取积液治疗。

### （一）中药治疗

**1. 中药内治** 初期治以活血化瘀，消肿止痛，方用桃红四物汤加牛膝、防风，或舒筋活血汤加减。后期治以补肾壮筋，通络止痛，方用健步虎潜丸或补肾壮筋汤加减。

**2. 中药外治** 初期局部瘀肿者，可外敷三色敷药、消瘀止痛药膏等。后期可用四肢损伤洗方或海桐皮汤熏洗患膝。

### （二）西药治疗

外用消炎镇痛凝胶或者膏药局部进行口服消炎镇痛药、消肿止痛及营养软骨的药物进行对症治疗。损伤在 II 度以下的还可以进行关节腔内注射透明质酸治疗。

### （三）手法治疗

**1. 按揉屈伸法** 损伤早期，患者仰卧位，放松患肢，术者用左手拇指在损伤部位及其周围进行轻柔的揉、摩、擦等手法，轻柔地按摩痛点。同时，术者的右手握住患者的踝部，然后屈曲患者的膝关节，并进行左右旋转小腿的动作。完成此步骤后，术者再次伸直患膝。

**2. 痛点理顺法** 损伤中期，术者可以逐渐增加手法的力度，对膝关节周围和大腿前部实施擦、揉等手法。随后，用拇指按压关节边缘的痛点，并在痛点周围进行推、揉、拿、捏等操作，以理顺筋脉，散瘀消肿。

**3. 粘连松解法** 损伤晚期，若患肢活动受限，可进行屈伸手法，以缓解挛缩，松解粘连。然而，对于半月板损伤严重者，单纯使用手法治疗效果可能不够理想。

**4. 交锁松解法** 嘱患者仰卧，一助手握持股骨下端，术者握持患者踝部，两人进行相对牵引，术者内外旋转小腿，然后尽可能地屈曲小腿，再伸直下肢，即可接触交锁。

### （四）针灸治疗

**1. 主穴** 阳陵泉、曲泉、犊鼻、内膝眼。

**2. 配穴** 悬钟、侠溪、行间、膝关、梁丘、足三里等。

**3. 方义** 阳陵泉为胆经合穴，八会穴中之筋会穴，肝主筋，曲泉为肝经之合穴，两穴相配，主筋之病；犊鼻、内膝眼为局部取穴之要穴，两穴相配，主膝之病；悬钟、侠溪、行间、膝关、梁丘、足三里，这些穴位所属经脉都循行通过膝关节，为循经远道取穴，皆有治疗膝病之功效，故作为配穴使用。以上穴位隔日针 1 次，留针 30 分钟，每隔 10 分钟行针 1 次，每日 1 次，10 次为 1 个疗程；间隔 7 天，再行第 2 疗程。共治疗 4 个疗程。

### （五）手术治疗

**1. 手术适应证**　确诊的半月板撕裂通常需要手术治疗，常采用关节镜下手术，极少的病例需要进行切开手术。

**2. 手术方式**

（1）半月板缝合术　可以尽最大可能保留损伤半月板的结构与功能，术后需要支具保护，康复过程相较半月板成形术而言比较缓慢。术者会考量半月板撕裂的类型、位置、质地、是否稳定等因素，综合考虑是否进行缝合。如果条件达不到，那么半月板部分或全部切除，应该更为合适。

（2）半月板成形术　主要包括关节镜下半月板的部分切除、次全切或者半月板切除，术中根据半月板的具体损伤情况，切除损伤的、无法缝合的损伤半月板组织，其导致骨关节炎的发生风险相较半月板缝合较高。

（3）半月板置换术　适合半月板毁损性损伤，或者曾进行半月板全切除或次全切除半月板的整体环状结构消失的患者，一般要求患者年龄＜ 50 岁且活动量需求比较大，同时患膝软骨良好、关节稳定、下肢力线正常，如果会出现患侧膝关节间隙疼痛的话，可以考虑进行半月板移植手术。

### （六）前沿治疗

富血小板血浆治疗（PRP）、干细胞治疗、脂肪生物制剂治疗属于近年来热门新兴治疗方式，对急性期发生在半月板红区的、小的无移位的或不完全撕裂及半月板缝合术后应用均能促进愈合。

### 七、预防调护

为减少半月板损伤的发生概率和严重程度，可以采取以下措施：加强膝盖周围肌肉力量锻炼，如步行、游泳；运动时佩戴护具或贴扎肌内效贴；注意关节保护；充分热身和伸展；穿合适的运动鞋并系好鞋带；避免在过硬的地面进行跳跃、跑步等运动。

（裘兴栋　徐善强）

## 第五节　髌下脂肪垫损伤

髌下脂肪垫位于膝关节囊内，位于髌骨尖、股骨髁下方、胫骨髁前上缘和髌韧带之间。在屈膝时，髌下脂肪垫会增加膝关节内的空间；而在伸膝时，空间会被压缩小。当膝关节部分过伸时，髌下脂肪垫容易受到挤压。髌下脂肪垫损伤的主要临床表现为膝前部疼痛和膝关节活动受限，并且在上下楼梯时症状会加重。本病好发于 30 ～ 40 岁，女性多于男性，属于中医学"筋伤"的范畴。

## 一、致病机制

髌下脂肪垫位于髌骨、胫骨与股骨的间隙之间，功能主要是提供润滑和衬垫作用。该脂肪垫能够防止膝关节活动角度过大，减少摩擦和撞击，从而减轻震荡。髌下脂肪垫的损伤通常是由磨损、外伤等因素导致髌下脂肪垫水肿、增生、肥大而产生的。在损伤的早期（急性期），主要病理表现为髌下水肿、渗出。而在晚期，可能会出现明显的脂肪纤维化和囊肿形成，且病程不可逆。

## 二、诊查要点

患者多有膝关节反复挫、碰、扭伤病史，部分患者有膝关节劳损及受凉病史。

### （一）症状

**1. 疼痛**　患者膝关节前部感到酸痛无力并在劳累后加重，患膝过伸及上下楼梯时疼痛加剧，部分患者疼痛也可能辐射至腘窝、小腿或脚跟。

**2. 肿胀**　两膝眼处出现肿胀和膨隆的现象。

**3. 功能活动**　一般不影响膝关节活动，因过伸时易挤压脂肪垫，因此在伸直最后 10° ～ 20° 时容易诱发疼痛而影响活动。

### （二）体征

髌腱松弛压痛试验、膝过伸试验阳性。

## 三、辅助检查

### （一）X 线检查

可以排除骨折情况，观察关节退变的轻重程度。

### （二）MRI 检查

MRI 显著征象包括脂肪垫水肿（或出血）信号、深髌下滑囊积液、脂肪垫内异常裂隙的显示、脂肪垫边缘碎裂、

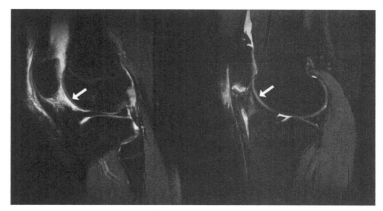

注：髌下脂肪垫区信号增高、肿胀，伴有纵行高信号，提示髌下脂肪垫损伤。

**图 6-5　髌下脂肪垫损伤**

纤维化或钙化及关节积液等。MRI 能准确发现髌下脂肪垫损伤的轻重程度，为首选的影像学检查方法（图 6-5）。

## 四、鉴别诊断

### （一）髌韧带损伤

相同点为膝关节前部疼痛、肿胀、伸膝不利等，不同点一般髌腱位置表前，髌下脂肪垫疼痛深在。结合核磁等辅助检查可以鉴别。

### （二）腰椎间盘突出症

当出现膝关节、小腿、脚后跟牵涉疼痛时，需细心注意区别，腰突症直腿抬高试验阳性，牵涉痛发起于腰臀部，膝关节前部并无肿胀压痛；而髌下脂肪垫牵涉痛仅局限于膝关节小腿脚跟处。结合核磁等辅助检查可以鉴别。

### （三）髌骨软化症

相同点为膝关节前部疼痛、肿胀、伸膝不利等，当半蹲站立时可区分两者，髌骨软化症在该体位疼痛诱发明显，而大部分髌下脂肪垫炎者此时症状会减轻。

## 五、治疗方案

治疗期间患者需制动、休息、保暖，否则难以自愈。因炎性代谢产物对周围的末梢神经产生刺激，会出现明显的疼痛感。继续活动，会导致髌下脂肪垫继续受到刺激，导致炎性水肿进一步加重，时间长了容易出现粘连、钙化、增生。

### （一）中药治疗

**1. 中药内治**
（1）气滞血瘀　伤后局部疼痛剧烈，肿胀明显，或有血肿，动则痛甚，舌暗红，脉弦或涩。治以活血化瘀，消肿止痛，方用桃红四物汤加减。
（2）肝肾亏损　起病缓慢，肿痛较轻，静时反痛，或损伤日久，肌肉萎缩，膝软无力，舌淡红，苔少，脉沉细或细数。治以补益肝肾，通络止痛，方用补肾壮筋汤或健步虎潜丸加减。

**2. 中药外治**　治疗时可外敷跌打外敷散或活血散瘀膏，也可选择海桐皮汤熏洗热敷患膝。

### （二）西药治疗

口服非甾体类抗炎药物，如塞来昔布、依托考昔、洛索洛芬钠等控制损伤产生的炎性疼痛，减轻炎性水肿。

### （三）手法治疗

**1. 局部点穴法**　患者仰卧位，将膝关节屈曲 90°，术者先点按梁丘、血海、膝眼、阳陵泉、阴陵泉、足三里等穴。然后将患肢伸直，术者施以一指禅推法或揉法于膝关节髌骨下方 5 ～ 10 分钟。

**2. 捻推髌韧带法**　以术者的手掌根部对髌韧带处，做轻度揉捻、压、推，用力从轻到重，应使局部有酸、胀、热感为度。

**3. 捋顺法**　再将膝关节屈至 140° 左右，用拇指捋散两膝眼处，由韧带向两侧分散捋开，再将小腿及大腿的肌肉理顺。

### （四）物理治疗

常用的物理疗法包括超短波、微波、中频、低频、激光、磁热等，其主要作用是改善血液循环、促进水肿消散、加速代谢炎性产物及致痛物质的排泄和消除，同时抑制感觉神经传导，达到镇痛、减轻或解除局部粘连的效果，从而缓解疼痛、改善局部症状。

### （五）针刀治疗

小针刀纵行切割通透剥离，但对髌韧带功能及完整性有影响。针刀治疗点定点一般在髌韧带中点、髌尖下极点，操作层次在髌韧带与脂肪垫之间，将其两者粘连进行松解剥离。剥离后仍需手法松解和关节主动屈伸活动松解。

## 六、预防调护

参与剧烈运动时需做好热身准备，避免剧烈运动，如连续跑步、上下楼梯、大幅度跳跃，必要时需佩戴专业运动护具。伤后需注意充分休息制动，合理饮食。

（裘兴栋　徐善强）

## 第六节　髌周滑囊炎

膝关节是人体最大的滑膜关节，且承重大、运动量大，肌肉和肌腱布满四周，故周围滑囊较多，共有 11 个滑囊，约占全身滑膜面积的一半。滑囊是一种很小的黏液囊，位于关节附近的骨骼、肌腱、肌肉之间。正常情况下，囊内存在少量液体以适应膝关节的活动，可以减小摩擦和降低压力。本节将重点围绕髌周滑囊炎进行阐述。髌周滑囊根据部位的不同，可分为髌上囊、髌前滑囊、髌下滑囊（髌下皮下囊、髌下囊和胫骨粗隆下囊），症状特点可归为中医学"痹证""筋伤"等范畴。

### 一、致病机制

膝关节反复运动，肌腱与滑囊反复撞击或摩擦，长期慢性感染、自身免疫性疾病、代谢疾病、外力损伤，可导致急、慢性滑囊炎。急性炎症逐渐迁延为慢性炎症时，滑囊囊壁增厚、纤维化等，使滑液不能排出，导致滑囊自身肿胀，韧带与骨之间得不到润滑而出现疼痛。多由人体正气虚弱，肌腠空疏，风寒湿邪乘虚侵入，痹阻经络气血，使肢体、关节失于濡养而发病。

## 二、诊查要点

### （一）髌前滑囊炎

髌前滑囊炎本病也称"女仆膝""煤矿工膝""修女膝"等，因其均有较长期前膝压迫摩擦史（跪姿工作或玩耍姿势）。

**1. 症状**　膝前部疼痛、活动受限和局限性压痛（或）囊性肿物。

**2. 体征**　髌前和（或）髌下可触及肿胀、压痛，Hoffa 征及髌骨摩擦试验均呈阳性。

### （二）髌下滑囊炎

**1. 症状**　髌下隐痛不适，胫骨粗隆或稍上疼痛。爬楼梯或下跪困难或不能，偶有捻发感或膝关节卡锁。

**2. 体征**　屈膝位，髌下膝眼处有压痛。当局部触压时，沿胫骨前缘髌韧带两侧向中间按，在髌韧带与胫骨连接处出现压痛。

### （三）鹅足滑囊炎

鹅足滑囊是缝匠肌、股薄肌及半腱肌腱和胫骨之间附着一状如鹅足的滑囊，由于膝关节屈伸时反复应力刺激导致该处出现无菌性炎症，又称为鹅足炎或鹅足腱囊炎。

**1. 症状**　膝关节内侧疼痛，不能用力扒地，有时出现跛行。当膝关节被动外翻、外旋时疼痛加剧。使膝关节屈曲、外旋的活动会使疼痛加重。

**2. 体征**　胫骨内侧平台下方出现肿胀，压痛明显。膝关节内侧疼痛，压痛点在膝关节内侧下 2 ～ 3cm。

## 三、辅助检查

### （一）实验室检查

滑囊穿刺为淡红色或棕黄色滑液，培养无细菌生长。若合并感染，血常规检查可有白细胞、中性粒细胞数偏高。

### （二）影像学检查

X 线检查对本病诊断无太大帮助，可用于排除髌骨及膝关节的结核性及感染性疾病。MRI 检查有助于明确病变部位及程度。

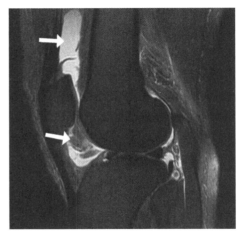

注：箭头所指可见膝关节及髌上囊积液、滑膜增厚。

**图 6-6　滑囊炎 MRI 影像学表现**

MRI 检查提示为皮下紧贴髌骨的扁圆形影囊性信号灶（图 6-6）。

## 四、治疗方案

### （一）急性处置

炎急性发作时，需立即停止膝关节的反复屈伸活动。1～2 小时冰敷一次，每次约 15 分钟，不能超过 20 分钟，避免引起血管反射性扩张，导致出血加重；弹力绷带固定，较少肿胀出血，但需注意末梢血运；抬高患者平卧位时高于心脏水平，减低水肿，促进回流。

### （二）中药治疗

**1. 中药内治** 有明显外伤史、瘀血留滞者，治以消肿散瘀止痛，方用活血祛瘀汤加减；损伤日久或反复发作、气虚湿阻者，治以健脾利湿，方用健脾除湿汤加减；关节红肿灼热、疼痛较剧、热毒壅盛者，治以清热解毒，活血止痛，方用仙方活命饮加活血祛瘀药物桃仁、红花、三七等。

**2. 中药外治** 外伤所致，局部外敷消瘀止痛药膏、双柏散、消肿散之类。有感染者，可外敷如意金黄散。

### （三）封闭治疗

非感染性的急慢性滑囊炎可局部穿刺抽液后，抽取复方倍他米松注射液 1mL（曲安奈德注射液 40mg）、盐酸利多卡因 4mL、灭菌注射用水 4mL，髌周滑囊痛点注射，再加压包扎，1 周 1 次，2 次为 1 个疗程。

### （四）手法治疗

早期应以轻柔手法为主，可在痛点及周围施以点穴、推拿、揉摸等手法，以达到通经活络的目的。忌用大力粗暴手法，以免刺激使肿胀加重。

### （五）手术治疗

对于慢性滑囊炎、久治无效或反复发作者，可行手术切除病变滑囊，可选择关节镜下治疗，术后固定时间不宜过长。感染性滑膜炎者，应使用抗生素治疗。已成脓者，可穿刺抽出脓液或尽早切开排脓。

## 五、预防调护

在急性期阶段，应采取适当的制动措施，以有助于缓解疼痛和促进炎症消退。一旦症状得到缓解，应立即进行股四头肌收缩锻炼，以避免发生肌肉萎缩。此外，平时应注意保护膝关节，保持膝部保暖，避免跪姿工作，以及减少髌骨前摩擦和膝关节过度屈伸等运动活动。

（裘兴栋　徐善强）

# 第七节　髌骨软化症

髌骨软化症又称髌骨软骨软化症，是由长期慢性损伤导致髌骨软骨肿胀、龟裂、破碎、侵蚀、脱落，甚至累及股骨髁软骨造成膝关节尤其是膝关节前区疼痛的骨关节病，是慢性前膝疼痛最常见的病因之一。本病好发于活动强度大的运动员及中年女性，根据其临床症状多将此病归属于中医"痹证""劳损""筋伤"的范畴。

## 一、病因病机

本病以积劳损伤为主，病位在于筋骨，与肝肾关系密切。患者素体肝肾亏虚，筋骨不利，复遭劳损，或风寒湿邪侵袭，以致经络痹阻，局部气血瘀滞，故以疼痛为主。肝主筋，肾主骨，筋骨失却濡养，故其症状表现为患膝疼痛，酸软乏力，行走不利。湿邪留滞，则发为肿胀。

## 二、致病机制

髌骨有 7 个小关节面，膝关节在不同的角度下伸屈，都有一个小关节面和股骨关节面相吻合；当髌周韧带受力异常，出现松弛或者紧张，导致髌骨移位，髌骨的小关节面就无法与股骨关节面正常吻合。髌骨下面小关节面边缘凸起的骨嵴就和股骨关节面互相摩擦，进而损伤关节软骨，从而造成髌骨软化症。本病的发生与发育异常、慢性劳损和营养等因素有关。

### （一）发育异常

发育异常是引起本病的常见原因，如先天性髌骨形态异常、位置异常，股骨髁大小异常，以及后天性的膝关节内、外翻和胫骨外旋畸形等，均可造成髌骨不稳，使应力集中于髌股关节面的某一部位，造成慢性损伤而引发该病。

### （二）慢性劳损

慢性劳损多由于膝的长期、快速、猛烈用力地屈伸活动，增加髌股关节的磨损，常见于自行车运动员及滑冰运动员。

### （三）营养因素

营养因素是由各种原因引起的关节液成分改变，可导致髌股关节面软骨营养不足或不良而发生退变。其主要病理改变为软骨表面无光泽、粗糙、软化、纤维化、弹性减退、碎裂和剥脱。与髌骨相对应的股骨髁髌面亦可发生同样的病变，同时还可以导致关节滑膜、脂肪垫充血、渗出，部分患者可造成髌腱变性肥厚等病理变化。

总体而言，以髌骨不稳定、髌骨外伤等为致病因素的属于继发性髌骨软化症，股骨与髌骨的不良排列所致的为原发性髌骨软化症。

### 三、诊查要点

#### （一）症状

膝关节畏寒，膝前区钝痛、酸痛，夜间疼痛甚者影响睡眠。上下楼、半蹲、深蹲时疼痛或加重，病久可因关节腔内出现游离体而继发绞锁。膝部轻度肿胀，肿胀明显提示滑膜炎症状较重。

#### （二）体征

**1. 压痛**　髌骨下压痛是在膝伸直位，下压髌骨并使髌骨做上下或内外移动，可查到压痛及有粗糙声响。特别是在膝关节屈曲 45° 时，按压髌骨内侧部分疼痛更为显著，或将髌骨推向外侧，按压股骨髌面内侧可有明显疼痛。让患者伸直膝关节，医师将髌骨推向内侧，即可用手指触及髌骨内侧的软骨面，由于滑膜有充血、水肿等炎性反应，故压痛明显。髌骨外侧关节面因发病率较低，压痛次之。

**2. 特殊检查**　髌骨研磨试验阳性、伸膝抗阻力试验阳性。

### 四、辅助检查

膝关节正侧位及髌骨轴位 X 线片，病证早期可能没有特殊的异常发现，但晚期可见髌股关节面不平整、关节间隙狭窄和明显的骨赘生成，且能诊断出部分的病因，比如小髌骨、高位髌骨或股骨外侧髁低平等畸形。

膝关节 MRI 可见髌骨软骨损伤（图 6-7），软骨信号改变或 X 线片可见髌骨软骨下骨硬化、髌骨软骨下骨面不平整。

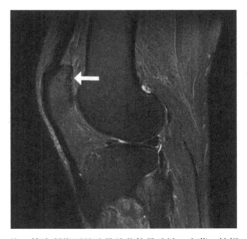

注：箭头所指可见髌骨关节软骨毛糙、变薄、缺损。

**图 6-7　髌骨软骨损伤 MRI 影像学表现**

### 五、治疗方案

#### （一）中药治疗

**1. 中药内治**　治以补肝肾，温经通络止痛。肝肾亏虚者，可选用独活寄生汤加减汤；血瘀气滞者，可采用桃红四物汤加减；风寒湿痹者，可乌头汤和薏苡仁汤加减；风湿热痹者，可考虑采用三妙散加味。

**2. 中药外治**　早期发病者，膝部可外敷温经通络膏，或用正骨水、跌打万花油外搽。久病者，可用海桐皮汤熏洗患膝。

## （二）西药治疗

可于关节腔内注射透明质酸，以改善软骨代谢促进修复。

## （三）手法治疗

运用滚法、拿法、按揉、弹拨法松解腘绳肌、股四头肌、胫前肌、髂胫束、股内侧肌、点按局部腧穴以达缓解肌肉、改善髌骨软化症作用。

## （四）针刀治疗

治疗髌骨软化症主要通过松解髌上囊、髌下脂肪垫、髌骨内外侧支持韧带等，调整膝关节周围组织平衡。

## （五）针灸治疗

肝肾亏虚者，可取内膝眼、犊鼻、膝阳关、阳陵泉、血海、梁丘，配三阴交、肾俞、太溪。痰湿痹阻者可取内膝眼、犊鼻、膝阳关、阳陵泉、血海、梁丘，配丰隆、足三里。留针 30 分钟，行针 1 ～ 2 次。

## （六）物理治疗

可采用红外线、超短波、蜡疗等局部透热疗法，或中药离子导入等方法进行相应的治疗。此外，还可以使用肌内贴来纠正髌骨不良位置。

## （七）手术治疗

可口服非甾体类抗炎药和促进软骨修复的药物，如盐酸氨基葡萄糖片等进行保守治疗。若经 3 ～ 6 个月保守治疗无效者，可考虑手术治疗。可在关节镜下行软骨病灶切除术去神经化治疗、髌骨软骨面全切除术，或行胫骨结节前移术、髌韧带转位术等。

## 六、预防调护

预防髌骨软化症的原则包括避免长期用力、避免快速屈伸运动，保持良好运动习惯、生活作息和营养均衡。注意膝关节保暖，避免受风、受寒，避免长期居住于潮湿、阴冷环境。保持体重，减轻膝关节压力，注意活动量力而行。补充维生素和蛋白质，保持充足休息与睡眠，养成良好的作息习惯并注意劳逸结合。

（裘兴栋　徐善强）

# 第八节　膝关节滑膜皱襞综合征

滑膜皱襞是胚胎期滑膜隔退化不全的残余，是一种薄而有弹性的翼状组织，可分为髌上、髌下、髌内侧和髌外侧滑膜皱襞，一般不出现临床症状。当各种原因导致滑膜皱襞增生、肥厚、纤维化等病理变化，滑膜皱襞失去了原有薄而柔软的特点，成为病理性滑膜皱襞，可引起膝前疼痛、弹响、打软腿、屈伸受限等一系列症状，临床上称为滑膜皱襞综合征，好发于老年人，多发于髌内侧皱襞。本病归于中医"痹症""筋伤"的范畴。

一、病因病机

中医病机主要是瘀血留滞、气虚湿阻、湿热壅盛。《素问·脉要精微论篇》指出："膝者筋之府，屈伸不能，行则偻附，筋将惫矣。骨者髓之府，不能久立，行则振掉，骨将惫矣。"其认为膝部痹症的发生与筋、骨密切相关。

（一）瘀血留滞

一般有较严重外伤史。关节肿胀疼痛明显，广泛瘀斑，压痛较甚，膝关节活动明显受限，浮髌试验阳性，舌暗红或有瘀斑，脉弦有力。

（二）气虚湿阻

损伤日久或反复长期劳损。关节局限性肿胀压痛，呈反复性，每因劳累后加重，面白无华，纳呆，舌淡胖，边有齿痕，苔白滑或腻，脉细无力或濡。

（三）湿热壅盛

有感染病灶如膝部挫裂伤、扁桃体炎等，关节红肿灼热，疼痛较剧，膝关节活动一般正常，伴发热，口渴，舌红苔黄，脉数。

二、致病机制

关于滑膜皱襞的成因，学术界尚存在分歧。存在先天变异，损伤性炎症产生纤维素粘连，滑膜的反应性修复等多种观点。各种观点中，先天变异学说得到普遍认可。这一理论认为在胚胎早期，膝关节分为内侧、外侧和髌上3个腔室，腔室之间有隔膜分开，隔膜为疏松弹性纤维组织。胚胎3个月时，隔膜退化，3个腔室开始融合。若隔膜退化不完全则形成滑膜皱襞。

三、诊查要点

（一）症状

滑膜皱襞由于轻度外伤、慢性刺激、瘢痕化等原因而发生肥大或增厚，运动或劳累后可出现症状，特别是内侧皱襞。滑膜皱襞主要表现为髌内侧疼痛、打软腿、假性交锁及关节内弹响，下蹲和上下楼梯时较剧烈，关节活动常引起低沉的弹响声。

（二）体征

股骨内髁前方常有压痛，有时可触及痛性条索或弹跳的滑膜皱襞。偶可观察到髌骨的抖动，并感知到髌骨摩擦感。在屈膝过程 20° ～ 60° 范围可出现疼痛。病程较长者可有股四头肌萎缩。

## 四、辅助检查

### （一）影像学检查

当明确诊断较为困难时，可借助于影像学检查和关节镜探查。

**1. X 线检查** 通常无阳性发现，普通 CT 对皱襞的诊断无明显作用。

**2. MRI 检查** $T_2$ 加权像、压脂 $T_2$ 加权像和质子密度加权像均能较好地显示皱襞（图 6-8）。在关节液不充足时，可采用关节造影，注射显影剂扩张膝关节，使皱襞显像更为清晰。

### （二）关节镜检查

关节镜能成为诊断的金标准，因为其可以在肉眼可视下见到滑膜皱鞭。大多学者认为正常的内侧滑膜皱鞭表现为薄的、柔软的、柔韧的、粉红色的、无血管的透明组织，而当变成病理性皱，就会表现出增厚、出血、纤维化并可能与股骨内侧髁产生撞击。

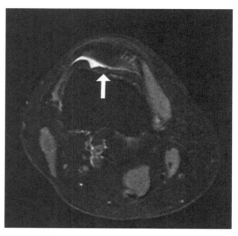

注：箭头所指可见膝关节内外侧均可见皱襞增厚，并陷入髌股关节内。

**图 6-8　膝关节滑膜皱襞综合征 MRI 影像学表现**

## 五、治疗方案

### （一）一般治疗

一般治疗方法包括休息、局部理疗、封闭治疗、口服非甾体类抗炎镇痛药物、加强股四头肌功能锻炼等，这些方法可以减轻炎症反应、改善症状、减缓滑膜的病理改变等，但无法根除病因。一旦诱因再次出现，患者的症状和体征将再次出现并加重。

### （二）中药治疗

膝关节滑膜皱襞综合征的中医治疗以活血散瘀、健脾益气、利湿化浊为主要治则。

**1. 瘀血留滞** 治以消肿散瘀，活血止痛。主方：活血散瘀汤。常用药物：当归、红花、土鳖虫、煅自然铜、狗脊、骨碎补、没药、乳香、路路通、桃仁、三七粉。

**2. 气虚湿阻** 治以健脾益气，祛瘀利湿。主方：健脾除湿汤。常用药物：炒苍术、炒白术、薏苡仁、茯苓、陈皮、汉防己、五加皮、防风、羌活、独活、生甘草、生姜、大枣。

**3. 湿热壅盛** 治以清利湿热。主方：四妙丸。常用药物：苍术、黄柏、牛膝、薏苡仁。

### （三）手术治疗

采取保守治疗无效的患者，应及时选择进行手术治疗，关节镜下切除病理状态的皱襞。特别是那些炎性变、肥厚、纤维化而失去弹性的皱襞，症状明显，关节镜手术切除后往往取得理想的疗效。及时切除病理状态的皱襞，避免其导致膝关节内其他结构，特别是关节软骨的继发损伤。切除皱襞时，应从其附着部切除其全长，使之完全去除，如仅从中部剪断，皱襞可自行愈合，再次出现症状。

### 六、预防调护

首先，为防止关节损伤，必须在运动前进行充分的热身活动。平时应定期进行膝关节的伸展和屈曲运动，并积极进行下肢肌肉的静力性等长收缩训练，以增强股四头肌的力量和耐力。

（裴兴栋　徐善强）

## 第九节　膝关节创伤性滑膜炎

膝关节创伤性滑膜炎是指膝关节囊纤维的内衬滑膜在外伤后引起的滑膜非感染性炎症反应，以膝关节肿胀疼痛、屈膝活动受限为主要表现。膝关节是全身关节中滑膜面积最大的关节，滑膜反应也最明显。临床上分为急性创伤性炎症和慢性劳损性炎症两种。本病属于中医学"膝痹病"的范畴。

### 一、病因病机

膝为筋之府，为宗筋所过，具有连属关节、络缀肢体、主司关节运动的功能，膝关节创伤性滑膜炎属于中医学的膝部筋骨受损、关节痹阻的范畴。

#### （一）血瘀气滞型（急性期）

外伤暴力伤及膝部，引起膝关节肌肤筋骨受损，血溢脉外，离经之血积滞于关节则出现关节积血，血瘀痹阻气机，化运水湿失调则关节肿胀；血离经脉，瘀血内停，不通则痛，见关节疼痛、压痛。

#### （二）关节痹阻型（慢性期）

可分为湿热痹阻型及寒湿痹阻型和气虚湿阻、筋脉失养型等；①湿热痹阻：关节慢性长期肿胀，遇热则舒，髌周缘可扪及肥厚的滑膜和压痛。②寒湿痹阻：症见关节长期漫肿，皮肤发凉，得温则舒，髌周缘可扪及肥厚的滑膜和压痛。③气虚湿阻、筋脉失养：症见关节酸软乏力，关节反复肿胀，喜揉喜按，肌肉萎缩，病变区可扪及肥厚的滑膜及压痛。

## 二、致病机制

外在因素主要通过急性损伤或慢性劳损（包括手术损伤）等机械性损伤形式，是导致创伤性滑膜炎的重要因素。急性创伤性滑膜炎是在损伤后以出血为主要症状的疾病。膝关节的活动复杂，运动呈现多维方向，当受到外力冲击、扭伤、手术、关节过度使用等损伤后，关节滑膜层会受到损伤，滑膜血管会扩张、充血，产生大量渗出液。红细胞、白细胞、浆细胞、巨噬细胞、胆红素、脂肪、纤维素等物质会外渗，同时滑膜细胞活跃增生，产生大量黏液素，导致关节积液肿胀，形成慢性顽固性滑膜炎，影响关节功能。

## 三、诊查要点

### （一）急性损伤

本病常是其他损伤的并发症。伤后 1～2 小时内即可出现膝关节肿胀（血肿形成）。膝及小腿部有广泛的瘀血斑。常有全身症状，如瘀血引起的发热，局部较热。膝关节屈伸活动受限，多置于轻度屈曲位，以保持关节腔最大容积；被动极度屈曲时，疼痛加重。触诊时皮肤或肿胀处有紧张感，浮髌试验阳性，关节穿刺可抽出血性液体。

### （二）慢性劳损

多由急性滑膜处理不当转为慢性，多见于老年人，膝部内外翻畸形或有骨质增生者。两腿沉重不适，膝部伸屈困难。双侧膝眼处隆起、饱满，滑膜囊壁增厚，摸之可有韧厚感，甚至可触及摩擦音。局部压痛症状较轻，压痛点多在软骨边缘。长期慢性滑膜炎可致关节韧带松弛，关节不稳，活动受限。关节积液多者浮髌试验阳性，关节穿刺可抽出淡黄色渗出液，表面无脂肪滴。

## 四、辅助检查

### （一）实验室检查

血常规中白细胞、C 反应蛋白有可能升高，但中性粒细胞、降钙素原、血沉、血尿酸、类风湿因子及抗环瓜氨酸肽抗体属于正常值。

### （二）影像学检查

**1. X 线检查**　可见关节囊膨隆及滑膜肿胀，有时可见骨质破坏等。

**2. MRI 检查**　为首选的影像学检查方法，可见髌上囊、关节腔内大量积液或血性液形成（图 6-9）。

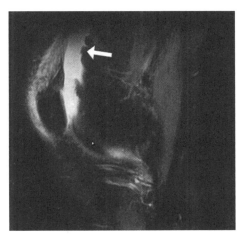

注：外伤后患膝疼痛，箭头所指可见膝关节滑膜
结节状增厚，髌上囊积液，周围软组织水肿。

**图 6-9　创伤性滑膜炎 MRI 影像学表现**

## （三）关节镜检查

镜下可明确关节内损伤部位，观察滑膜病变性质，对治疗决策起到决定性作用。

## 五、鉴别诊断

### （一）痛风性关节炎

本病与痛风性关节炎均可表现为急性肿痛，浮髌试验阳性。但是，痛风性关节炎患者有既往的足趾肿痛病史、高嘌呤饮食及饮酒史，同时实验室检查可发现血尿酸升高，这些特点可与本病相鉴别。

### （二）化脓性关节炎

本病与化脓性关节炎均可引起急性肿痛，并使浮髌试验呈阳性。然而，化脓性关节炎患者通常出现高热，且关节液检查显示为脓性关节液。实验室检查发现中性粒细胞、C 反应蛋白、降钙素原和血沉等感染指标升高，这是与本病的主要鉴别点。

## 六、治疗方案

### （一）中药治疗

**1. 中药内治**

（1）气滞血瘀　伤后即肿，肿胀较甚，按之如气囊，广泛瘀斑，疼痛，活动时疼痛剧烈，舌质红，苔薄，脉弦。治以活血化瘀，消肿止痛，方用桃红四物汤加减。

（2）风寒湿阻　进行性反复性肿胀，按之如棉絮。游走性痛为风重，重坠肿甚为湿重，固定冷痛为寒重，舌淡苔白腻，脉弦滑。治以祛风除湿散寒，方用三痹汤。风胜者，方用防风根汤；湿胜者，方用羌活胜湿汤；寒胜者，方用当归四逆汤。

（3）脾肾不足　肿胀持续日久，面色少华，纳呆便溏，肌肉萎缩，膝酸软无力，舌淡胖，脉细无力。治以健脾温肾，方用理中汤、四神丸之类。

（4）痰湿阻滞　肿胀持续日久，肌肉硬实，筋粗筋结，膝关节活动受限，舌淡，苔白腻，脉滑。治以温化痰湿，方用二陈汤加减。

**2. 中药外治**　急性期外敷消瘀止痛药膏，慢性期可外贴万应膏或用熨风散热熨，或用四肢损伤洗方、海桐皮汤熏洗患膝。

## （二）封闭治疗

陈旧性膝关节滑膜炎可采用局部封闭治疗，抽取复方倍他米松注射液 1mL（曲安奈德注射液 40mg）、盐酸利多卡因 4mL、灭菌注射用水 4mL，混合液配好备用。仔细检查膝关节间隙、内侧副韧带、外侧副韧带、髌下脂肪垫、髌骨外上角及腓肠肌内侧头附着点，发现有明显压痛点后做好标记，常规消毒，用 5 号针头垂直皮肤刺入约 1.5cm 后首先抽取膝关节积液，然后注射入混合液，每次注射 3 处，1 周 1 次，2 次为 1 疗程。

## （三）固定疗法

关节内积液过多，可使关节腔内压力增加，刺激神经末梢使疼痛加剧，反射性肌痉挛。晚期关节内形成粘连，导致功能障碍，积液少时可不必穿刺。急性期应将膝关节固定于伸直位制动 2 周，卧床休息，抬高患肢并禁止负重，以减轻症状。但不能长期固定，以免造成肌肉萎缩。

## （四）手法治疗

急性损伤时，应将膝关节屈伸 1 次，先伸直膝关节，然后充分屈曲，再自然伸直，可使局限的血肿消散，减轻疼痛。肿胀消退后用手法舒筋活血、预防粘连。患者仰卧位，术者先点按髀关、伏兔、双膝眼、足三里、阴陵泉、三阴交、解溪等穴，然后将患者髋、膝关节屈曲 90°，术者一手扶膝部，另一手握踝上，在牵引下摇晃膝关节 6 ～ 7 次，再将膝关节充分屈曲，然后将其伸直。最后，在膝部周围施以滚法、揉捻法、散法、捋顺法等。手法动作要轻柔，以防再次损伤滑膜组织。

## （五）针灸治疗

针灸治疗适用于慢性滑膜炎。

**1. 取穴**　内膝眼、犊鼻、足三里、鹤顶、血海、阿是穴，以上均在患侧取穴。

**2. 操作**　取 2.5 寸毫针分别在内膝眼、犊鼻穴处呈八字形斜刺进针，捻转行针至穴位周围产生酸、胀、重感为度。取 2.5 寸毫针分别在血海、足三里穴处快速直刺进针，提插捻转至穴位周围产生酸、麻、胀重之针感，使针感传至肿胀的膝关节为佳。取 2 寸毫针分别在阿是穴、鹤顶穴处直刺进针，提插捻转至穴周围产生胀、重感。取艾条点燃后分别对准鹤顶穴、阿是穴用雀啄法灸之。以上方法每日1次，每次30分钟，每15分钟捻转行针1次。15次为1个疗程。全部病例在治疗过程中均停用其他治疗方法。

### （六）手术治疗

慢性滑膜炎膝关节肿胀反复发作，经保守治疗后不能缓解者，可采用关节镜下行滑膜清理术，切除增生的滑膜、消除水肿。亦可直接手术切除增生肥厚的滑膜组织。

### （七）功能康复

关节腔积液未消退前，应暂停主动与被动活动。严重者应适当制动。过早活动可导致慢性滑膜炎。其间应开始积极锻炼股四头肌（等长收缩），关节腔积液消退后，开始膝关节活动及行走。股四头肌锻炼是治疗的关键。

## 七、预防调护

最重要的是要预防关节损伤，运动前应充分进行热身运动。由于滑膜在长期慢性炎症过程中会逐渐增厚，影响滑液的正常代谢，可能导致浆液性积液，并引发关节粘连，影响正常的关节活动。因此，适当地进行膝关节的伸屈活动，多做下肢肌肉的静力性肌紧强练习，加强股四头肌的锻炼，有助于避免膝关节活动功能障碍的发生。

（裘兴栋 徐善强）

# 第十节 腘窝囊肿

腘窝囊肿早在1840年已经被Adams所认识，Baker在1877年对它予以描述并以他的名字命名为贝克囊肿（Baker囊肿），指腘窝深部滑囊肿大或膝关节滑膜囊向后膨出的统称，常引起膝后疼痛和发胀，并可触及弹性软组织肿块，最常见的腘窝囊肿系膨胀的腓肠肌、半膜肌肌腱滑囊。本病常见于35～75岁人群，且常常与膝关节炎性疾病如类风湿关节炎、骨性关节炎、半月板损伤等膝关节损伤或疲劳并存。在腘窝囊肿未引发症状的情况下，通常是在体检或进行影像学检查时意外发现。本病属于中医学"膝痹病"的范畴。

## 一、致病机制

腓肠肌内侧头、半膜肌间滑囊与关节腔存在着一个长4～24mm的水平裂隙样结构，该结构在幼儿时期不明显，随着年龄增长而逐渐增长。这种裂隙类似于阀门单向通道，只保证关节液进入滑囊内，却不支持滑囊内液体反流入关节腔。

根据病因，通常将腘窝囊肿分为原发性和继发性两种类型。前者见于儿童及青少年，囊肿常不与膝关节相通，一般没有关节内病变，发病原因不清。继发性腘窝囊肿多因膝关节疾病如骨关节炎、类风湿关节炎及关节创伤等引起的关节滑膜炎产生较多伸出去，增加关节内压力，关节液会从裂隙单向流入，滑囊如同气球一般逐渐膨大，并且很少能自行消失，尤其是成人继发性腘窝囊肿（图 6-10）。

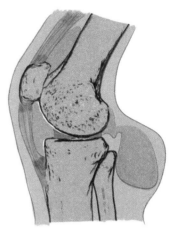

**图 6-10　腘窝囊肿示意图**

## 二、诊查要点

### （一）症状

症状与囊肿大小相关，初期影响不大，可能有腘窝部不适或胀感、下肢乏力感。囊肿增大后可能出现膝关节后侧或后内侧疼痛、憋胀感及关节僵硬，活动后症状加重，休息后减轻。囊肿局部持续压迫揉按后也会明显缩小。当囊肿较大时，可能妨碍膝关节伸屈活动。自我检查时可触及腘窝处存在大小不等的囊性肿物。

### （二）体征

腘窝的后方正中或者偏外侧有个圆形、光滑、有弹性的肿块，一般直径 4～10cm，可有波动感，屈膝时肿块不明显且较软，对囊肿持续加压后肿块可以缩小。当膝关节过伸时，能明显触摸到囊肿紧张，即 Foucher 征阳性。囊肿穿刺抽液，其内容物为淡黄色胶样黏液。

### （三）并发症

囊肿压迫周围血管时，可能出现下肢静脉阻塞和下肢水肿的症状。囊肿破裂时，囊液渗入可能导致类似血栓性静脉炎的症状，如膝关节及小腿剧烈疼痛、局部肿胀及红斑等。严重情况下，囊肿可能对周围血管神经造成压迫，引发疼痛、肢端苍白、麻木、感觉异常和无脉等紧急症状。

## 三、辅助检查

### （一）肌骨超声

本法经济快捷准确，可以发现囊肿的存在，并对囊肿进行分型，但不能发现关节内的伴发病变。

### （二）影像学检查

MRI 检查是目前公认的诊断膝关节肿物，评估膝关节病变的金标准。通常情况下，腘窝囊肿在膝关节 MRI 中 $T_1WI$ 为均匀低信号，$T_2WI$ 呈均匀高信号，并且可以观察到与关节腔的交通口，呈"鸟嘴样"。MRI 对软组织分辨率高能多方位、多参数成像，对软骨、滑膜、半月板及韧带显示良好。不仅能准确显示囊肿，了解囊肿开口与关节腔及周围结构的关系，还能观察到其他影像学方法不能显示的关节内并存的病变，如半月板撕裂、软骨损伤、韧带损伤情况等，对于指导手术方案和评估预后有重要意义。当腘窝囊肿发生破裂或渗漏时，在 MRI 上可以观察到周围软组织的水肿高信号（图 6-11）。

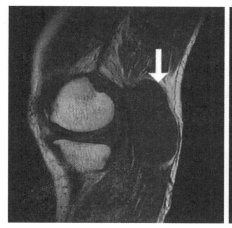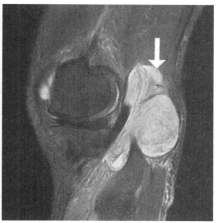

（a）膝关节矢状面 $T_1WI$ 序列　　　　　　　（b）膝关节矢状面 $T_2WI$ 序列

注：$T_1WI$ 箭头所指可见膝关节后方呈卵圆形异常低信号，$T_2WI$ 箭头所指可见膝关节后方呈卵圆形高信号。

**图 6-11　膝腘窝囊肿 MRI 影像学表现**

## 四、治疗方案

儿童常不与关节相通，极少合并关节内病变，一般可自愈。急性期须行手术切除治疗。

### （一）中药治疗

**1. 中药内治**　囊壁被压破裂变小者，可服用七厘散、云南白药胶囊等。

**2. 中药外治**　外伤性患者，可局部外敷消瘀止痛药膏，如活血散瘀膏、金黄软膏等，如囊壁已破囊肿变小后，为使肿物进一步消散，可在局部擦万花油、正红花油等。

### （二）手法治疗

**1. 点穴法**　患者仰卧，下肢伸直。术者先点按阴谷、阴陵泉、三阴交、太溪、照海等穴，然后以拇指点按、揉捻足底痛点，再以擦法使足底发热。

**2. 挤压法**　对滑囊不与关节腔相通、囊肿明显者，可行挤压法。患膝屈曲位，术者用手把囊肿推挤到一侧，最好能压在骨性壁上，稳定用拇指用力把囊壁挤破，加压揉挤，使黏液分散，囊壁闭锁，再予以加压包扎。

### （三）手术疗法

**1. 手术适应证**　保守治疗无效或囊肿较大且影响关节活动者，可采用手术切除囊肿。

**2. 手术方式**

（1）传统腘窝囊肿切除术　采取后方"S"或"Z"形切口切除。切口较大，只能切除囊壁部分，很难将涉及关节囊部分，也无法对关节内病变进行处理，因此该术式术后复发概率较高。

（2）关节镜下腘窝囊肿切除术　目前比较公认的金标准治疗方式。在关节镜监视下，能对关节内病变进行处理，并且将关节囊侧单通道裂隙切开，直接阻断腘窝囊肿形成机制，因此该术式的治疗较为彻底。

## 五、预防调护

经过积极治疗，该病预后良好。在治疗期间应减少膝关节的屈伸活动。对于继发性腘窝囊肿，应积极预防膝关节内病变，避免关节炎、半月板损伤等原发病变。一般情况下，当原发病变治愈后，囊肿会自行消失。

（裴兴栋　徐善强）

# 第七章　足踝部创伤

---

**【学习目标】**

1. 掌握 Pilon 骨折的定义，踝关节骨折、跟骨骨折、距骨骨折、趾骨骨折的临床表现、诊断和治疗。

2. 熟悉踝关节骨折的临床分型、距骨骨折及脱位、跖趾关节脱位的临床表现，手法复位方法。

3. 了解足踝部创伤的康复锻炼及预后。

---

## 第一节　踝关节骨折

踝关节骨折是指胫骨、腓骨远端发生的骨折，绝大部分属于关节内骨折，并常伴有距骨脱位。踝关节骨折在下肢骨折中较为常见，致伤原因多为行走不慎、骑自行车摔倒、运动损伤、交通伤及建筑工地外伤等。随着人口老龄化及城镇交通的繁杂，此类骨折的发生频数在不断增加。本病属于中医学"骨折"范畴。

### 一、致病机制

踝关节骨折可由间接暴力或直接暴力等所导致，以间接暴力多见。根据暴力性质不同，可造成不同类型的骨折。目前，一般将踝关节损伤分为内翻与外翻两大类型，踝关节呈内翻姿势损伤者为内翻损伤，呈外翻姿势损伤者为外翻损伤。

#### （一）内翻暴力

跌倒、坠落时足底外侧缘着地，或小腿内下方受暴力直接打击等，使踝关节过度内翻，因外侧副韧带牵拉可发生外踝撕脱性骨折，骨折线多为横形，骨折块较小，并向内侧移位；若残余暴力继续作用，可导致距骨强力内翻，撞击内踝，产生内踝骨折，骨折块向内侧移位，形成双踝骨折；若为强大暴力，可导致后踝骨折而形成三踝骨折。

#### （二）外翻暴力

倒跌或坠落时，足底内侧着地，或外踝受到撞击等暴力，可导致踝关节突然外翻，内侧副韧带受到强力牵拉导致内踝骨折，骨折线多为横形。若残余暴力继续作用，距骨向外撞击外踝，可致外踝骨折，骨折块向外移位。巨大暴力可致后踝骨折，甚至发生距骨向外脱位。

## 二、诊查要点

伤后踝关节受伤部位肿胀，疼痛伴踝关节功能障碍，可闻及骨擦音，可伴有踝关节内外翻畸形，或者距骨前后脱位。X 线、CT 检查及 MRI 检查可以明确骨折脱位程度和受伤类型，同时根据受伤史、临床表现及影像学检查即可进行诊断。

### （一）症状

伤后患者局部疼痛剧烈，肿胀明显，甚至出现张力性水疱，踝关节功能受到明显限制。

### （二）体征

局部有大量血肿或瘀斑，胫骨远端可见畸形，外翻骨折多呈外翻畸形，内翻骨折多呈内翻畸形，距骨脱位时，畸形更加明显。骨折处有剧烈压痛点，可触知骨骼连续性中断或骨擦感（音）。

## 三、临床分型

### （一）按骨折脱位程度分型

根据骨折脱位的程度，踝部骨折又可分为三度：单踝骨折为Ⅰ度；双踝骨折、距骨轻度脱位为Ⅱ度；三踝骨折、距骨脱位为Ⅲ度。

### （二）Lauge-Hansen 分型

根据受伤时足部所处的位置、外力作用的方向及不同的创伤病理改变，分为旋后－内收型、旋后－外旋型、旋前－外展型、旋前－外旋型和旋前背屈型（图 7-1），其中以旋后－外旋型最为常见。Lauge-Hansen 分类系统中分类命名的第一个词表示损伤时足所处的位置，第二个词表示造成畸形的暴力方向。以旋后－外旋型骨折为例，旋后是指损伤时踝关节处于旋后位，继发的暴力是外旋暴力。Lauge-Hansen 分型具体分型方法见下表（表 7-1）

表 7-1　Lauge-Hansen 分型

| 分型 | 创伤病理改变 |
| --- | --- |
| 旋后－内收型 | 1. 腓骨在踝关节平面以下横形撕脱骨折或者外侧副韧带撕裂<br>2. 内踝垂直骨折 |
| 旋后－外旋型 | 1. 下胫腓前韧带断裂<br>2. 腓骨远端螺旋斜形骨折<br>3. 下胫腓后韧带断裂或后踝骨折<br>4. 内踝骨折或三角韧带断裂 |

续表

| 分型 | 创伤病理改变 |
|---|---|
| 旋前－外展型 | 1. 内踝横形骨折或三角韧带撕裂<br>2. 联合韧带断裂或其附着点撕脱骨折<br>3. 踝关节平面以上腓骨短、水平、斜形骨折 |
| 旋前－外旋型 | 1. 内踝横形骨折或三角韧带断裂<br>2. 下胫腓前韧带断裂<br>3. 踝关节面以上腓骨短斜形骨折<br>4. 后胫腓韧带撕裂或胫骨后外侧撕脱骨折 |

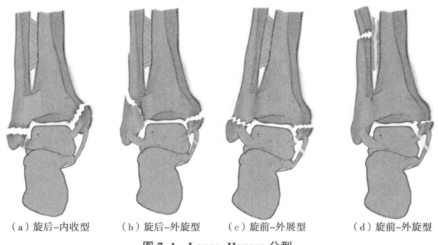

（a）旋后-内收型　（b）旋后-外旋型　（c）旋前-外展型　（d）旋前-外旋型

图 7-1　Lauge-Hansen 分型

## 四、辅助检查

### （一）X 线检查

踝关节正侧 X 线片，可初步明确骨折部位及程度（图 7-2）。同时根据临床需要可以同时行健侧的踝部 X 线检查。

### （二）CT 检查

踝部骨折的 CT 三维成像，可清晰显示骨折的位置、形态及移位情况，为手术方案的制订提供详细的影像参考。

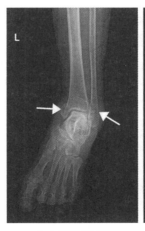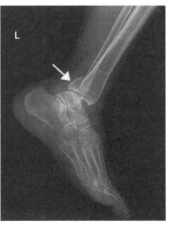

（a）踝关节正位　　　（b）踝关节侧位

注：左胫腓骨正位片可见内外踝皮质不连续，侧位见后踝骨折，提示三踝骨折伴踝关节不稳。

图 7-2　踝部骨折 X 线表现

### （三）MRI 检查

MRI 检查可以评估患者踝部韧带、肌腱、神经及软骨损伤的情况，为踝关节骨折的全修复做好影像准备，减少漏诊。

## 五、治疗方案

踝关节稳定性和灵活性十分重要，若治疗不当，容易产生创伤性关节炎和关节不稳，对关节功能造成严重影响。对于稳定的无移位的踝关节骨折，可行石膏固定，对于有移位，不稳定踝骨折建议手术治疗。但是踝关节脱位需要手法先行复位。待局部软组织肿胀完全消退后再行手术治疗，通常为 6～8 天，脱位严重者需要行跟骨骨牵引。

### （一）中药治疗

初期治以活血化瘀止痛，伤血为主者，可选用桃红四物汤。中期治以理气活血，接骨续筋，可选用接骨丹等。后期补肝肾强筋骨可用独活寄生汤。

### （二）西药治疗

轻度疼痛一般选择对乙酰氨基酚等 NSAIDs，中度疼痛宜选用弱阿片类，有曲马多、可待因，重度疼痛宜选用强阿片类，有吗啡、羟考酮、芬太尼类、哌替啶等。

### （三）手法整复

踝部骨折复位手法的原则：按暴力作用相反的方向进行复位。一般先矫正重叠移位，再纠正旋转和侧方移位，最后纠正成角移位。三踝骨折时，可先整复内外踝折，再复位后踝骨折。

**1. 纠正重叠移位**　在腰麻或坐骨神经阻滞麻醉下，令患者平卧，略屈髋，屈膝90°，助手立于患者头侧、患肢外侧，用肘部环抱其腘窝，另一手抱住膝部向近端牵引，另一助手在患肢远端，一手握足跟，另一手握前足，并使患足略跖屈，沿原骨折移位方向徐徐牵引，以纠正重叠移位。牵引力适度，防止加重韧带损伤。若有下胫腓关节分离者，可在内、外踝稍上方对向合挤。待重叠及后上移位的骨折远端牵下后，术者以拇指由骨折线分别向上、下轻轻推挤内、外踝，使嵌入骨折端的韧带或骨膜解脱。

**2. 纠正旋转、内外翻移位**　通常内、外翻畸形均合并内、外旋转，手法整复时应先矫正旋转畸形，再纠正内、外翻畸形。内翻、内旋骨折者，牵引足部的助手将足徐徐外旋并逐渐改变牵引方向，由内翻牵引逐渐改为外翻牵引；外翻、外旋骨折者，牵引足部的助手将足徐徐内旋并逐渐改变牵引方向，由外翻牵引逐渐变为内翻牵引。同时术者双手在踝关节上、下方对向挤压，促使骨折复位。

**3. 纠正前后移位**　后踝骨折合并距骨后脱位者，可用一手握胫骨下段前侧向后，另一手握前足向前提。并徐徐将踝关节背伸，使后关节囊紧张拉下后踝，并使后脱位的距骨复位当踝关节背伸达到中立位时，分离移位的内踝大多随之复位。若前方仍有裂口，可用拇指由内踝的后下方向前上推挤，使骨折复位（图 7-3）。

**4. 三踝骨折**　三踝骨折，若后踝骨折不超过关节面 1/3 者，可行手法复位。先整复内、外踝骨折并捆好两侧夹板，助手用力夹挤两侧夹板，术者一手握胫骨远端向后推，手握前足向前提，并徐徐背伸，使向后脱位的距骨复位。透视满意后，捆上踝关节活动夹板。

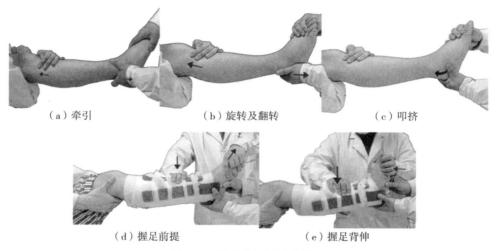

（a）牵引　　　　　（b）旋转及翻转　　　　　（c）叩挤

（d）握足前提　　　　　（e）握足背伸

图 7-3　踝关节骨折手法整复

## （四）夹板固定

**1. 夹板规格**　踝关节夹板分为前内、前外、后、内、外侧 5 块，其中前内侧和前外侧较窄，后侧夹板最长且宽大。

**2. 固定方法**　先在内外踝上方各放置一塔形垫，下方各放置一梯形垫，用 5 块夹板进行固定。其中内外后侧小夹板自小腿上 1/3，下平足跟部。前外侧及前内侧夹板上起自胫骨结节，下平踝关节上。夹板必须塑形防止压疮，最后将踝关节固定于中立位 4～6 周。

## （五）手术治疗

**1. 手术适应证**　对于有以下情况者，可考虑手术切开复位内固定治疗：①手法复位失败者。②内翻骨折，内踝骨折块较大，波及胫骨下关节面 1/2 以上者。③内踝骨折有软组织嵌入骨折线之间者。④开放性骨折。⑤陈旧性骨折在 1～2 月以内，骨折对位不良，踝关节有位移者。⑥陈旧性骨折，继发创伤性关节炎影响功能者。

**2. 手术方式**　可选择钢板及螺钉切开复位内固定术，解剖复位外踝骨折，恢复腓骨长度纠正其旋转，对于下胫腓联合损伤及三角韧带损伤者需手术时修复，下胫腓修复可使用纽扣缝合固定或螺钉固定，三角韧带可使用锚定缝合修复。合并距骨软骨损伤的患者，可使用踝关节镜处理距骨软骨损伤问题。

## 六、预防调护

手法整复夹板固定患者需卧床抬高患肢，经常检查夹板，若有下肢远端麻木、血供不良，及时调整小夹板。1周左右患肢消肿后，夹板变松弛应及时调整，防止骨折移位。手术患者术后患肢抬高，局部冷敷，以促进消肿。术后定期进行 X 线检查，根据复查情况制订相应的康复治疗方案。12 ～ 16 周，根据骨折愈合情况，患者可逐步下地负重行走，下胫腓螺钉患者需下地前取出下胫腓联合螺钉。

（徐善强 杨文龙）

# 第二节 距骨骨折及脱位

距骨骨折主要为剧烈的轴向暴力所致，属于跗骨骨折，为关节内骨折，常常伴有距下关节或者踝关节的脱位，临床较少见，好发于青壮年人，男性多见。距骨关节面比较多，而且其本身的生理结构比较特殊，血供较少，一旦发病，容易发生缺血性坏死的情况。因此，临床一旦发病，需要积极治疗，而且要避免在复位过程中发生再次损伤，以影响预后。距骨脱位多由外力所造成，由于周围关节囊和韧带牵拉，手法复位比较困难，但一经整复后，再移位的可能性较小。

## 一、致病机制

### （一）距骨骨折

距骨骨折中，距骨头的骨折占 5% ～ 10%，有两种损伤机制：轴向负荷造成的距骨头压缩和胫骨前穹隆的背侧压缩性。距骨颈骨折多由剪切暴力所致，同时会伴有距下关节或者踝关节的脱位。距骨内侧突、外突及后突的骨折多由扭转暴力所致，常常同时伴有踝关节周围韧带的损伤。

距骨表面 3/5 为软骨面，故发生骨折时，骨折线多经过关节面，发生创伤性关节炎的机会较多。距骨的主要血液供应自距骨颈部进入，距骨颈骨折时，来自足背动脉的血液供应常受损害，以致距骨体很容易发生缺血性坏死。

### （二）距骨脱位

距骨脱位的发生率较其骨折多，多由足部跖屈位强力内翻所引起。此外，当足部急剧内翻，踝关节外侧副韧带断裂，内、外踝骨折时，可发生胫距关节暂时性脱位。当足部轻度跖屈位，强力内翻损伤时，距骨下关节的骨间韧带撕裂伤，跗骨向内脱位，而距骨仍保留在踝穴内时，称为距骨下脱位或距 – 跟 – 舟状骨脱位。

在距骨下骨间韧带断裂的同时，踝关节外侧副韧带亦同时断裂，距骨体可自踝穴脱出，成为距骨全脱位。距骨全脱位时，局部皮肤往往被撕裂，露出距骨关节面或外踝骨折端。皮肤未撕伤者，距骨突出部的皮肤也很紧张，有压迫坏死的可能。

## 二、诊查要点

### （一）症状

伤后患者局部疼痛剧烈伴踝关节功能障碍，肿胀明显，局部甚至可见张力性水疱，踝关节功能受限。

### （二）体征

踝关节畸形，局部有大量血肿或瘀斑，踝关节可见畸形，骨折处有剧烈压痛点，可触知骨骼连续性中断或骨擦感（音），可伴有距下关节或者踝关节内外翻畸形，或者距骨前后脱位。

## 三、临床分型

距骨骨折按照骨折部位分类，可分为距骨颈骨折、距骨体骨折、距骨头骨折和距骨后突骨折（图 7-4），以距骨颈骨折多见。

### （一）距骨颈骨折

距骨颈骨折多为高处跌下足部着地时处于背屈姿势引起，也可发生于撞车事故时足踩踏板，足部会过度背屈并承受轴向负荷，剪切暴力造成骨颈骨折，踝穴中的距骨体有跖屈倾向。

### （二）距骨体骨折

距骨体是距骨关节面最为集中的部位，骨折发生率占距骨骨折的 13% ～ 23%。受伤机制多由高处跌下，暴力直接冲击所致。距骨体可在横的平面发生骨折，也可形成纵地劈裂骨折。骨折可呈线状、星状或粉碎性。距骨体骨折往往波及踝关节及距下关节，虽然移位很轻，但可导致上述关节的阶梯状畸形，最终产生创伤性关节炎，因此距骨体骨折预后比距骨颈骨折更差。

### （三）距骨头骨折

距骨头骨折较距骨颈骨折少，距骨头以压缩骨折为常见，主要是足背伸时胫骨远端前缘挤压距骨头或踝跖屈位时轴向压力造成距骨头内侧压缩骨折。后者常合并舟骨骨折及距舟关节脱位，多由高处跌下，暴力通过舟状骨传至距骨时造成。一般移位不明显，治疗用小腿石膏固定 4 ～ 6 周即可。

### （四）距骨后突骨折

发生于足部强烈跖屈时，胫骨后缘撞击距骨后突，或暴力向上传递时，距骨后突被跟骨冲击而折断，多为小骨块，不移位。诊断时应与先天性距骨后三角骨相鉴别，鉴别点为三角背与距骨后侧紧密相连,骨片界线清晰、光滑且多对称。距骨后突骨折一般不需复位,用短腿石膏固定踝关节于90°背伸位4～6周即可。

### (五)距骨骨折合并脱位

踝关节强力背伸外翻,胫骨下端插入距骨颈、体之间,将距骨劈成前后两段。如暴力继续作用,距骨下后方韧带断裂,合并距跟关节脱位,导致根骨、距骨头连同足向前上方移位。待暴力消失时,因跟腱与周围肌腱的弹性,足向后回缩,跟骨载距突常钩住距骨体下面内侧结节,而使整个骨折的距骨体随之向后移位,脱位位于踝穴的后方。

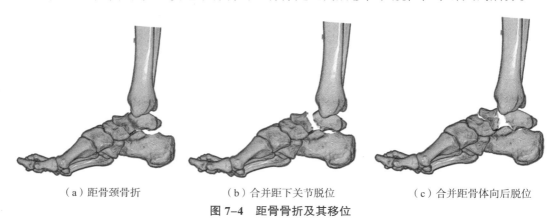

(a)距骨颈骨折    (b)合并距下关节脱位    (c)合并距骨体向后脱位

**图 7-4　距骨骨折及其移位**

## 四、辅助检查

### (一)X 线检查

踝关节正侧 X 线片,可初步明确骨折部位及程度。同时根据临床需要可以同时行健侧的踝部 X 线检查(图 7-5),对于隐匿性细微骨折需结合 CT 进一步检查。

### (二)CT 检查

踝部骨折的 CT 三维成像,可清晰显示距骨骨折的位置、形态及移位情况,为手术方案的制订提供详细的影像参考。

### (三)MRI 检查

踝关节 MRI 检查具有独特优势,能够发现 X 线和 CT 难以侦测的隐匿性骨折,同时也能评估患者踝部韧带及软骨的损伤状况。这些特

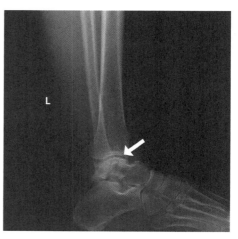

注:左踝关节侧位片可见距骨皮质不连续,见纵形透亮线,波及关节面,提示距骨骨折。

**图 7-5　距骨骨折影像学表现**

性使得踝关节 MRI 检查成为踝关节骨折全修复前期影像准备的重要手段，有助于降低漏诊率。

## 五、治疗方案

对于稳定的无移位的距骨骨折，可行踝关节石膏固定，对于有移位的距骨骨折，尤其是伴有距骨周围脱位的距骨骨折强烈建议手术治疗。但是距骨周围脱位需要手法先行复位。待局部软组织肿胀完全消退后，再行手术治疗，通常为 6～8 天，脱位严重者需要行跟骨骨牵引。

### （一）中药治疗

初期治以血化瘀止痛。伤血为主者，方用桃红四物汤。中期治以理气活血，接骨续筋，可选用接骨丹等。后期补肝肾强筋骨可用独活寄生汤。

### （二）西药治疗

轻度疼痛一般选择对乙酰氨基酚等 NSAIDs，中度疼痛宜选用弱阿片类，有曲马多、可待因，重度疼痛宜选用强阿片类，有吗啡、羟考酮、芬太尼类、哌替啶等。

### （三）手法整复

**1. 距骨颈骨折或颈体部移位骨折** 患者麻醉成功后仰卧位，患肢屈膝至 90°，助手握住小腿上部，术者一手握住前足，轻度外翻后，向下向后挤压，另一手握住胫骨下端后侧向前端提，使距骨头与距骨体两骨折块对合；合并距骨体后脱位时，应该先增加畸形，即将踝关节极度背伸，稍向外翻，以解除载距突与距骨体的绞索，并将距骨体向上推压，使其进入踝穴，然后用拇指向前顶住距骨体，踝关节稍跖屈，使两骨块对合。

**2. 距骨后突骨折** 患者仰卧，屈膝，助手用力使足背伸，术者用两手拇指从跟腱两侧向中部并向下推挤骨折块使之复位；距骨后唇骨折伴有距骨前脱位，先将踝关节极度跖屈内翻，用拇指压住距骨体的外上方，用力向后内方将其推入踝穴。距骨脱位复位后，往往其后唇骨折片亦随之复位。新鲜骨折手法整复失败，可切开复位。

### （四）固定方法

**1. 夹板固定** 适用于无移位或经整复后的距骨颈骨折等。可用超踝关节夹板固定 5～6 周。

**2. 石膏固定** 适用于距骨各类骨折整复后或手术后。距骨颈骨折，用石膏托或 "U" 形石膏将踝关节于跖屈稍外翻位固定 8 周；距骨后唇骨折伴距骨前脱位，将踝关节固定于功能位 4～6 周。骨折行切开复位内固定或关节融合术者，应用石膏靴将踝关节于功能位固定约 3 个月。

### （五）手术治疗

**1. 手术适应证**　对于有移位的距骨骨折，距骨骨折脱位的病例及手法整复失败的病例，必须选择手术治疗。

**2. 手术方式**　可选择钢板及螺钉切开复位内固定术，解剖复位距骨骨折，恢复距骨软骨关节面，对于下胫腓联合损伤及三角韧带损伤者需手术时修复，三角韧带可使用锚定缝合修复。合并距骨软骨损伤的患者可使用踝关节镜处理距骨软骨损伤问题，小面积的软骨损伤可以行微骨折处理，大块的软骨损伤可行软骨钉行骨软骨固定。

## 六、预防调护

手法整复夹板固定患者需早期卧床休息并抬高患肢，定期检查夹板固定情况。若有下肢远端麻木、血供不良，及时调整小夹板。1 周后患肢消肿，夹板变松弛时也要调整，防止骨折移位。术后定期进行 X 线检查，根据复查情况制订康复治疗方案。12 ～ 16 周后，根据骨折愈合情况，可逐步下地负重行走。定期复查患肢 MRI，早期发现距骨坏死改变，可行早期处理。

（徐善强　杨文龙）

# 第三节　跟骨骨折

跟骨骨折是一种常见的临床骨折，通常表现为足跟部剧烈疼痛、肿胀和明显的淤斑，患者无法以足跟着地行走，且跟骨有明显的压痛。这种疾病在成年人中较为常见，通常由高处坠落或挤压受伤引起。跟骨骨折常常伴随着脊椎骨折、骨盆骨折、头部、胸部或腹部损伤。尽管跟骨是松质骨，其血液供应较为丰富，但偶见骨不连现象。如果骨折线进入关节面或复位不良，可能会导致创伤性关节炎和跟骨负重时疼痛等后遗症状。本病属于中医学"骨折"的范畴。

## 一、致病机制

跟骨骨折通常由传导暴力所导致。当从高处跌落或跳下时，足跟部先接触地面，身体重量通过距骨传递至跟骨，同时地面的反作用力从跟骨的负重点向上传递至跟骨体，导致跟骨受到压缩或劈开。少数情况是由跟腱的牵拉而导致的撕脱性骨折。跟骨骨折后，常常出现足纵弓塌陷、结节关节角减小或消失，成为负角，影响足弓的后臂，从而减弱跖屈的力量和足纵弓的弹簧作用。根据骨折线的走向，可以将跟骨骨折分为不涉及距跟关节面的骨折和涉及距跟关节面的骨折两类。前者预后较好，后者预后较差。

## 二、诊查要点

### （一）症状

患者受伤后足跟部位出现剧烈疼痛，足跟外侧明显肿胀，局部甚至出现张力性水疱。跟骨外侧可见大量瘀斑形成，足跟部变形。

### （二）体征

局部有大量血肿或瘀斑，跟骨体部增宽明显，跟骨高度丢失，跟骨骨折处有剧烈压痛点，可触知骨骼连续性中断或骨擦感（音），以及距下关节活动受限。

### 三、临床分型

跟骨骨折可分为关节内及关节外骨折。关节外骨折常使用王亦璁分型；关节内骨折分型是基于 CT 扫描的结果作为分类基础的 Sanders 分型。

### （一）不波及跟距关节面骨折

**1. 跟骨前结节骨折**　两种类型：①跟骨前结节撕脱性骨折：较为常见，常由足跖屈、内翻应力引起，分歧韧带或趾短伸肌腱牵拉跟骨前结节附着部造成骨折，骨折块不波及跟骰关节。②跟骰关节的压缩性骨折：较为少见，常由足强力外展造成，骨折块较大并累及跟骰关节。

**2. 跟骨结节骨折**　两种类型：①腓肠肌猛力收缩牵拉跟腱的跟骨结节附着处，发生跟骨后部撕脱骨折。②直接暴力引起的跟骨后上鸟嘴状骨折。

**3. 跟骨结节内、外侧突骨折**　常由足内翻或外翻时受到垂直应力所产生的剪切力作用，使跟骨结节内侧突或外侧突纵行劈裂所致。本病可从轴位 X 线片或 CT 上发现。

**4. 载距突骨折**　单纯的载距突骨折很少见，根据 Sanders CT 分型系统，为ⅠC 或ⅡC 型骨折。

**5. 跟骨体骨折**　该类骨折常由高处坠落跟骨着地所致，骨折后可有移位，如跟骨体增宽，高度减低，跟骨结节内外翻等，它不累及距下关节面，一般预后较好。

### （二）波及跟距关节面骨折

**冠状 CT 扫描 Sanders 分型**　一种以经关节骨折块位置与数量为基础的 CT 扫描分型，对治疗与预后有指导作用。此分型以跟骨冠状面 CT 扫描为依据，在距骨下关节面的最宽处距骨被两条线分为相等的三个柱，这两条线与位于后关节面内侧缘内侧的第三条线把后平面分成潜在的三块：内侧、中央与外侧块。这三块与载距突包含了四块潜在的关节骨块（图 7-6）。

Ⅰ型：无移位的关节内骨折。

Ⅱ型：二部分骨折，根据骨折位置在 A 、B 或 C，又分为ⅡA、ⅡB、ⅡC 亚型。

Ⅲ型：三部分骨折，根据骨折位置在 A 、B 或 C，又为ⅢAB、ⅢBC、ⅢAC 亚型。

Ⅳ型：包括四部分关节骨折，高度粉碎，常不止四块碎骨块。

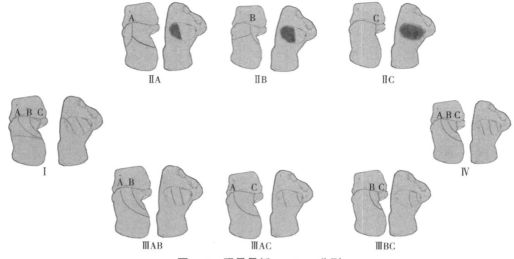

图 7-6　跟骨骨折 Sanders 分型

## 四、辅助检查

### (一) X 线检查

跟骨侧位、轴位 X 线片可明确骨折类型、程度和移位方向,可初步明确骨折部位及程度(图 7-7)。轴位片还能显示距骨下关节和载距突。根据受伤史、临床表现和 X 线检查可做出诊断。

### (二) CT 检查

跟骨骨折的 CT 三维成像可清晰显示跟骨骨折的位置、形态及移位情况,为手术方案的制订提供了详细的影像参考。

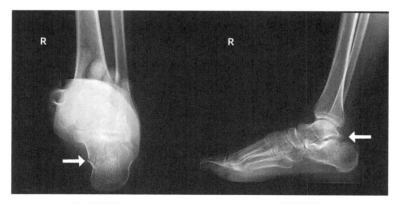

（a）跟骨轴位　　　　　　　　　　（b）跟骨侧位

注:右跟骨轴位可见跟内侧骨皮质不连续,踝关节侧位片见跟骨上方皮质稍塌陷,骨皮质不连续,提示跟骨骨折。

图 7-7　跟骨骨折影像学表现

## 五、治疗方案

各种类型跟骨骨折治疗的目标如下：①恢复距下关节后关节面的完整性。②恢复跟骨的高度。③恢复跟骨的宽度。④恢复腓骨下间隙，解除腓骨肌肌腱的挤压。⑤恢复跟骨结节的外翻位置。⑥如果跟骰关节也发生骨折，将其复位。

### （一）中药治疗

根据骨折治疗三期辨证用药：早期可服桃红四物汤加减，中期服新伤续断汤、接骨丹，后期服健步虎潜丸。

### （二）西药治疗

轻度疼痛一般选择对乙酰氨基酚等NSAIDs，中度疼痛宜选用弱阿片类，有曲马多、可待因，重度疼痛宜选用强阿片类，有吗啡、羟考酮、芬太尼类、哌替啶等。

### （三）手法整复

**1. 不波及距跟关节面的跟骨骨折**　跟骨结节纵形骨折的骨折块一般移位不大，予以挤按对位即可（图7-8）。跟骨结节横形骨折是一种撕脱性骨折，若骨折块大且向上移位者，可在适当麻醉下，患者取俯卧位，屈膝，助手尽量使足跖屈，术者以两手拇指在跟腱两侧用力推挤骨折块，使其复位。

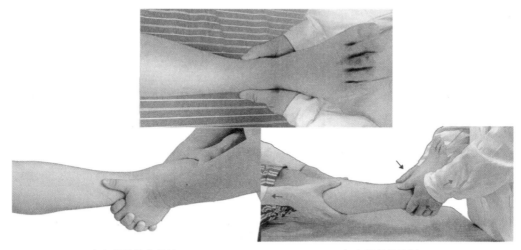

（a）跟骨结节骨折　　　　　　　　　　（b）跟骨体骨折

**图7-8　跟骨骨折手法整复**

骨折线不通过关节面的跟骨骨折，若跟骨体后部同跟骨结节向后、向上移位，应予充分矫正。患者仰卧，屈膝90°，助手固定其小腿，术者两手指相交叉于足底，手掌紧扣跟骨两侧，用力矫正骨折的侧方移位和跟骨体的增宽，同时尽量向下牵引以恢复正常的结节关节角。

**2. 波及距跟关节面的跟骨骨折** 对有关节面塌陷、粉碎而移位较多者，可用手掌扣挤足跟，尽量矫正跟骨体增宽，手法宜稳，在摇晃足跟同时向下用力，以尽可能纠正结节关节角。

针拨复位法对于波及距跟关节的跟骨骨折，有时手法复位很难获得成功，则可在X线监视下，用骨圆针撬拨复位。如为中部的压缩塌陷，可用骨圆针穿入其塌陷下方撬起，将骨折块与距骨贯穿固定；如骨折块连于后部，自后方沿跟骨纵轴穿针，利用杠杆作用将骨折块抬起，并向跟骨前部贯穿固定。

### （四）手术治疗

SandersI型一般使用踝关节石膏固定等非手术治疗可取得理想疗效，Ⅱ、Ⅲ型需手术治疗，手术疗效较好，Ⅳ型无论是内固定，还是关节融合术，预后效果均不理想。但是距下关节周围脱位需要手法先行复位。待局部软组织肿胀完全消退后再行手术治疗，通常为6～8天，待跟骨外侧皮缘出现褶皱即可。

**1. 手术适应证** 对于跟距关节面塌陷者，有移位的跟骨骨折，手法整复失败的病例，必须选择手术治疗。

**2. 手术方式** 可选择钢板及螺钉切开复位内固定术，解剖复位跟骨骨折，恢复跟骨软骨关节面，恢复跟骨的高度及长度，还有跟骨的后足力线。

### 六、预防调护

骨折整复固定后，早期主动活动足趾与小腿肌肉，拆除固定后再用弹力绷带包扎，循序渐进增加活动量。累及距跟关节者，外固定拆除早期不可做过量的足背伸活动，后期以锻炼时无锐痛、活动后无不适为度。

（徐善强 杨文龙）

## 第四节 跖骨骨折

跖骨骨折是足部最为常见的骨折，常见原因为重物打击、车轮碾压足背等直接暴力，也可因足部扭曲外力等间接暴力引起。此外，少数情况下，长期的跑步、行军等造成的慢性损伤，也可致使跖骨发生疲劳骨折，多发生于成年人。

### 一、致病机制

跖骨多由直接暴力如压砸或重物打击而引起，以第2～4跖骨较多见，可多根跖骨同时骨折。间接暴力如扭伤等，亦可引起跖骨骨折。长途跋涉或行军可引起疲劳骨折。骨折的部位可发生于基底部、骨干及颈部。根据骨折线，可分为横断、斜形及粉碎性骨折。因跖骨相互支持，骨折移位多不明显。根据骨折的原因和解剖部位，临床上跖骨骨折可分为以下3种类型（图7-9）。

### （一）跖骨干骨折

跖骨干骨折多由重物压伤足背所致，多为开放性、多发性，有时还并发跗跖关节脱位，且足部皮肤血供较差，容易引起伤口边缘坏死或感染。

### （二）第 5 跖骨基底部撕脱骨折

第 5 跖骨基底部撕脱骨折由足内翻扭伤时附着于其上的腓骨短肌及腓骨第三肌的猛烈收缩所致，一般骨折片的移位不严重。

### （三）跖骨颈疲劳骨折

跖骨颈疲劳骨折好发于长途行军的战士，故又称行军骨折，多发于第 2、3 跖骨颈部，其中又以第 2 跖骨颈发病率较高。由于肌肉过度疲劳，足弓下陷，第 2、3 跖骨头负重增加，超过骨皮质及骨小梁的负担能力，即逐渐发生骨折，但一般多呈不完全或无移位骨折。

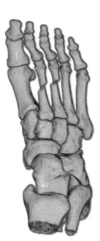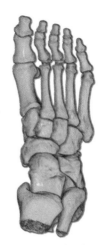

（a）跖骨干骨折　　（b）跖骨基底部骨折　　（c）跖骨头骨折

**图 7-9　跖骨骨折类型**

## 二、诊查要点

### （一）症状

患者前足背部出现剧烈局部疼痛、肿胀，并伴有活动功能障碍。跖骨颈疲劳骨折由于缺乏明显的暴力外伤史，常常被漏诊。该骨折的症状为前足疼痛较轻，但在劳累后加剧，休息后减轻。

### （二）体征

局部有大量血肿或瘀斑，跖骨骨折处有剧烈压痛点，纵轴挤压痛，可触知骨骼连续性中断或闻及骨擦感（音）。

## 三、辅助检查

### （一）X 线检查

跖骨骨折应拍摄足部正位及斜位 X 线片，即可初步明确骨折部位及程度（图 7-10）。跖骨颈疲劳性骨折 X 线检查早期可能为阴性，2 ～ 3 周后可见跖骨颈部有球形骨痂，骨折线多不清楚，不要误诊为肿瘤。

## （二）CT 检查

跖骨骨折的 CT 三维成像，可清晰显示跖骨骨折的位置、形态及移位情况，为手术方案的制订提供详细的影像参考。

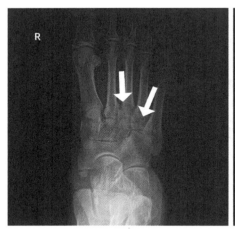 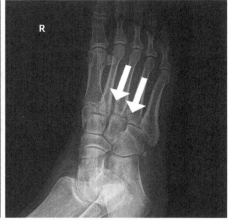

（a）右足正位　　　　　　　　　　　　（b）右足斜位

注：右足部正、斜位片可见第 3、4 跖骨近端透亮线影，皮质不连续，提示第 3、4 跖骨骨折。

**图 7-10　跖骨骨折影像学表现**

## 四、治疗方案

### （一）中药治疗

根据骨折三期辨证治疗用药：早期可服桃红四物汤加减。中期服新伤续断汤、接骨丹。后期服健步虎潜丸。

### （二）西药治疗

轻度疼痛一般选择对乙酰氨基酚等 NSAIDs，中度疼痛宜选用弱阿片类，有曲马多、可待因，重度疼痛宜选用强阿片类，有吗啡、羟考酮、芬太尼类、哌替啶等。

### （三）手法整复

有移位的跖骨干骨折、骨折脱位、多发性骨折可采用手法整复（图 7-11）。在适当麻醉下，先牵引骨折部位对应的足趾，以矫正其重叠及成角畸形，另一手拇指从足底部推压断端，使其复位。如仍有残留的侧方移位，则继续在牵引下，从跖骨之间以拇、食指用夹挤分骨法迫使其复位。最后将分骨垫放置于背侧跖骨间隙之间，上方再以压力垫加压包扎于足托板上。跖骨骨折上下重叠移位或向足底凸起成角必须纠正，否则会妨碍将来足的行走功能，而侧方移位则对功能妨碍较少。

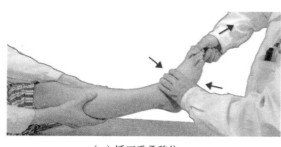 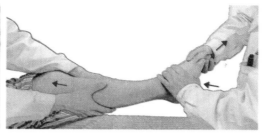

（a）矫正重叠移位　　　　　　　　　　　　　　　　　　（b）矫正侧方移位

**图 7-11　跖骨骨折整复方法**

### （四）固定方法

手法整复后，先把足部托板置于足底部，将分骨垫放置于背侧跖骨间隙之间，再在足背部置一扇面薄板垫，远端达趾蹼，宽度铺满足背，外用绷带包扎。固定 4 ～ 6 周。也可用石膏前后托固定。第 5 跖骨基底骨折片常有软组织嵌入，骨折线消失时间一般比较长，只要症状消失，即可负重行走，不必待 X 线片示有骨性愈合才进行负重。

### （五）手术治疗

**1. 手术适应证**　单根跖骨骨折很少手术，但是对于横行及粉碎骨折，以及早期复位后再移位的骨折，应考虑手术治疗。由于第 1 跖骨正常位置对于步态的重要性，所以如果发现足应力位平片上存在关节或骨折不稳定则需手术治疗。

**2. 手术方式**　横形或轻微粉碎骨折使用接骨板螺钉；骨干部位简单骨折使用克氏针；骨干部位粉碎或开放骨折使用外固定架治疗，其优势在于不会增加软组织损伤；在应用克氏针固定骨干骨折时应避免损伤跖板，否则会造成跖骨头与跖板粘连。

### 五、预防调护

跖骨骨折通常会在 4 ～ 6 周内实现临床愈合，复位良好后通常不会留下后遗症。然而，如果过早地负重，可能会导致愈合速度减慢。即使 X 线片显示骨折端已经开始形成骨痂，骨折线也可能长期不消失，导致走路时疼痛。因此，建议在适当的时间进行下地走路，不宜过早。

（徐善强）

# 第五节　趾骨骨折

足趾具有增强足的附着力的功能，可防止人在行走中滑倒，并有辅助足的推进与弹跳作用。故对趾骨骨折的治疗，应要求维持跖趾关节活动的灵活性和足趾跖面没有骨折断端凸起。趾骨骨折多见于成年人，骨折发生率占足部骨折的第 2 位。

## 一、致病机制

趾骨骨折多由重物砸伤或踢碰硬物所致。前者多为粉碎或纵裂骨折，后者多为横断或斜形骨折，且常合并有皮肤或甲床的损伤。第 5 趾骨由于踢碰外伤的机会多，因此骨折较常见。第 2 ～ 4 趾骨骨折较少发生。第 1 趾骨较粗大，功能也较重要，第 1 趾骨近端骨折亦较常见，远端多为粉碎性骨折。

## 二、诊查要点

### （一）症状

伤趾疼痛、肿胀、有青紫瘀斑。有移位者外观可有畸形，合并皮肤和趾甲损伤，伤后亦容易引起感染。

### （二）体征

趾骨骨折处有剧烈压痛点，有纵轴挤压痛，可触及骨骼连续性中断或闻及骨擦感（音）。

## 三、辅助检查

通常趾骨骨折应拍摄患侧足部正位及斜位 X 线平片（图 7-12），必要时加拍侧位，X 平片可初步明确骨折部位及程度，一般无须 CT 及 MRI 检查即可明确诊断。

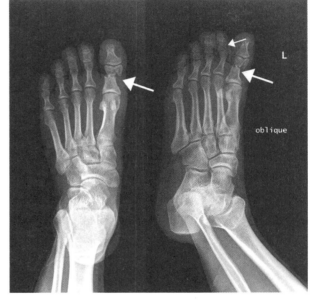

注：左足部正位可见第 1 近节趾骨端皮质中断，见透亮线影，未波及关节面；斜位片示第 2 趾骨中节趾骨骨折。

**图 7-12　趾骨骨折影像学表现**

## 四、治疗方案

### （一）中药治疗

根据骨折治疗三期辨证用药：早期可服桃红四物汤加减。中期服新伤续断汤、接骨丹。后期服健步虎潜丸。

### （二）手法整复

对无移位的趾骨骨折，可用消肿接骨中药外敷，3 ～ 4 周即可治愈，鼓励患者早期进行功能锻炼。有移位的骨折，应手法复位。患者正坐，术者用一手拇、食指捏住患趾近端的内外侧，另一手拇、食指捏住患趾远端上下侧，在牵引下，将骨折远端向近端推挤捺正，用竹片小夹板或邻趾固定，3～4周即可撤除固定。

### （三）手术治疗

若复位不稳定，或伴有趾骨脱位，可行手术切开复位，微型钢板内固定治疗。钢针经髓腔进入近节趾骨，也可进入跖骨，固定3～4周。有甲下血肿，可在趾甲上开小窗引出。开放性骨折，清创时拔去趾甲，清除小碎骨，用跖侧皮瓣闭合创口，视情况可同时用克氏针内固定。

### 五、预防调护

固定期间，应抬高患足以促进趾端血液回流，早期进行足踝屈伸活动，固定期间常规检查趾端末梢血运状态，不可包扎过紧。趾骨骨折若有皮肤破损，伤后容易引起感染，应注意预防。清创需彻底，术后注意消毒与保持创面清洁。

（徐善强）

## 第六节　跖趾关节脱位

跖趾关节脱位，是指跖骨头与近节趾骨构成的关节发生分离。临床上以第1跖趾关节向背侧脱位多见。跖趾关节活动度较大，在人体步态中作用巨大，并有辅助足的推进与弹跳作用。跖趾关节脱位，主要见于一些车祸开放性损伤。当然在高弓足及姆外翻中可见一些跖趾关节的病理性脱位，属于中医学"脱位"范畴。

### 一、致病机制

跖趾关节脱位多由重物砸伤或踢碰硬物所致。多为开放性脱位，常常伴有跖趾关节周围软组织的损伤，甚至于软组织的缺损。由于第1跖骨较长，姆趾仅有两节，前足踢碰时常先着力，外力直接砸压亦容易损及，故第1跖趾关节脱位较常见。脱位的机理多因外力迫使跖趾关节过伸，近节趾骨基底脱向跖骨头的背侧所致，有时可冲破足背皮肤造成开放性脱位。

### 二、诊查要点

#### （一）症状

伤后患者跖趾关节局部疼痛剧烈，跖趾关节活动受限。

#### （二）体征

跖趾关节背伸，趾间关节屈曲，跖骨头向跖侧突出，患趾缩短、畸形，呈弹性固定，姿势不能改变。侧方脱位多见于第2～5跖趾关节，患足足趾歪向一侧，其他症状同背侧脱位，但患趾背伸不明显，仅显短缩，多不稳定。

### 三、辅助检查

#### （一）X线检查

跖趾关节脱位应行足部正侧位及斜位X线片摄影检查，必要时加拍侧位X线平片（图7-13），以初步明确跖趾关节脱位程度及方向。

#### （二）CT、MRI检查

CT检查可发现细微的骨质变化，MRI检查更有利于明确关节软骨及软组织病变的大小、范围及骨病向毗邻组织的侵袭情况。

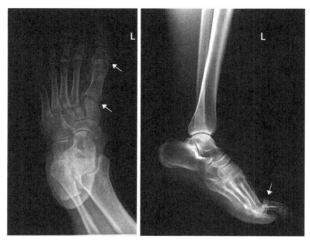

（a）左足正位　　　　　（b）左足侧位

注：正位片示左足第1趾近节趾骨、第1跖骨基底部骨质中断见碎骨片游离；侧位片示第1～3跖趾关节脱位。

**图7-13　第1跖趾关节半脱位影像学表现**

### 四、治疗方案

#### （一）中药治疗

根据骨折治疗三期辨证用药：早期可服桃红四物汤加减。中期服新伤续断汤、接骨丹。后期服健步虎潜丸。

#### （二）手法整复

**1. 第1跖趾关节脱位**　嘱助手固定患者踝部，术者一手握持前足，另一手用绷带缠绕足趾提拉牵引。先将患趾背伸以加大畸形，然后将伤趾近节趾骨底顶紧第1跖骨背侧，向远端推到跖骨头部。当趾骨基底部滑到跖骨头远端时，在维持牵拉的情况下，再将患趾由跖趾关节迅速跖屈位，即可复位（图 7-14）。

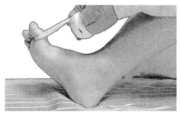 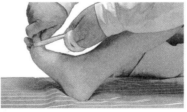 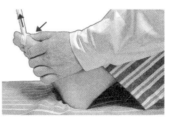

（a）缠绕牵引　　　　　　（b）趾顶背伸　　　　　　（c）姆压跖推

**图 7-14　第 1 跖趾关节脱位手法整复**

**2. 第 2～5 跖趾关节脱位**　有时可向侧方脱出，可按前后脱位手法复位，即顺势牵拉，扩大畸形，然后反屈复位。

### （三）固定方法

跖趾关节脱位整复后，用绷带包扎患处数圈，再用夹板或压舌板固定跖趾关节伸直位 2～3 周。趾间关节复位后可外敷消肿膏，以邻趾固定法固定 2～3 周。

### （四）手术治疗

若复位不稳定，或伴有跖骨或者趾骨骨折，可行手术切开复位，克氏针进入近节趾骨，也可进入跖骨，固定 3～4 周。若合并有软组织开放性损伤，可能需要进行分期治疗。

### 五、预防调护

在固定期间，应该抬高患足以促进趾端血液回流。同时，应尽早进行足踝的屈伸活动。在固定期间，应定期检查趾端末梢的血运状态，确保血液循环畅通，避免包扎过紧。如果合并有开放性损伤，清创必须彻底，术后应注意创面的消毒与清洁。

（徐善强　杨文龙）

## 第七节　跖跗关节损伤

跖跗关节损伤（Lisfranc 损伤）一般指所有累及跖跗关节的损伤，包括跖骰关节、跖楔关节和楔间关节，损伤形式多样，可为韧带损伤、撕脱骨折或严重的骨折及关节脱位，因此又可称为跗跖关节复合体损伤或 Lisfranc 复合体损伤。跖跗关节损伤发生率低，症状均类似，且轻微损伤诊断困难，漏诊误诊后对日常生活影响较大。由于足的内翻损伤机会多，所以外侧的跗跖关节损伤比较常见，而且常合并跗跖关节的错缝或脱位。

## 一、致病机制

### （一）直接暴力

多由重物坠落砸伤及车轮碾压所致。由于外力作用方式不同，导致不同的骨折、脱位类型，常合并开放伤口及严重的软组织碾挫伤，重者甚至可以影响前足或者足趾的存留。

### （二）间接暴力

多因行走不慎或上、下楼梯时踏空，亦可在运动中如跑、跳等情形下扭伤。在足内收、内翻时，可使跗跖关节韧带撕裂，以致部分或全部跗跖关节错缝及半脱位。跖跗关节因为平面结构几乎无内在稳定性，主要依靠韧带连接维持稳定性，一旦失去韧带的稳定作用，"弓形"结构将会塌陷。

## 二、诊查要点

对于足踝部损伤的患者需详细询问病史和损伤经过，包括损伤时足踝部所处位置，暴力的大小、方向等。对高能量暴力作用后出现的明显的前中足肿胀，不能负重的患者，应高度怀疑 Lisfranc 损伤，避免漏诊。

### （一）症状

外伤后中足处出现弥漫性疼痛和肿胀，局部皮下淤血，足部活动功能受限，着地走路时疼痛加重，跖部或前足着地时用力困难，出现足跟着地跛行。

### （二）体征

伤后可出现中足畸形、中足增宽及扁平足畸形等。跖跗关节被动活动时或重复受伤机制的内、外翻动作时，伤处疼痛加剧。严重脱位时易损伤足背动脉，导致骨筋膜室综合征和血运障碍。足内翻损伤时，第 4、5 跖跗关节处压痛明显；足外翻损伤时，第 1 楔骨与第 1 跖骨组成的跗跖关节处疼痛明显。

## 三、辅助检查

### （一）实验室检查

没有特异性，但相关检查能起到鉴别诊断作用。

### （二）影像学检查

**1. X 线检查**　标准的足正位、侧位、斜位 X 线片对治疗方案选择、预防漏诊具有重要意义。一般骨关节检查无明显变化，轻微的骨错缝行 X 线检查亦难以显示。而负重位足部 X 线可见第 1、2 跖列分离，重者可见纵弓塌陷。因此，必须拍负重位 X 线像。如 X 线片未发现移位，但患者不能负重，应使用短腿石膏固定 2 周，再重复拍摄双侧负重 X 线片，以发现微小的损伤。

**2. CT 扫描和骨三维重建**　可从多个视野全面评估足部的损伤情况，且 CT 灵敏度高于 X 线片，能显示 1mm 的移位，有助于发现 X 线片上无法明确的轻微损伤及辨认骨折碎片的来源。如强大的跖侧韧带撕裂所造成的撕脱骨折，往往无法在 X 线片上发现，即使发现也容易与 Lisfranc 韧带撕裂所造成的撕脱骨折相混淆，但通过 CT 检查能克服这些不足，这对选择治疗方案及判断预后都至关重要。

**3. MRI 检查**　与 X 线片及 CT 相比，MRI 在诊断软组织，尤其在评估韧带完整性方面具有独特的优势。MRI 检查能清晰显示主要韧带的结构，能较容易判断韧带损伤的部位及损伤程度。对于低能量损伤准确性高，韧带在水平长轴与短轴平面显示最清楚。切带断裂、韧带拉长和周围韧带水肿提示 Lisfranc 损伤（图 7-15）。

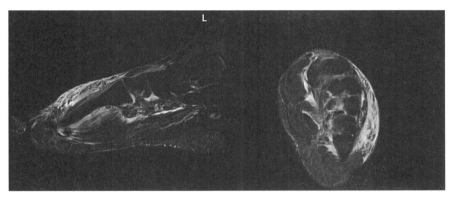

注：左内侧楔骨远端关节面稍凹陷，关节面下骨髓水肿，第 3 跖骨基底部见横形骨折线，第 1～3 跖跗韧带足底侧增粗、肿胀，局部纤维束连续性中断，足底筋膜广泛肿胀。诊断为左内侧楔骨远端凹陷性骨折，第 3 跖骨基横形骨折，第 1～3 跖跗韧带损伤。

**图 7-15　跖跗关节损伤影像学表现**

## 四、治疗方案

Lisfranc 关节损伤治疗的关键是恢复受累关节的解剖对线。

### （一）中药治疗

**1. 内服药**　早期治以活血化瘀，消肿止痛，内服虎力散胶囊，每次 1 粒，每日 2 次。中、后期治以舒筋活络，内服伸筋胶囊。

**2. 外用药**　早期可外用伤痛膏，每日 1 帖。中、后期用苏木合剂外洗，每 3 日 1 剂。

### （二）手法整复

患者平卧，伤足伸于床边，助手用两手固定其踝部，术者两手握住患足的跖骨部位，先做对抗拔伸，然后在拔伸下做轻微摇摆，再做足内翻跖屈，然后外翻背屈，同时术者两拇指向下戳按，最后再用手法治疗理顺筋肌。术后患者应卧床休息 2 周，尽量少下地活动。

### （三）固定治疗

可采用非负重管型固定 6 周，但需加强随访，预防转变为不稳定型损伤。6 周后若疼痛完全缓解，可改用定制的足踝支具逐渐开始锻炼，以恢复正常功能。如去除非负重管型后仍有疼痛，可加用可负重足踝矫形支具制动 4 周。

### （四）手术治疗

**1. 手术适应证**　开放性骨折或经手法整复移位（＞2mm）损伤必须手术治疗。

**2. 手术方式**　目前手术治疗 Lisfranc 损伤的方法主要包括闭合复位内固定、切开复位内固定、一期跖跗关节融合术等，其内固定器械包括微型接骨钛板、克氏针、空心钉、外固定架等。对于症状较重或保守治疗无效以及对运动要求较高患者可采取手术治疗。

### （五）其他疗法

局部封闭疗法：中、后期仍有疼痛者可采用曲安西龙 20mg+2% 利多卡因 2mL+ 生理盐水 2mL 做痛点封闭。每周 1 次，2 ～ 3 周为 1 个疗程。

## 五、预防调护

Lisfranc 关节损伤是中足严重损伤，可能导致足部骨筋膜室综合征、畸形、创伤性关节炎等术后并发症。医护需沟通消除患者不良情绪，积极配合手术。术前准备需细致，体位安置合理。术后需密切观察病情，进行针对性的石膏固定和负压封闭引流护理。提供科学系统的功能锻炼指导，促进足部功能恢复。

（潘旭月）

# 第八章　足踝部筋伤

---

【学习目标】

1. 掌握足踝部筋伤的临床表现、诊断和治疗方案。
2. 熟悉足踝部筋伤致病机制与临床分型。
3. 了解足踝部筋伤的康复锻炼及预后。

---

## 第一节　踝关节扭伤

踝关节是人体容易受伤的器官，承载着整个身体的重量，常在运动中发生扭伤，扭伤后周围的软组织也会受损，影响踝周韧带的功能，可能导致踝关节稳定性受损。本病可发生在任何年龄，但以青壮年为主，分为内翻扭伤和外翻扭伤，以内翻扭伤多见，属于中医学"筋出槽""骨错缝"的范畴。

### 一、病因病机

跌仆闪挫或外力侵袭等因素引起足踝关节周围筋脉损伤，从而导致血行脉外，瘀滞经络，气道不通，壅闭不通，久而成痹。"气伤痛，形伤肿"，故见局部肿痛瘀斑，治以行气活血，消肿止痛；若筋伤迁延不愈，则久病劳损，脉络空虚，外邪易乘虚而入，致伤瘀夹痹，瘀滞难解，易于复发加重。

### 二、致病机制

踝关节由胫、腓骨下端及距骨滑车构成，距骨体前宽后窄，当足背伸时，较宽的距骨体前部进入鞍状关节窝，踝关节较稳定；足跖屈时，较窄的距骨体后部进入鞍状关节窝，允许有一定的侧向运动和较大的内翻活动，踝关节的稳定性下降。踝关节扭伤多因行走或跑步时突然踏在不平的地面上，或上下楼梯、走坡路不慎失足，或骑自行车、踢球等运动中不慎跌倒，足的过度内外翻而产生踝部扭伤。

踝部扭伤一般分为内翻扭伤和外翻扭伤两大类。当足踝受到外力冲击时，踝关节由伸展变为屈曲以缓冲暴力，一旦地面反作用力过大，踝关节容易过度内翻发生踝扭伤，因此踝扭伤以跖屈内翻位损伤最多见。而单纯内翻扭伤时，容易损伤外侧的跟腓韧带。外翻扭伤，因三角韧带极为坚韧，具有限制踝关节过度外翻作用，又因外踝低于内踝

0.5cm，故外翻损伤机会少，但严重时可引起下胫腓韧带撕裂及腓骨下端骨折。直接的外力打击，除韧带损伤外，多合并骨折和脱位。

### 三、诊查要点

患者有明确的踝关节扭伤史。

#### （一）症状

伤后踝部疼痛，活动功能障碍，损伤轻者仅局部肿胀，损伤重时整个踝关节均肿胀，并有明显的皮下淤血，皮肤呈青紫色，跛行步态，伤足不敢用力着地，活动时疼痛加剧。

#### （二）体征

**1. 内翻扭伤**　肿胀与压痛局限于外踝的前下方，行走时跛行步态、伤足不敢用力着地，足被动跖屈内翻时疼痛加重，外翻时则减轻。若外侧副韧带断裂时，可在侧副韧带处摸到凹陷，甚至摸到移位的关节面，踝关节有异常活动。

**2. 外翻扭伤**　内踝前下方肿胀、压痛，足被动外翻时疼痛加重。若内侧副韧带断裂时，可在侧副韧带处摸到凹陷，甚至摸到移位的关节面，踝关节有异常活动。

### 四、辅助检查

#### （一）实验室检查

没有特异性，但相关检查能起到鉴别诊断作用。

#### （二）影像学检查

**1. X 线检查**　内翻损伤时有可能出现外侧副韧带损伤，拍摄踝关节正、侧位片可以帮助排除内、外踝的撕脱性骨折。对无骨折又不能排除韧带断裂的病例，应拍摄强力内翻位片。方法为在局麻下将踝关节加压跖屈内翻，拍摄踝关节正位 X 线片，如果距骨倾斜角大于 15° 时，表示外侧副韧带断裂，一般倾斜角度越大，损伤的韧带数越多。内侧副韧带损伤时，踝穴增宽，距骨体与内踝间隙增大；合并右下胫腓韧带断裂时可见胫、腓骨分离。

**2. CT 检查**　X 线摄影提供的信息量比较有限，对于合并的隐匿性骨折，应行 CT 进一步明确。

**3. MRI 检查**　评估韧带损伤最佳的影像学检查为 MRI 检查，踝关节 MRI 不仅可以很好地评估韧带损伤，还可以评判关节软骨、神经及肌腱的损伤情况（图 8-1）。

## 五、治疗方案

### （一）冰敷治疗

首先在疼痛处用棉花垫压迫、弹力绷带加压包扎，然后再用冰袋在绷带外做间歇性冷敷，每次冰敷 30 分钟，两次间歇 10 分钟，冷敷时间为 1 小时，共计 1 天；嘱患者休息并避免负重，抬高患肢，保持踝关节制动。

### （二）中药治疗

**1. 中药内治** 早期治以活血化瘀、消肿止痛，七厘散或桃红四物汤。后期治以舒筋活络、温经止痛，内服小活络丹。

**2. 中药外治** 初期肿胀明显者可外贴冰肌散或金黄膏。中、后期肿胀较轻，可配合活血散瘀膏外敷，手法整复后，结合含有红花、川芎、大黄等中药成分的药膏加强活血化瘀、舒筋活络、止痛等效果，可提高临床疗效。

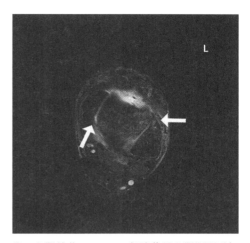

注：左踝关节 MRI $T_2WI$ 抑脂像见左踝胫距后韧带、距腓前韧带边缘毛糙，关节腔见长 $T_2$ 积液信号，提示左踝胫距后韧带、距腓前韧带损伤，关节腔积液。

**图 8-1　左踝关节扭伤影像学表现**

### （三）封闭治疗

对踝关节损伤的中、后期，关节仍疼痛、压痛较局限者，可选用复方倍他米松注射液 1mL（曲安奈德注射液 40mg）＋盐酸利多卡因 4mL＋灭菌注射用水 4mL 做痛点封闭，每周 1 次。

### （四）手法治疗

对于损伤严重、局部瘀肿较甚者，不宜做重手法。对于单纯的韧带损伤或部分撕裂者，可使用手法治疗。患者侧坐位，伤肢在上；一助手先进行摇、拔手法，以拇指在外踝处轻轻揉捻、点按 5 分钟后，另一助手握住伤肢小腿下端，术者双手握住足部，拇指按在伤处，与助手在相对拔伸下摇晃跟部 6～7 次。再拔伸下内翻踝部，接上述动作再外翻踝部，同时拇指按住踝关节远端向踝穴内戳按，反复 3～5 次。再对商丘、解溪、丘墟、昆仑、太溪、足三里等穴按摩，以通经络之气。

### （五）固定方法

保护性制动是促进踝关节损伤恢复的重要环节，手法治疗之后，可将踝关节固定于损伤韧带的松弛位置。若为韧带断裂者，可用石膏管型固定，内侧断裂固定于内翻位，外侧断裂固定于外翻位。6 周后解除固定下的活动。若为韧带的撕裂伤可用胶布固定，外加绷带包扎。外翻损伤固定于内翻位，内翻损伤固定于外翻位，一般可固定

2～3 周。

### （六）针灸治疗

取穴阳陵泉、悬钟、丘墟、阿是穴。先取患侧阳陵泉穴，刺深约 1.5 寸，行捻转泻法；继取悬钟穴，亦深刺约 1.5 寸，行捻转泻法；以上两穴均需有强烈酸麻感传至患处。最后向照海穴方向深刺丘墟穴捻转泻法，使整个踝关节均有酸麻感；局部压痛最明显处为阿是穴，用 1.5 寸毫针先在阿是穴处直刺，采用捻转提插平补平泻，后以阿是穴为中心向四周做多向透刺。

### （七）针刀治疗

**1. 体位** 患者仰卧位。

**2. 体表标志** 内踝、外踝。

**3. 定点** 踝关节前外侧及前内侧阳性反应点。

**4. 消毒与麻醉** 常规消毒，铺无菌洞巾，0.5% 利多卡因局部麻醉，每点注射 1～2mL，注入麻醉药时，必须先回抽注射器确认无回血。针刀操作：刀口线与下肢纵轴平行，针刀体与皮肤垂直，按四步规程进针刀达骨面，轻提针体 1～2mm，纵向切开 2～3 次。术毕，拔出针刀，局部压迫止血 1 分钟后，无菌敷料覆盖伤口。疗程：每次治疗点数量视患者病情而定，一般每次定点不超过 10 个。如患者耐受能力差可分多次完成治疗。同一治疗点治疗间隔 3～7 天，不同定点可于次日治疗。

### （八）功能锻炼

恢复本体感觉及关节活动度是康复的重要内容。外固定后，应尽早练习足趾末端屈伸活动，进而可做踝关节背屈、跖屈活动。肿胀消退后，可在术者的指导下做踝关节内翻、外翻的功能活动，以防止韧带粘连，增强韧带的力量。还可以继续进行手法按摩训练。

### （九）手术疗法

**1. 手术适应证** 外侧副韧带断裂，单纯行石膏固定，断裂的韧带可因回缩、瘢痕形成，不能得到良好愈合，踝关节可松弛无力，早期手术修补可愈合良好，重建韧带功能。

**2. 手术方式** 行外踝前下方弧形切口，切开皮肤后清除血肿，即可显露损伤的韧带。将其分离清楚，使足部保持 90° 背伸和轻度外翻位。将断裂的韧带两端对齐，用 1 号丝线做"8"字形间断缝合，术后用石膏固定 3 周即可。术时应注意避免损伤足背外侧皮神经。陈旧性损伤外侧韧带断裂未能及时修复，导致踝关节有松动不稳等症状时，可用腓骨短肌进行外侧副韧带重建术。

## 六、预防调护

保持注意力集中并及时发现环境变化，避免踝扭伤。在雨雪天气注意路面湿滑，穿防滑鞋。日常积极运动和科学锻炼，增强身体素质和免疫力，提高平衡性和协调性，增强肌肉力量和韧带拉伸程度，有效避免踝扭伤。运动前进行必要的热身和准备，特别是踝关节的拉伸运动。

（潘旭月）

# 第二节　跟腱断裂

跟腱断裂是常见的运动损伤，由于直接暴力或间接暴力导致跟腱组织的部分撕裂。新鲜的跟腱断裂主要是剧烈活动、局部切割伤、碾压伤及收缩的跟腱受到撞击所导致，跟腱的解剖学特点及血液供应决定了跟腱中段是跟腱断裂的好发部位，早期手术治疗多预后良好。若治疗不当、术后不适当的功能锻炼或误漏诊，易导致跟腱的短缩缺损、局部皮肤坏死、感染，进而引发陈旧性跟腱断裂，严重影响跟腱的功能和踝关节活动，为骨科手术治疗的难题。本病多发生于 20 ～ 30 岁男性，属于中医学"筋伤"的范畴。

## 一、致病机制

跟腱断裂的原因很多，急性损伤多由直接暴力引起，慢性损伤一般与长期过度运动有关。

### （一）直接暴力

直接暴力多为刀、铲、斧等锐器直接切割所致，造成跟腱开放性断裂。断裂口较整齐，腱膜也多同时受损伤。

### （二）间接暴力

间接暴力伤多由跟腱本身存在的病理变化引起，如职业性运动损伤造成的小血管断裂、肌腱营养不良、发生退行性改变或跟腱钙化等，再受到骤然猛力牵拉，如从高处跳下前足着地或剧烈奔跑等，均可使跟腱受过度牵拉而产生部分甚至完全性的跟腱断裂，断端多参差不齐，一般损伤在跟腱的附着点以上 2 ～ 6cm 处，腱包膜可能完整，多见于演员及运动员。

## 二、诊查要点

开放性跟腱断裂易于诊断，跟腱走行部位有伤口存在，提示有跟腱断裂的可能性，若清创时仔细检查伤口，即可发现跟腱断裂，明确诊断。闭合性跟腱断裂有典型的外伤史，局部有明显肿胀、疼痛，小腿无力，行走困难。

## （一）症状

小腿部后侧肿胀、疼痛不能站立，大部分在跟腱和跟骨连接处以上 2 ～ 6cm 位置感觉疼痛、局部肿胀明显、跖屈困难、踮脚站立困难、跛行。患者于休息时感觉到持续性疼痛，活动后疼痛明显加重。

## （二）体征

患侧踝关节跖屈活动减少或完全消失，而被动的踝关节活动反而较正常侧增加；在跟腱断裂处可触及一横沟，并有明显压痛。提踵试验、汤普森试验阳性。

## 三、辅助检查

### （一）实验室检查

没有特异性，但相关检查能起到鉴别诊断作用。

### （二）影像学检查

应首选 MRI 检查方法评估，X 线片可排除跟骨结节部的撕脱性骨折。MRI 可明显见到跟腱断裂处信号改变（图 8-2）。

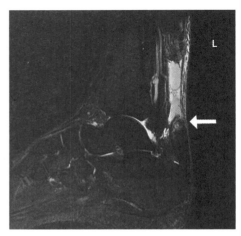

注：左足矢状位 PDWI 抑脂像见跟腱不连，断端回缩、增粗，团状高信号，关节腔少许积液，符合左侧跟腱断裂表现。

**图 8-2　跟腱断裂 MRI 表现**

## 四、治疗方案

跟腱断裂的治疗目的在于恢复跟腱的完整性，以保持足踝的跖屈力量。在修复过程中尽力设法保持跟腱的平滑，以利跟腱的活动。

### （一）中药治疗

早期治以活血祛瘀，消肿止痛，方用虎力散、云南白药胶囊等，后期可选用六味地黄丸、健步虎潜丸等以补肾滋肝舒筋。后期可配合运用中药外擦、熏洗，如苏木合剂外洗、丁苏桂热罨包外敷等。

### （二）手法治疗

急性期不宜行手法治疗，对于陈旧性损伤踝关节活动功能受限者，可用跟腱断裂推揉法。患者取仰卧位，患足跖屈，在肿痛部位做较轻的按压、顺推并在小腿三头肌肌腹处做按压揉拿，使肌肉松弛以减轻跟腱近端回缩，有利于促进功能恢复。隔日 1 次，10次 1 个疗程，2 ～ 3 个疗程为宜。

## （三）固定疗法

采用石膏固定踝关节于跖屈位；但对于具体的固定时间和踝关节固定位置，用长腿管形支具固定患肢 6 周后应改为短腿管形石膏固定 4 周，然后再行不超过 2cm 的前足着地提踵练习 2 ～ 4 个月，以恢复跟腱功能。

## （四）功能锻炼

早期应在术者指导下做股四头肌的收缩锻炼，外固定解除后在术者指导下做踝关节的屈伸活动及行走锻炼。跟腱断裂后采取长期的制动处理，将对跟腱、肌肉、骨骼、软骨等造成极大的损害，而屈伸运动训练可改善跟腱的生物力学性能，使跟腱的强度及韧度得到提升。

## （五）手术疗法

对新鲜的完全性断裂或开放损伤，宜尽早行手术治疗。手术治疗跟腱断裂，多采用直接缝合断端的方法，常用的缝合方法主要有 Kessler、Bunnell 缝合法，近年来还有各种微创及小切口缝合法；术后膝关节屈曲、踝关节跖屈位石膏固定 4 ～ 6 周。陈旧性跟腱断裂因有腓肠肌萎缩、短缩及无力，踝关节不能主动跖屈，常需要做跟腱修补，而不应勉强做端对端缝合。

## 五、预防调护

跟腱断裂主要原因是间接外力导致跟腱在踝关节背伸状态下小腿三头肌迅猛收缩，运动损伤是常见的原因。其他危险因素包括激素类药物局部注射、喹诺酮类药物使用和超强度、超负荷运动引起的疲劳。预防措施包括逐步增加日常活动量、做好热身准备活动、选择适度的运动量、减少过长的运动时间等。

（潘旭月）

# 第三节　跟腱周围炎

跟腱周围炎是指跟腱及其周围的腱膜、腱下滑囊、脂肪等组织因受到外伤或慢性劳损引起的无菌性炎症，包括跟腱炎、跟腱滑囊炎。跟腱周围炎是体育运动中常见的一种运动损伤，多发于田径、篮球、足球、排球、网球、羽毛球等运动项目。本病多见于运动员和中老年人，属于中医等"筋伤"的范畴。

## 一、致病机制

直接暴力、间接暴力、慢性劳损和感染是引起本病的主要原因。直接暴力见于跟腱突然受到外力的撞击、挤压、钝挫，造成跟腱本身周围的充血、水肿等；间接暴力见于人体在弹跳、急跑中由于小腿三头肌用力过猛，急剧收缩，造成跟腱的撕裂，以致跟腱周围充血、水肿等。慢性劳损性滑囊炎是由于跟腱、滑膜囊的退行性改变，或长时间站立或穿鞋过紧致使跟腱长期与周围组织摩擦也可造成慢性的局部炎症性改变等。感染性跟腱炎与滑膜囊炎主要由急、慢性炎症所引起。

## 二、诊查要点

急性损伤会导致跟腱周围肿胀和压痛，踝关节屈伸时疼痛加剧，同时在小腿三头肌抗阻力试验中疼痛加剧。在后期，跟腱周围会变得僵硬，踝关节屈伸受限，尽管疼痛可能减轻，但踝关节的活动会变得不便，特别是在上、下楼梯时更为困难。另外，跟骨后上方会出现囊样隆起，表面皮肤增厚，颜色略红，触之有囊样弹性感，局部压痛明显。

## 三、辅助检查

### （一）实验室检查

没有特异性，但相关检查能起到鉴别诊断作用。

### （二）影像学检查

**1. X 线检查**　X 线片多无异常发现，病程长而影响行走者，跟骨可有骨质疏松的表现。晚期可见跟腱周围的钙化影（图 8-3）。

**2. MRI 检查**　跟腱炎首选的影像学检查方法，通过磁共振多方位成像配合各种成像序列以及脂肪抑制技术可以比较精准的诊断跟腱炎。

**3. 超声检查**　跟腱炎常表现为跟腱肿胀增厚，回声减低，实质不均匀，可累及部分或全部腱体，多继发跟骨后滑囊炎。

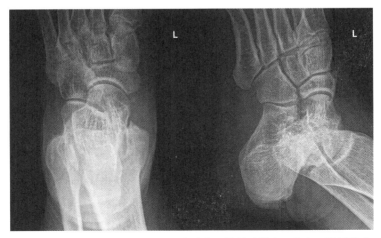

注：左足正位及斜位 X 线平片见左舟骨前上缘骨质增生、变尖，骨刺形成，左足跟骨结节后上缘（跟腱附着区）骨质增生、变尖，骨刺形成，见小片状稍高密度影，符合跟腱炎表现。

**图 8-3　跟腱周围炎 X 线表现**

## 四、治疗方案

### （一）中药治疗

初期治以活血祛瘀，消肿止痛，方用续筋活血汤、舒筋丸加减。后期治以补益肝肾、强壮筋骨，方用补肾壮筋汤或壮筋养血汤加减。

### （二）西药治疗

非甾体类抗炎药可迅速有效地缓解症状，可选用 COX-2 抑制药（如塞来昔布等）或 COX-1 抑制药（如双氯芬酸等），具有镇痛及抗炎作用，症状缓解时应停止服用。

### （三）手法治疗

先用轻搓、揉捏、掌揉法对小腿及跟腱进行治疗，使患者感到皮肤温热，浅层肌肉松弛。然后以较重手法对小腿肌肉进行推压、掌压和拳压治疗，力度要稍大，由浅入深，充分放松小腿深层肌肉，以达到解除痉挛、舒筋活血的目的。对于深层发僵成条索状的肌肉硬块可用分筋手法，将条索状的硬块拨开。此外，按压承山、昆仑、仆参、申脉、太溪等穴位，也能达到舒筋络、活气血、止疼痛的目的。按压穴位时，力度应由小到大，由浅入深，垂直按压，持续约 10 秒钟，然后逐渐放松，每个穴位反复按压 3～5 遍。

### （四）固定疗法

一般不需要外固定，但急性期宜相对静止休息，症状好转后仍宜减少活动。且可在患足鞋后帮内衬置海绵垫，以减少与跟腱部位的摩擦。

### （五）针灸治疗

取委中、委阳、合阳、承筋、承山、飞扬，以及昆仑等腧穴，刺法采用平补平泻的手法。如果靠近跟骨的区域存在阿是穴，可以采用平刺的方法。

### （六）针刀治疗

**1.体位**　俯卧位，下肢平伸，踝下放垫。

**2.定点**　跟腱腱围压痛处：松解跟腱腱围压痛处，使针体与皮肤垂直，刀口线和跟腱纤维平行，刺透皮肤，纵切数刀，纵行疏通剥离，然后横行剥离。一般为 2～3 刀，如有硬结，集中捣碎。可根据压痛面积的大小，选择 2～4 个治疗部位松解，然后出针，按压针刀孔 1 分钟。

**3.疗程**　5 天 1 次，3 次为 1 个疗程。

### （七）体外冲击波治疗

一般用体表解剖标志结合痛点定位；可用肌骨超声对压痛点进行标记，应用肌骨超声在痛点寻找病灶区，以及探测病变深度、范围及是否有钙化。治疗方法：患者取俯卧位，膝关节伸直位，踝关节放松位，能流密度为 0.12 ～ 0.20mJ/mm$^2$，每次冲击 1500 ～ 2000 次，每次治疗间隔 5 ～ 7 天，3 ～ 5 次为 1 个疗程。

### 五、预防调护

跟腱周围炎是一种常见的运动损伤，病程长且治愈难。为降低发生概率，在进行体育锻炼和运动训练时要循序渐进，避免对跟腱的过度刺激。同时，做好充分的准备活动，专门针对腓肠肌、比目鱼肌和跟腱做伸展练习。

（潘旭月）

## 第四节　踝管综合征

踝管综合征又称跖管或附管综合征，是指胫神经或其分支、终末支在通过踝关节内侧无弹性的骨纤维管道时受到挤压，而产生局部或足底放射性疼痛、麻木等症状的一种嵌压性神经病变，Kopell 等于 1960 年最先对其胫神经在踝管内受压的临床表现进行了描述，1962 年由 Keck 等将胫神经在踝管内受压所引起的临床症状和体征定义为踝管综合征。本病好发于青少年，男性多见，多数为体育运动者，属于中医学"筋伤"的范畴。

### 一、致病机制

#### （一）足部外伤

踝关节反复扭伤，踝管内肌腱摩擦增加，引起肌腱炎，肌腱水肿增粗；韧带破裂、肿胀，出血可能会导致周围组织粘连纤维化；跟骨及内踝骨折移位；距骨无菌性坏死等均使管腔变小、胫神经受压产生症状。

#### （二）踝管肿物

神经鞘瘤、腱鞘囊肿、脂肪瘤、骨质增生等使踝管管腔变小，压迫胫神经。

#### （三）先天性发育异常

出现副踇展肌、副趾长屈或者踇展肌肥厚。压迫了胫神经或其足底分支；距骨与跟骨之间异常的纤维；扁平足由于足弓塌陷，足前部外展、外翻，身体重力线移向足内侧，促使距骨外旋及跟骨外翻；屈肌支持带增厚，副舟骨、距跟融合等，导致踝管变形、容积减小，使胫神经受压。

（四）医源性损伤

踝部骨折内固定物，踝部手术中对胫神经的牵拉损伤，术后踝部不适当的固定位，踝管或小腿部注射药物或美容硅橡胶等医源性损伤。

## 二、诊查要点

### （一）症状

起病缓慢，多单侧发病。轻者只在内踝后下方有烧灼样疼痛、麻木症状，劳累后加重，休息后减轻，局部有压痛。重者疼痛呈持续性，波及足底部，休息后不缓解。

### （二）体征

踝管部有梭形肿块，叩压可引起明显疼痛，并可向足部放射，足趾皮肤可有发亮、汗毛脱落、少汗等自主神经功能紊乱征象，甚或有足部内在肌萎缩现象。胫神经在足底支配区的感觉减退或消失，两点分辨能力降低。特殊检查神经干叩击试验、下肢止血带试验阳性。

## 三、辅助检查

### （一）实验室检查

实验室检查没有特异性，但相关检查能起到鉴别诊断作用。

### （二）影像学检查

X 线检查多无异常，少数可显示跟距骨桥、骨赘存在及踝关节、跟骨骨折移位等改变。肌电图检查对确定诊断有帮助。MRI 检查可发现踝管内病变的情况，特殊序列还可以显示神经的情况（图 8-4）。

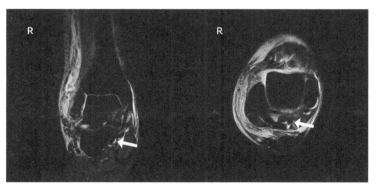

注：右踝关节 MRI 显示 $T_2WI$ 见距骨内侧骨髓水肿，踝管周围软组织明显肿胀，踝管内信号不均匀增高，踝关节积液。

**图 8-4 踝管综合征 MRI 表现**

## 四、治疗方案

### （一）中药治疗

治以活血化瘀通络，消肿止痛，方用舒筋活血汤、大活络丸。外敷可用活血消肿药物金黄膏等。另可配合苏木合剂进行熏洗、热敷。

### （二）封闭治疗

患者仰卧位，患踝垫厚枕，常规消毒铺巾，抽取复方倍他米松注射液 1mL（曲安奈德注射液 40mg）、盐酸利多卡因 4mL、灭菌注射用水 4mL，做踝管内注射。1 周注射 1 次，2 次为 1 个疗程。

### （三）手法治疗

患者仰卧，患肢外旋，术者点按阳陵泉、三阴交、太溪、照海、金门等穴位。继用指弹法或揉法于小腿内后侧，由上向下推至踝部，重点在内踝至跟骨结节之间踝管局部，沿着踝管纵轴上下方向推拿、按揉 5 ～ 10 分钟，以活血通络，使踝管内压力降低。

### （四）固定方法

急性发作期应局部制动休息，有利于踝管内炎症的消退。必要时用护踝辅助固定 2 ～ 3 周。

### （五）针刀治疗

**1. 体位**　患者侧卧于治疗床上，患肢在下，将患足内踝朝上，沙袋垫平稳。

**2. 操作**　常规消毒后，在内踝后下缘与足跟骨最后缘划一直线，内踝前缘与跟骨底内侧最前缘划一直线，此两条直线的中间即为分裂韧带体表投影。在此两条直线上分裂韧带附着点的两侧，分别取 4 个进针点，分别为内踝下前缘点、内踝下后缘点、跟骨底前缘点、跟骨底后缘点。分别部分切断支持带，在支持带两端沿韧带内缘用通透剥离法，然后将足用力背屈几次。各点治疗针法相同，将 A 点治疗具体叙述如下：刀口线与内踝下缘点胫后血管、神经平行，针刀体与皮面垂直进针口，刺入皮下透过分裂韧带达骨面。提起针刀至皮下，反复切开三角韧带 3 ～ 5 次。然后调转 90°，向外倾斜将针刀沿韧带内侧面向韧带中心刺入约 1cm 进行通透剥离，有松动感出针。

### （六）手术治疗

经保守治疗 1 ～ 2 个月后仍无好转者，可考虑手术治疗。手术方法为踝管松解术。取内踝后下方弧形切口，注意勿损伤胫后神经和胫后血管。术后仍可酌用中药外洗。

### 五、预防调护

需要避免踝关节外伤，防止韧带增生肥厚和骨质退变增生，从而避免压迫踝管内的神经血管；避免踝关节过度受力活动，如长时间蹲起、跑跳、登山等，以防止踝管部位的韧带出现增生肥厚，压迫经过的神经血管；避免反复按揉踝管部位，以防韧带水肿肥厚，导致踝管综合征。

（潘旭月）

# 第五节　跟痛症

跟痛症是一种足踝部疼痛症候群，由一系列疾病引起，多见于 40～70 岁的中老年人，尤其是男性肥胖者和运动员，发病率男女比例为 2:1，可一侧或两侧同时发病。在临床上，跟痛症一般包括跖腱起点筋膜炎、跟骨下滑囊炎和跟骨下脂肪垫炎。本病属于中医学"筋伤"范畴。

### 一、致病机制

跟痛症原因较为复杂，与足底跖腱膜、跟垫、神经、跟骨等多种结构病变相关，其中跖腱起点筋膜炎是跟痛症的主要原因。随着年龄的增长，人体组织发生退行性改变，长期劳损使足跟部组织发生病理改变，如足跟脂肪纤维垫炎、跖腱膜炎、跟部滑囊炎、跟腱周围炎、跟骨高压症和跟骨骨刺等。这些跟骨周围不同组织发生的相应疾病，是形成跟痛症的重要病因。

#### （一）跖腱起点筋膜炎

跖筋膜炎是跟跖疼痛的常见原因，是由于持续的肌肉、筋膜牵拉引起劳损，导致跖筋膜退行性改变，引起附着部发生炎症疼痛。炎性反应多发生于跖筋膜的起点、跟骨结节，也可影响其他结构，如跟内侧神经、支配小趾展肌的神经等，引起神经卡压。患者站立或行走时跟跖及足心疼痛，足底有胀裂感。压痛点局限于跟骨结节的跖筋膜附着部，特别是它的内侧。足跟垫高可减少跖筋膜张力，可缓解症状，有一定治疗作用。

#### （二）跟骨下滑囊炎

在足跟与跟腱之间的跟腱深部滑囊中，过度的行走或碰撞可能导致滑囊炎，其表现为滑囊渗出、水肿、红热等。跟腱深部滑囊炎主要发生在年轻女性中，少数情况下也可能由鞋跟的压迫摩擦引起。

#### （三）跟骨下脂肪垫炎

足跟跖侧皮肤厚，皮下组织主要是脂肪组织，纤维连接皮肤与跟骨表面。跟骨被脂肪垫包绕，防止滑动和吸收震荡。随年龄增长，胶原及水分减少，脂肪垫弹性降低，易发生退行性改变。跟部受外伤或寒冷潮湿，脂肪垫可产生炎症，导致跟骨跖面行走疼痛、肿胀、压痛，有时可触及跟下滑囊。老年人足跟脂肪纤维垫常有不同程度的萎缩变薄，症状在久病后更为严重。疼痛主要来自刺激胫后神经在内踝的第 1、2 分支神经。

## 二、诊查要点

患者多有长期站立或从事跑跳工作等慢性劳损病史，或高处坠落足跟部着地的急性损伤病史。

### (一) 跖腱起点筋膜炎

**1. 症状**　晨起行走时足跟部刺痛，行走片刻后疼痛缓解，行走过多时疼痛加重。病程日久者足跟局部可有肿胀或持续性疼痛，甚至步行时足跟部疼痛难忍，尤其在不平路面或踩上石头时疼痛尤甚。

**2. 体征**　可触及足跟部软组织坚韧，跟骨结节中点及内侧压痛阳性。

### (二) 跟骨下滑囊炎

**1. 症状**　以足跟部下部疼痛，时重时轻，尤其在起跳落地，或长时间站立，或长时间行走时，可引起跟骨下疼痛，在足跟受凉时加重，休息、热敷后疼痛减轻。

**2. 体征**　跟骨结节下方局部肿胀、皮温稍高，可有压痛、叩痛明显，按之有囊性感。

### (三) 跟骨下滑囊炎

**1. 症状**　以跟骨下疼痛为主，可伴有足跟部的肿胀。因疼痛而不能站立，踮脚尖行走。

**2. 体征**　足跟下可触及表浅、大范围、肿胀性硬块感，并有负重处压痛。

## 三、辅助检查

### (一) 影像学检查

**1. X 线检查**　可拍摄足侧位片，以确定跟骨的结构、足的生物力学及跟骨骨刺等情况。早期可无异常表现，后期可有足跟骨质增生征象（图 8-5）。

**2. MRI 检查**　可发现跖筋膜增厚，并伴信号强度的变化。超声检查也能发现跖筋膜增厚。

### (二) 肌骨超声检查

足底腱膜炎患者足底筋膜增厚可达到 5.2mm 以上，而正常一般小于 4mm。足底腱膜炎可伴有钙化，筋膜

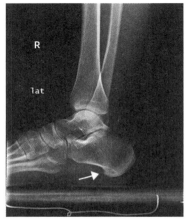

注：右侧跖腱膜跟骨附着处钙化，其形类似跟骨棘。

**图 8-5　跟痛症 X 线表现**

周围积液。多普勒超声可以显示，血流明显。严重情况下，足底腱膜增厚可呈结节状或伴有钙化。对仅有轻微改变的患者，通过双侧对比观察并结合临床症状可明确诊断。

## 四、治疗方案

### （一）中药治疗

**1. 中药内治**

（1）风寒湿痹　足跟部疼痛，畏风畏寒，或下肢有沉重感，复感风寒之邪痛增，得温痛缓，舌质淡，苔薄白或腻，脉弦滑或弦紧。治以祛风除湿散寒，通络宣痹止痛，方用宣痹汤加减。

（2）气滞血瘀　外伤筋络，瘀血留着，足跟部肿胀，疼痛拒按，或按之有硬结，踝关节活动受限，动则痛甚，舌质暗或有瘀斑，苔白或薄黄，脉弦或细涩。治以活血化瘀，行气止痛，方用身痛逐瘀汤加减。

（3）气血亏虚　足跟部酸痛日久，行走后疼痛加重，伴头晕目眩，气短懒言，四肢乏力，舌质淡，苔少或白，脉细弱或沉。治以补气养血，舒筋通络，方用黄芪桂枝五物汤加减。气血亏虚复感风寒者，可用独活寄生汤加减。

（4）肝肾亏虚　年老体弱或久病长期卧床不起，以致肝肾不足，骨痿筋弛，行走、站立时觉双腿酸软无力，双跟部酸痛，行走时间越长酸痛越明显，舌质红，苔少，脉细弱。治以补益肝肾，强筋壮骨，方用六味地黄丸、金匮肾气丸加减。

**2. 中药外治**　偏于风湿者可选用苏木合剂，治以活血通络，祛风止痛；偏于热痹者可选用骨科外洗一方，治以活血通络，舒筋止痛。外用药膏可选南星止痛膏外敷，治以祛风湿，行气血，消肿痛。

### （二）西药治疗

非甾体类抗炎药具有良好的镇痛效果。多数跟痛症是由滑囊、肌腱、韧带炎症引起的，而此类药物可起到消炎镇痛的作用，故对大多数跟痛症的急性疼痛发作和长期疼痛是有效的。但是此类药物胃肠道反应比较强烈，既往有消化疾病病史患者慎用。

### （三）手法治疗

患者取俯卧位，小腿及踝部垫软枕，术者立于患侧，先用揉、捏、拿等手法使小腿后部肌肉放松，重点拿捏跟部周围，大约5分钟。再以痛点为中心，使患者足跟向上，压痛点用拇指施屈指点法或弹拨法手法5～6分钟，力度由轻到重，由浅到深，反复数次，以患者有明显酸胀感为度，以松解其痉挛和分离其粘连的软组织；最后用掌揉法加速局部血液循环。令患者两腿伸直，术者用拇指按揉承山、太溪及昆仑等穴。患者取仰卧位，术者用擦法或按揉膝外侧至外踝，再用拇指按揉三阴交、照海、中封、申脉、解溪等穴，每穴1分钟。擦足跟部及涌泉穴，以透热为度。最后患者取仰卧位，术者一手握跟骨处，另一手握足趾，分别向内或向外旋转踝关节，反复操作数次。隔日治疗1

次，共治疗 5 次。

### （四）针刀治疗

**1. 体位**　患者俯于治疗床上，踝关节前缘垫一软枕，足跟朝上，将足垫稳。

**2. 定点**　选压痛最明显的 1 ～ 2 点做标识。

**3. 消毒与麻醉**　常规消毒，铺无菌洞巾，0.5% 利多卡因局部麻醉，每点注射 1 ～ 2mL，注入麻醉药时，必须先回抽注射器确认无回血。

**4. 针刀操作**　常规消毒，铺无菌巾和洞巾。选取 1 型 4 号针刀，在进刀处注射 2% 利多卡因 2 ～ 4mL 做浸润麻醉。在无菌条件下用针刀垂直进针，刀口线与足纵轴方向一致，垂直刺达骨面后稍退针 0.3 ～ 0.5cm。助手将患足过度背屈，使跖腱膜或跖长韧带紧张，患者有酸胀感后先做纵向切割剥离 2 ～ 3 刀，然后再横向铲剥 2 ～ 3 次，出针，挤出针孔内瘀血。如有骨刺，不必将骨刺过多削掉，不强求将骨刺铲平。术毕用创可贴敷贴针眼，并轻压 2 ～ 3 分钟。对骨内压增高型患者，则在局麻下在足跟外侧用直径 15cm 的针刀将足跟外侧皮质钻透，做 3 ～ 5 个减压孔，放出髓血 8 ～ 10mL，然后包扎。术毕扶起患足，使足跖过度背伸，术者一手握住跖部，用另一手小鱼际在术区周围按摩，并握空拳在跖筋膜处叩击 3 ～ 5 下，使切开剥离的组织得以充分分离和松解。术后 48h 保持局部清洁干燥，隔 7 天复诊，3 次无效放弃治疗。

**5. 疗程**　每周治疗 1 次，3 次无效放弃治疗，视患者病情变化确定疗程。

### （五）物理治疗

**1. 红外线灯局部照射**　一般以局部有舒适感、皮肤出现均匀的淡红色斑、皮温不超过 45℃为宜，每次照射时间为 15 ～ 30 分钟，每天 1 次。

**2. 短波热透疗法**　剂量大小主要以人体的感觉为标准，辅以氖灯的亮度及仪表上读数大小来衡量。一般分为无温量（无温感）、微温量（微温感）、温热量（有温热感）和热量（有较明显的温热感），视伤情选用。每次以 20 ～ 30 分钟为宜。

**3. 体外冲击波治疗**

（1）定位采用体表解剖标志结合痛点定位或超声定位，在足跟部触摸压痛点，以压痛点为治疗点，如有 2 个以上痛点，则分别给予治疗。使用超声准确定位可提高治愈率。

（2）治疗方法患者取下肢伸直坐位或俯卧位，能流密度为 0.12 ～ 0.20mJ/mm$^2$，每次冲击 1500 ～ 3500 次，

（3）疗程　每次治疗间隔 5 ～ 7 天，3 ～ 6 次为 1 个疗程。

### 五、预防调护

应采取正确的姿势和步态，避免长时间站立或行走，以减轻身体负担，预防关节劳损。同时，选择合适的鞋子也非常重要，鞋底应具有一定的缓冲性能，以减少对足部的冲击。对于患者而言，应建立正确的疾病观念，接受专业治疗和护理。

（潘旭月　杨文龙）

# 第六节　跖痛症

跖痛症是指发生于跖骨头下方的前足痛，可由解剖结构异常、病理性或医源性因素诱发。目前认为跖痛症主要由步行过程中前足集中的局部应力负荷反复作用所造成。本病常见于 30 ～ 50 岁中年妇女、足部纤瘦松弛者、非体力工作之男性，或者某些消耗性疾病之后。本病大多为单侧发病，青少年较少见，属于中医学"筋伤"的范畴。

## 一、病因病机

### （一）体虚劳损

肝主筋，肾主骨，肝肾充盈，则筋骨劲强，关节滑利，运动灵活，患者体虚肝血肾精渐亏，气血不足或伤及肝肾，加之长期劳损致使筋骨失养而发病。

### （二）风寒湿侵袭

外伤后起居不慎，冒风受寒，涉风冒雨或身劳汗出衣着湿冷等皆可导致风寒湿邪入侵，经脉痹阻，气血不通，筋骨失养而发病。

## 二、致病机制

临床上将跖痛症分为松弛性跖痛症和压迫性跖痛症。

### （一）松弛性跖痛症

松弛性跖痛症多因足内在肌的肌力减弱，或因第 1 跖骨先天性畸形，如第 1 跖骨过短或内翻等，第 1 跖骨不能有效地负重，第 2、3 跖骨代偿性负重，承重时足横弓下塌，第 2 ～ 4 跖骨头下垂，进而挤压跖神经发生疼痛。

### （二）压迫性跖痛症

压迫性跖痛症是由跖骨头间横韧带牵拉、压迫跖底总神经使之形成跖骨间神经瘤所致，又称 Morton 跖痛症。多由于跖骨头长期受到外力挤压，如穿高跟鞋、窄头鞋等，跖骨头向中间靠拢，跖神经长期受压或刺激引起间质性神经炎，或神经纤维瘤样增生粗大所致。

## 三、诊查要点

有跖骨头长期受到外力挤压，如穿高跟鞋、窄头鞋等病史，可伴有跖骨头跖侧的疼痛性胼胝。查体跖骨头底部压痛，如为肌腱和跖板的损伤时压痛位于跖趾关节远方。跖间神经瘤压痛位于跖骨头之间。

（一）松弛性跖痛症

**1. 症状**　患者行走时前足跖面疼痛，为持续性灼痛，长久站立、行走和劳累之后跖骨头部疼痛明显，同时也向跖骨尖延伸，第 3、4 跖骨头明显。部分病情严重患者症状可累及小腿部位，出现酸困和疼痛，亦可牵扯胫前疼痛。

**2. 体征**　查体可见前足跖面压痛，而侧方挤压跖骨头可减轻疼痛。第 1 跗跖关节可有异常活动，并出现疼痛。

（二）压迫性跖痛症

**1. 症状**　患者行走时前足疼痛为阵发性放射痛，呈刺痛或刀割样疼痛，疼痛放射到第 3、4 趾，有时因剧痛而迫使停止行走或站立。

**2. 体征**　患者足多细长，前足有被挤压现象，查体时跖面有压痛，而侧方挤压跖骨头可加重或引起疼痛。第 3、4 趾有感觉异常，有时趾蹼间感觉麻木。

四、辅助检查

（一）实验室检查

没有特异性，但相关检查能起到鉴别诊断作用。

（二）影像学检查

X 线片常未见明显改变，可行 MRI 检查，能提供良好的软组织对比影像，对于炎性病变引起的疼痛也具有很高的敏感性和特异性。

五、治疗方案

（一）中药治疗

**1. 中药内治**　治以活血舒筋，通络止痛，方用活血舒筋汤或舒筋活血汤加减。

**2. 中药外治**　可用海桐皮汤、骨科外洗二方熏洗，每日 2 ～ 3 次，或外搽红花油。

（二）手法治疗

患者仰卧，下肢伸直。术者先点按阴谷、阴陵泉、三阴交、太溪、照海等穴，然后以拇指点按、揉捻痛点，再以擦法使足底发热。

**1. 手法点穴**　患者仰卧，下肢伸直。术者先点按患侧肢体的阴谷、阴陵泉、三阴交、太溪、照海、然谷等穴位，然后以拇指点按、揉拨痛点，再以擦法使足底发热。

**2. 摇拔戳手法**　患者正坐，伸出患足；助手站于患肢外侧，双手掌相对，拇指在足背，食指在足底，其余三指在后包住足跟，固定患足；术者站于患者前方，双手拇指在足背，其余四指在足底，拿住患足，由内向外，环转摇晃 6 ～ 7 次；术者与助手相对用力，向斜上方拔伸，屈足跖，再背伸，同时双手拇指与虎口用力向内推挤，并向下戳按，使足掌骨向中间合拢，用揉、捻、挱、顺法按摩舒筋。

**3. 拔伸足趾** 患者正坐，伸出患足。术者于患足外侧，用双手拇指、食指分别捏住跖骨和趾骨，将足趾环转摇晃 6 ～ 7 次，然后拔伸，再将病变足趾屈伸数次。用一手拇指、食指捏住患趾关节两侧，揉捻舒筋。

### （三）固定治疗

跖部疼痛严重者宜适当休息，减少活动，并抬高患肢。症状好转后避免长途步行，并穿合适的矫形鞋，垫高跖骨头近端，使跖骨头减少承重，缓解疼痛。

### （四）手术治疗

经非手术方法治疗无效或症状严重者，采用以下术式：跖骨头跖面骨突修复或切除术、缩短跖骨、抬高跖骨头、跖板修复术、Weil 截骨加跖板修复术。

### 六、预防调护

跖痛症患者应选择合适的鞋子，避免穿高跟鞋或过紧的鞋，确保鞋子具有足够的支撑和缓冲性能。建议使用缓冲鞋垫或足弓垫来预防和缓解跖骨痛。维持健康的体重，减少足部的负荷，有助于减轻症状。在受伤未完全康复之前，应避免高强度的活动，以防止病情进一步加重和延长恢复时间。

（潘旭月）

# 下 篇　下肢骨病

中医骨病学是研究骨与关节疾病发生、发展及其防治的临床学科，涉及范围广泛，包括先天性疾病、代谢性疾病、退行性疾病、感染性疾病、发育性疾病、骨及软组织肿瘤、骨坏死等。对于下肢骨病古人早有记载。《灵枢·痈疽》曰："发于足趾，名脱痈，其状赤黑，死不治；不赤黑，不死。不衰，急斩之，不则死矣。"其是运用手术截肢治疗脱疽的最早记载。唐代蔺道人在《仙授理伤续断秘方》中用中药热蒸、熏洗治疗"于损处断处，及冷水风脚，筋脉拘急，不得屈伸，步行艰苦"之痹证。《千金要方》按摩导引治疗筋骨痿痹，《外台秘要》辑录了张仲景以后治疗痹证的方剂，尤其推崇补肾活血、祛风止痛法。

随着西医学对下肢骨病的研究不断深入，我们对退行性关节疾病的认知也在逐步提升。过去曾使用过如增生性关节炎、肥大性关节炎或老年性关节炎等名称，然而这些名称并不能准确或完整地描述该疾病的特征。只有在关节出现疼痛和活动受限等症状时，才能诊断为骨关节炎或骨关节病。关节退行性疾病的实质是关节内软骨的磨损，导致骨与骨之间的摩擦增加，刺激神经末梢引起疼痛。同时，关节间隙变窄，关节活动受限。另外，为了减轻疼痛和增加关节的稳定性，关节周围可能会出现骨赘（骨刺），这是一种代偿性的改变。

本篇将下肢常见骨病分为下肢骨与软骨坏死型疾病、下肢骨关节发育异常、下肢骨关节退行性疾病、下肢骨关节非感染性炎症，对于临床常见下肢骨病，如成人股骨头坏死的分期及影像学分期、发育性髋关节发育不良的治疗思路等进行了详细的叙述。通过这些学习，加深我们对下肢骨病的总体认识。

（杨文龙）

# 第九章　骨与软骨坏死性疾病

---

**【学习目标】**

1. 掌握骨与软骨坏死性疾病的临床表现、诊查要点、影像学表现。

2. 熟悉骨与软骨坏死性疾病的致病机制及鉴别诊断；股骨头坏死的 FICAT 分期；胫骨结节骨软骨病的影像学分期。

3. 了解骨与软骨坏死性疾病的流行病学、预后及功能锻炼。

---

## 第一节　成人股骨头坏死

股骨头坏死是股骨头静脉瘀滞、动脉血供受损或中断使骨细胞及骨髓成分部分死亡引起骨组织坏死及随后发生的修复，共同导致股骨头结构改变及塌陷，引起髋关节疼痛及功能障碍的疾病。该病致残率高，若不及时干预，两年内患者股骨头结构塌陷率高达 80% 以上。在我国 15 岁及以上股骨头坏死人群达 800 多万人，男性患病率显著高于女性，糖皮质激素、酒精、高血脂、肥胖、高危职业（潜水员）、吸烟、糖尿病等均为非创伤性骨坏死的风险因素。本病属于中医学"骨蚀"范畴。

### 一、病因病机

《灵枢·刺节真邪》曰："虚邪之入于身也深，寒与热相搏，久留而内著，寒胜其热，则骨痛肉枯，热胜其寒，则烂肉腐肌为脓，内伤骨为骨蚀。"本病以肝肾亏虚为本，气滞血瘀、痰瘀蕴结为标，夹杂正虚邪侵，乃本虚标实之疾患。其发病非单纯的线性因果关系，而是多虚多瘀、虚中有实、多因多果的关系。

#### （一）气滞血瘀

创伤性股骨头坏死多见。遭受创伤，筋脉受损，则气血运行不畅，久则脉络瘀阻，不能濡养骨髓，则导致股骨头坏死。

#### （二）痰瘀蕴结

长期酗酒、嗜食膏粱厚味，易生湿热、化痰，痰湿互结，蕴阻于内，致气滞血瘀，精耗髓伤，骨失濡养而发病。

## （三）肝肾亏虚

肾虚不能主骨，肝虚不能藏血，肾虚不能生髓养骨，营卫失调，气血不能温煦濡养筋骨，精耗髓伤，骨失濡养而发病。

## 二、致病机制

股骨头坏死可分为创伤性和非创伤性两大类。创伤性股骨头坏死的主要致病因素包括股骨头颈骨折、髋臼骨折、髋关节脱位、髋部严重扭伤或挫伤（无骨折，有关节内血肿）；在我国非创伤性股骨头坏死的主要病因为皮质类固醇类药物应用、长期过量饮酒、减压病、血红蛋白病（镰状细胞贫血、血红蛋白C病、地中海贫血、镰状细胞特质等）、自身免疫病和特发性疾病等。吸烟、肥胖、放射治疗、怀孕等增加了发生股骨头坏死的风险，被认为与股骨头坏死相关。

### （一）暴力创伤

**1. 股骨颈骨折**  股骨头的营养血供主要来自旋股内外侧动脉、臀上动脉、臀下动脉及股骨头圆韧带动脉，而其中又以旋股内侧动脉为最主要的供血动脉。旋股内侧动脉发出的上支持带血管，它的主干上升成为骺外侧动脉。旋股内侧动脉供给股骨头部、颈部和大转子，占股骨头血供的 65%～ 80%。由于旋股内外侧动脉的分支在关节囊远侧端附着部穿入关节囊，潜行于骨膜和滑膜之间，然后在颈上段入骨，紧贴骨面血管张力较高，移动度非常小，股骨颈骨折时只要有轻微的移位即可损伤该血管，造成股骨头血液循环突然中断，最终导致股骨头坏死形成。

**2. 髋关节脱位**  可导致股骨头圆韧带动脉及关节囊的严重撕裂，并引起关节囊的扭曲紧张以及股骨头嵌于关节囊和周围软组织之间，导致经关节囊潜行的股骨头主要供血血管的撕裂或是阻断，而髋关节脱位超过 24 小时复位者股骨头坏死发病率可接近100%。

### （二）非创伤因素

长期大量使用糖皮质激素、酒精中毒、减压病等，这些因素有的可以造成血液黏稠度增加，也可以导致血管壁增厚、管腔狭窄。最终的结果一是造成动脉供血不足，二是造成静脉瘀阻，而后者又可以引起骨内压升高，进一步加重动脉供血不足，最终导致股骨头缺血、缺氧、骨细胞变性、坏死。

## 三、诊查要点

### （一）症状

**1. 疼痛**  股骨头坏死起病缓慢，病程较长，在很长一段时间患者无明显症状。最常见的临床症状为髋部不适或疼痛，劳累后或久行后疼痛明显，休息后缓解。股骨头坏死发病过程中，常出现腰骶部或膝关节疼痛，易误诊腰椎间盘脱出、椎管狭窄、坐骨神经痛、风湿性关节炎、滑膜炎等。本病最突出特点是自觉症状的轻重与股骨头坏死破坏程度不成正比，患者要特别注意。

**2. 跛行**　主要是疼痛性跛行，后期因股骨头塌陷髋关节不稳定而呈单侧摇摆跛行，双侧病变晚期可呈臀中肌损伤步态。

**3. 髋关节功能障碍**　早期髋关节活动正常或仅有外展、内旋轻度受限，随着跛行及疼痛加重，髋关节功能逐渐受限，晚期可使髋关节僵直而致残。

## （二）体征

早期髋关节旋转痛，腹股沟中点压痛，患髋"4"字试验阳性；若疾病进展，可伴下肢轴向叩击诱发髋部疼痛，晚期髋关节屈曲、外展、外旋明显受限；若股骨头塌陷，可伴下肢短缩畸形，并出现半脱位，骨盆代偿性倾斜，髋关节屈曲挛缩试验（Thomas征）阳性。

## 四、辅助检查

### （一）实验室检查

没有特异性，但相关检查能起到鉴别诊断作用。

### （二）影像学检查

**1. X 线检查**　推荐双髋正位、蛙式位，必要时加照患髋关节侧位（图 9-1）。早期股骨头坏死可见股骨头内密度不均匀，硬化骨和囊性病变同时存在；可进展为出现新月征或坏死灶被硬化骨包绕；终末期股骨头坏死可见股骨头塌陷、扁平，直至髋关节间隙狭窄等典型特征。

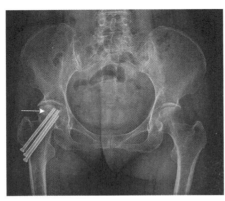
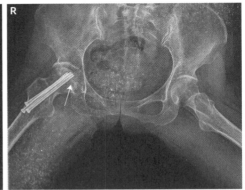

（a）双髋关节正位　　　　　　　　　　（b）双髋关节蛙式位

注：右髋正侧位见右侧股骨上段骨折内固定术后改变，右侧股骨头形态失常，关节面不规整、密度不均，考虑股骨头缺血性坏死。

**图 9-1　创伤性股骨头坏死 X 线表现**

**2. CT 检查**　CT 检查虽不能对早期股骨头坏死做出明确诊断，但可清楚显示软骨下骨板断裂，坏死灶范围及再生修复情况等，建议行冠状位及矢状面多平面重建。

**3. MRI 检查**　诊断股骨头坏死的金标准。其特异性及敏感度均在 99% 以上，在病程早期即可做出诊断，推荐的序列为 $T_1WI$、$T_2WI$ 及 $T_2WI$ 抑脂冠状位及轴位扫描。典型股骨头坏死的影像表现为 $T_1WI$：带状低信号包绕脂肪（中、高信号）或坏死骨，$T_2WI$：双线征，$T_2WI$ 抑脂：病灶边缘的高信号带。对 $T_1WI$ 显示带状低信号，$T_2WI$ 抑脂显示股骨头颈部除病灶区外骨髓水肿及关节积液（Ⅰ～Ⅲ度）者，应视病变已进展到塌陷前期或塌陷期。

**4. 核素骨扫描检查**　可对 Ⅰ 期诊断提供线索，敏感度高，特异性不高。显示热区中有冷区提示股骨头坏死，但需 MRI 证实。

### （三）病理学检查

建议在行髓芯减压保髋手术及关节置换时并用，以证实诊断。股骨头坏死的病理诊断标准为骨小梁内骨细胞空陷窝大于 50%，累及邻近多根骨小梁和骨髓组织。

## 五、鉴别诊断

### （一）髋关节结核

髋关节结核患者早期出现低热、盗汗等阴虚内热症状，髋部可见脓肿，X 线可显示骨与关节面破坏。

### （二）类风湿关节炎

患者表现出晨起关节僵硬，至少一个关节在进行活动时出现疼痛或压痛，从一关节肿胀至另一关节的时间不超过 3 个月。同时，关节肿胀通常呈对称性，在骨骼凸起部位或关节伸侧可触及皮下结节。实验室检查显示红细胞沉降率加快，多数患者类风湿因子检测结果为阳性。X 线片显示关节间隙在病变早期因滑膜充血和水肿而增宽，之后则出现变窄趋势。同时伴有骨质疏松，关节周围韧带出现钙化现象。

## 六、临床分期

股骨头坏死一经诊断，则应分期。分期的目的是用于指导制订治疗方案，判断预后，评估疗效。国际上常用的有 Ficat 分期与 ARCO 分期系统。

### （一）Ficat 分期

0 期：无疼痛，平片正常，骨扫描与磁共振出现异常。

Ⅰ 期：有疼痛，平片正常，骨扫描与磁共振出现异常。

Ⅱ 期：（过渡期），有疼痛，平片见到囊性变或（和）硬化，骨扫描与磁共振出现异常，没有出现软骨下骨折。

Ⅲ期：有疼痛，平片见到股骨头塌陷，骨扫描与磁共振出现异常，见到新月征（软骨下塌陷）或 / 和软骨下骨台阶样塌陷。

Ⅳ期：有疼痛，平片见到髋臼病变，出现关节间隙狭窄和骨关节炎，骨扫描与磁共振出现异常。

### （二）ARCO 分期系统

2019 年国际骨微循环研究协会（Association Research Circulation Osseous，ARCO）分期系统在国际上广泛运用（表 9-1）。

**表 9-1　股骨头坏死 ARCO 分期**

| 分期 | 影像所见 | 分期表现 |
| --- | --- | --- |
| 1 | X 线片正常，MRI 有异常 | MRI 上可见坏死区域周围低信号带病变，骨扫描可见一冷区，X 线片无异常改变 |
| 2 | X 线片正常，MRI 均有异常 | X 线片或 CT 可见骨硬化、局部骨质疏松或囊性变，但无证据显示软骨下骨折、坏死部分骨折或股骨头关节面变平 |
| 3A（早期） | X 线片或 CT 显示软骨下骨折 | X 线片或 CT 可见软骨下骨折、坏死部分骨折和（或）股骨头关节面变平，股骨头塌陷 ≤ 2mm |
| 3B（晚期） | | X 线片或 CT 可见软骨下骨折、坏死部分骨折和（或）股骨头关节面变平，股骨头塌陷 >2mm |
| 4 | X 线片显示骨性关节炎 | X 线片可见髋关节骨关节炎伴关节间隙狭窄，髋臼改变及破坏 |

## 七、治疗方案

单一的治疗方法往往不能治愈所有患者，股骨头坏死治疗方案的选择应根据 MRI、股骨头坏死血运变化表现、骨坏死分期、分型、坏死体积、关节功能及患者年龄、职业及对保存关节治疗的依从性等因素综合考虑。建议应用双拐，不负重行走，避免撞击性和对抗性运动。对早、中期患者，可减轻疼痛，不主张使用轮椅。

### （一）一般治疗

建议保护性负重，避免撞击性和对抗性运动。对早、中期患者，可减轻疼痛，建议应用双拐，不主张使用轮椅。

### （二）中药治疗

**1. 中药内治**　中医治疗的疗效有赖于诊断的及时性，对于病情发展到将要塌陷或已经塌陷阶段，单纯中医药治疗难以预防与纠正塌陷，需要及时配合保髋手术治疗。

（1）气滞血瘀　多见于创伤性股骨头坏死与非创伤性股骨头坏死早期。①主要证候：髋部疼痛、时轻时重、痛有定处，胀痛或刺痛，轻度跛行，髋关节活动轻度受限，舌紫黯或有瘀点，脉弦涩。②治法：行气活血，通络止痛。③方药：桃红四物汤加减或身痛逐瘀汤加减。

（2）痰湿蕴结 多见于酒精性股骨头坏死。①主要证候：髋部酸胀不适，疼痛不甚，游走于髋膝关节间，轻度跛行，活动受限，休息与活动后疼痛一致，舌体胖大有齿痕，苔厚腻，脉滑。②治法：行气活血，祛痰化湿。③方药：加味二陈汤或四妙散加减。

（3）肝肾亏虚 多见于激素性股骨头坏死。①主要证候：疼痛渐减，下肢痿软无力，关节拘紧，转枢不利，活动明显受限，活动后疼痛加重，休息后疼痛缓解，腰背酸软，舌质淡，苔薄白，脉沉细。②治法：行气活血，补益肝肾。③方药：偏阳虚者右归丸加减，偏阴虚者六味地黄丸加减。

**2. 中药外治** 多用活血化瘀、祛风散寒及通络镇痛药物以缓解症状，可用海桐皮汤等局部热敷、熏洗，还可用回阳玉龙膏调酒外敷，中药舒筋通络之品水煎熏洗，正红花油、双氯芬酸钠乳胶剂、麝香正骨水外擦患处。

### （三）西药治疗

对早期坏死可选用抗凝治疗，增加纤溶，扩张血管等药物，如低分子肝素、前列地尔等。应用抑制破骨和增加成骨的药物如磷酸盐制剂、美多巴等。根据坏死情况，药物可单独使用，也可配合保髋手术应用。

### （四）针灸治疗

针灸治疗在早、中期股骨头坏死疗效确切。以局部选穴为主，配以远端的穴位，主要有阿是穴、环跳、殷门、承扶、风市、委中、承山、承筋、跗阳、足三里、阳陵泉、关元、太溪、悬钟、涌泉等。

### （五）手法治疗

**1. 通督理气法** 患者于俯卧位，术者立于患侧，先用擦、按揉法沿腰背两侧膀胱经和督脉由上至下往返施术各3～5遍，用力由轻到重；再用双手拇指按揉肾俞、腰阳关、大肠俞、八髎等穴，以患者感觉到酸胀为度；再以双手拇指指腹与其余4指指腹相对用力推拿患者腰骶部3～5遍，用力由轻到重；然后以掌根或小鱼际直擦腰背两侧膀胱经，以调节膀胱经和督脉之经气，整理放松腰背部肌肉，增强局部治疗效果。

**2. 松解手法** 患者于俯卧位，术者立于患者患侧，先用柔和而深沉的擦法沿患者髋部后侧和外侧肌肉反复施术各3～5分钟；再用掌按揉患者髋部后侧和外侧肌肉3～5分钟；再在患侧大腿后外侧施以擦法、拿法和揉法各3～5分钟，以充分放松其臀部及大腿后外侧肌肉；患者于仰卧位，术者立于患侧，对患侧大腿前侧和内侧施以擦法、拿法和揉法各3～5分钟，以充分放松其大腿前内侧肌肉。

**3. 弹拨止痛法** 患者于相应体位，术者立于患侧，术者用拇指弹拨法于患侧臀部和大腿后外前内侧肌肉垂直方向各弹拨十余次，并以拇指点按患侧环跳、承扶、阳陵泉、委中、承山等穴，力度由轻到重，以患者感觉到酸胀为度，以达通络止痛之目的。手法治疗：患者于相应体位，术者立于患侧，术者用掌推法、深按压法于患侧髋部和大腿后外前内侧肌肉顺肌肉方向反复推压 5～10 遍，力度透达肌肉深层，以达整复理筋之目的。

**4. 舒筋摇髋法**　患者于俯卧位，术者一手扶按患者髋臀部，另一手托扶患侧下肢，做患髋后伸、外展及外旋等被动动作，反复数次，或患者于仰卧位，术者双手托扶患侧下肢，使患髋做顺时针或逆时针的旋转摇晃动作 3～5 遍，以滑利关节。

**5. 放松手法**　以掌根或小鱼际分别直擦或以虚掌拍击患侧髋部与大腿后外前内侧，以振奋经气，放松肌肉，促进血液循环，巩固治疗效果。

## （六）体外冲击波治疗

**1. 适应证**　绝对适应证：成人早期股骨头坏死，股骨头未塌陷者（ARCOI 期、Ⅱ期）；相对适应证：ARCO Ⅲ期及部分Ⅳ期股骨头坏死者，不愿或不能手术；股骨头坏死伴有髋关节创伤性关节炎者；髋臼骨折、股骨头骨折可能发生股骨头血运障碍者。

**2. 禁忌证**　除全身禁忌证外，局部治疗区域有急性软组织感染或皮肤破损。

**3. 定位**　采用 X 线及超声定位，但需结合 MRI 检查所示坏死区域确定治疗部位，要求冲击波治疗点与 X 线及 MRI 检查显示的股骨头坏死部位准确耦合。治疗中应随时监视定位，及时纠正治疗点漂移。

**4. 治疗方法**　患者取卧位，反射体置于髋关节侧方或前方，注意避开重要血管神经组织，如有内固定物应避开，治疗应由低能级开始，根据患者对疼痛的敏感度逐渐增加至所需能级，通常采用适量多次法，以股骨头坏死部及其边缘为治疗点，能流密度为 0.20～0.35mJ/mm$^2$，同时在治疗过程中，应定时使用 X 线透视或超声进行准确定位。

**5. 疗程**　每次治疗一般选 2～3 个治疗点，每个点冲击 1000 次，每天或隔 1 天治疗 1 次，5 次为 1 个疗程，冲击总量为 8000～15000 次。可根据病情适量增加。患髋 3 个月内不负重，6 个月内减少负重。建议治疗 5～8 个疗程，间隔 2～3 个月，患者分别在治疗前及治疗后 3、6、12 个月摄股骨头颈正侧位 X 线片及双髋 MRI 检查，了解股骨头坏死变化情况。

## （七）手术治疗

**1. 手术适应证**　保留股骨头手术包括髓芯减压术、骨移植术、截骨术等，适用于 ARCO Ⅰ、Ⅱ期和Ⅲa、Ⅲb 期患者，坏死体积在 15% 以上的股骨头坏死患者。终末期坏死患者，建议行人工关节置换术。

**2. 手术方式**　多数股骨头坏死患者会面临手术治疗，手术包括保留患者自身股骨头手术和人工髋关节置换术两大类。

（1）保髋手术治疗　包括髓芯减压；病灶清除，带或不带血运的骨移植；截骨术三大类。

1）髓芯减压术：DSA、MRI 提示血运呈早期静脉瘀滞表现，可选择髓芯减压术。

该术式开展时间长，疗效肯定。

2）坏死病灶清除，带或不带血运的骨移植：病灶清除的入路包括有经股骨大转子下，前路经股骨头、颈交界处开窗及经股骨头软骨瓣，各有优缺点，可选择应用。减压的同时应植骨。①游离血管腓骨移植：疗效确切，技术要求较高。②带血管骨移植：包括带旋髂深、浅动静脉髂骨移植，带旋股外侧分支大转子骨，带臀中肌支大转子骨等。③带肌蒂骨移植：带股方肌骨移植为常用方法。④同种异体或自体腓骨移植，人工骨制品支撑植骨。

3）截骨术：目的是将坏死区移出股骨头负重区。截骨术包括内翻或外翻截骨、经股骨转子旋转截骨以及经外科脱位入路股骨颈基底部旋转截骨等。以正常骨为负重，截骨后对股骨头血供不干扰，且不影响后期关节置换为原则选择术式。

（2）人工关节置换术 相当部分股骨头坏死患者最终要接受人工关节置换术。随人工关节设计、材料及工艺改进，技术普及及提高，保髋手术适应范围在缩小，人工关节置换术适应范围在逐渐扩大。可供股骨头坏死患者选择的人工关节种类：①表面置换术：适应范围有限，坏死体积大者不适用，金对金承重面的并发症使应用量下降。②股骨头置换术：因不能预测术后是否发生疼痛和髋臼磨损，致适应证有限。③全髋关节置换术：此是最经典、最成熟的，效果肯定持久的人工关节手术，适用为晚期动脉闭塞表现（ARCO 3B 期、4 期），对中、青年患者，建议用耐磨承重面（陶对陶、陶对高交联聚乙烯），生物骨长入型假体。

### 八、预防调护

生活中不酗酒，不吸烟；髋关节部因创伤骨折后，要及时、正确的治疗，避免发生创伤性股骨头无菌性坏死。一旦发生本病，要早诊断、早治疗，不要延误病情。患病后不负重，持双拐行走，以减轻股骨头受压。早期患者可于患髋处应用活血化瘀中药液湿热敷，并行体外冲击波治疗，适当加强髋关节功能锻炼，以促进局部血液循环，缓解关节周围肌肉痉挛，防止肌肉萎缩。手术治疗患者需做好手术后护理。

（刘敏 杨文龙）

## 第二节 股骨头骨骺骨软骨病

股骨头骨骺骨软骨病是指某些原因导致的股骨头部位血运障碍，引起股骨头骨骺部分或完全坏死，是一种无菌性、自限性疾病。又称小儿股骨头缺血性坏死、股骨头无菌性坏死、股骨头骨软骨病、幼年性畸形性骨软骨病、股骨上端骨骺坏死及扁平髋。于1910 年由 Legg（美国）、Calve（法国）、Perthes（德国）3 位学者根据自己的研究发现对本病进行了描述，故称为 Legg-Calve-Perthes 综合征，简称 Perthes 病。病变愈合后股骨头部位多呈扁平状畸形，故该病也称为扁平髋。此病多见于 4 ～ 10 岁的儿童，男性患儿占 60% ～ 80%；且多为单侧发病，双侧发病仅占 10% 左右。中医学古籍中没有对此病的专门论述，根据其发病部位和体征，类似相关文献所称髋骨部位的"骨蚀"范畴。

## 一、病因病机

肾命水火为先天，源于先天禀赋；后天生先天，源于后天的滋养。小儿脏腑娇嫩，先天肾精不足，小儿"脾常不足肾常虚"。若先天禀赋不足，后天失养，致肾精亏虚，肾虚不能主骨生髓，必然导致骨的生长发育不良、迟缓。正如《脾胃论》中所说："脾病则下流乘肾，土克水，则骨乏无力，是为骨蚀，令人骨髓空虚，足不能履地。气虚无力推动气血的运行，日久则气滞血瘀，致瘀血内阻脉络。"

## 二、致病机制

股骨头骨骺骨软骨病病理过程，包括骨质坏死，继之死骨吸收和新骨形成，以及股骨头再塑形等一系列病理变化，一般可分成 4 个阶段。

### （一）缺血期

此期软骨下骨细胞因缺血而坏死，骨化中心停止生长，但骺软骨仍可通过滑液吸收营养而继续发育，因受刺激反可较正常软骨增厚。这一过程可持续数月到 1 年余，因临床症状不明显而多被忽视。

### （二）血管重建期

新生血管从周围组织长入坏死骨骺，逐渐形成新骨。如致伤力持续存在，新生骨又被吸收，被纤维肉芽组织所替代，因而股骨头易受压变形。此期可持续 1 ~ 4 年，是治疗的关键。如处理恰当，能避免发生髋关节的畸形。

### （三）愈合期

本病到一定时间后骨吸收可自行停止，继之不断骨化，直到纤维肉芽组织完全被新骨所替代。这一过程中畸形仍可加重，且髋关节面软骨也可受到损害。

### （四）畸形残存期

此期病变静止，畸形相对固定，随年龄增大最终发展为髋关节的骨关节病而出现新的问题。儿童股骨头的继发骨化中心由软骨覆盖。软骨分 3 层，浅层和中间层主要由滑液营养，深层较薄，主要由骺血管供血。由于某种原因，股骨头发生缺血性坏死，被侵袭的股骨头骨骺软骨的浅层和中间层得到滑液营养，无坏死迹象，但增殖变厚，仅在深层因缺血而坏死。为此骨骺的骨化中心生长受到抑制而软骨模式继续生长，这就引发了正在生长儿童的股骨头缺血性坏死。

## 三、诊查要点

### （一）症状

本病主要临床症状为患肢无力、无痛性跛行、患髋疼痛、患侧肌肉痉挛、活动受限、下肢短缩及逐渐地疼痛消失等。

**1. 疼痛**　疼痛常常位于腹股沟区，往往活动时出现。25% 的患者疼痛放射至股部和膝关节。有些病例仅有膝关节疼痛而无腹股沟区疼痛和股部疼痛，容易导致漏诊。

**2. 跛行**　10% ～ 15% 的患儿双髋受累，可导致臀中肌损伤步态，两髋伸屈活动使其内收、内旋活动减弱。早期可呈现无痛性跛行，多劳累后跛行加重，休息后减轻或消失。

**3. 活动受限**　表现为患侧髋关节不能正常活动，常表现为内旋、外展活动受限。随着缺血坏死程度，会出现不同程度肌肉萎缩，出现下肢短缩。早期内收受限是肌肉痉挛的结果，但晚期则是由相应的肌肉短缩所致，影响身体同一侧的屈曲挛缩而且股四头肌、大腿部及腓肠肌可发生萎缩。

### （二）体征

**1. 畸形**　股骨头骨骺软骨病往往会遗留髋关节的畸形，且伴有永久性的活动受限。

**2. 压痛**　于髋部前方及侧后方有压痛。

**3. 特殊检查**　病情发展后的病例可发现大粗隆明显高于 Nelaton 线，单足站立试验阳性，"4" 字试验阳性。

### 四、临床分型

Catterall 于 1971 年提出股骨头骨骺骨软骨病分型，该分型依据髋关节 X 线正侧位片股骨头骺受累程度将股骨头骨骺骨软骨病分为 4 型（图 9–2）。

Ⅰ型：正位或蛙式位 X 线片上仅显示股骨头骨骺前部受累。

Ⅱ型：股骨头干骺前中部受累。

Ⅲ型：股骨头干骺大部受累，仅中央区内外侧小部分骨骺保持完整。

Ⅳ型：全部股骨头骨骺均受累，骨骺塌陷，股骨头呈扁平状。

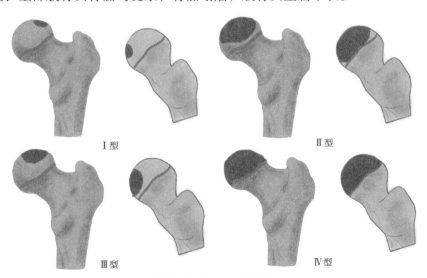

Ⅰ型　　Ⅱ型

Ⅲ型　　Ⅳ型

**图 9–2　Catterall 分型**

## 五、辅助检查

### （一）实验室检查

PT 系列、内分泌系列特别是甲状腺激素水平可起到鉴别诊断作用。

### （二）影像学检查

X 线检查是本病诊断的主要检查方法，但不能显示初期病变。CT 检查可显示平片可疑或难以显示的坏死早期修复改变。MRI 是诊断本病初期坏死较为敏感和特异的方法，对平片和 CT 阴性者可及时做出诊断（图 9-3）。

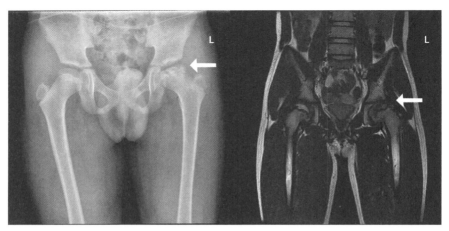

（a）双髋正位　　　　　　　　　　（b）T<sub>2</sub>WI 序列

注：图（a）示左股骨头骨骺塌陷、变扁，密度不均匀性增高，提示左侧扁平髋；图（b）见左侧股骨头骨骺变小变扁，内部呈高低不等混杂信号，关节软骨明显变薄，提示左侧股骨头骨骺缺血坏死。

**图 9-3　10 岁患儿股骨头骨骺骨软骨病影像学表现**

**1. X 线检查**　初期骨质无改变，仅表现为髋关节间隙内侧轻度增宽，股骨头轻度外移，关节囊外上方软组织肿胀，正常脂肪间隙扭曲或模糊，股骨头外形、大小基本保持正常。中期以骨质硬化为主，伴骨发育迟缓或骨成熟延缓，多延缓 3 个月至 3 年；股骨头骨骺骨化中心变小，密度均匀增高，骨纹部分消失；股骨头骨骺前上部因承重受压轻度变扁，并出现软骨下骨折和节裂，股骨头骨骺上缘弧形线状透亮影，干骺端改变包括股骨颈粗短，骨质疏松，骺线不规则增宽，邻骺线骨质内出现囊状缺损区；晚期可见骨关节炎改变。

**2. CT 检查**　初期可见关节积液和关节内滑膜肥厚现象，即股骨头骨骺、干骺端与关节囊之间低密度影以及髋关节间隙轻度增宽，以内侧为主，以后各期所见基本与 X 线片相似。

**3. MRI 检查**　初期主要为滑膜炎和少量关节积液，关节积液为线样长 $T_1$、长 $T_2$ 信号，位于头臼关节软骨之间和骺软骨及干骺与关节囊之间，于髋臼边缘处可呈三角形。中期骨骺呈短 $T_1$、中等 $T_2$ 信号，伴骨发育迟缓或骨成熟延缓，骺软骨及骺板软骨增厚。进展期可见骨骺变扁，并呈长 $T_1$、短 $T_2$ 信号改变，或同时出现条带状、结节状及不规则状长 $T_1$、长（短）$T_2$ 信号区。干骺端近骺板处示类圆形长 $T_1$、长 $T_2$ 信号结节，伴长 $T_1$、短 $T_2$ 信号边缘，或（和）干骺端大部呈长 $T_1$、等长 $T_2$ 信号区；骺软骨及骺板软骨厚薄不均。晚期骺线不均匀变窄或提早闭合消失。股骨颈粗短，大转子相对增大并上移。骨骺信号可逐渐恢复正常，但可较对侧扁平。骺软骨不同程度增厚，厚薄不均，甚至不连续。关节囊亦较健侧增厚 3mm 左右。关节内游离体 $T_1$WI 和 $T_2$WI 均呈低信号。

## 六、鉴别诊断

### （一）髋关节结核

本病主要与髋关节结核鉴别，后者表现为股骨头骨骺局限性骨质破坏，进行性加重，甚至骨骺完全消失，骨破坏周围较少有骨硬化带，邻关节骨质疏松广泛，较早期即有关节间隙狭窄，无明显骺板和干骺端增宽。

### （二）儿童髋关节一过性滑膜炎

儿童髋关节一过性滑膜炎 好发于 4 ~ 7 岁儿童，常在呼吸道感染性疾病或老胃病史以后发病。有跛行、髋部疼痛，一般经抗生素及牵引治疗 10 ~ 14 天后自愈。如时间较长不愈可用 mTc–PYP 骨扫描有助股骨头骨骺骨软骨病与本病、骨样骨瘤及低毒性骨髓炎相鉴别。髋关节一过性滑膜炎，吸收扩散增加可能明显超过髋臼、股骨头、股骨颈及骺板；反之，在股骨头骨骺骨软骨病早期，股骨头骺板吸收减低。

## 七、治疗方案

治疗目的主要在于减轻临床症状，改善髋关节功能，预防骨坏死；防止股骨头在修复过程中发生变形、软骨面塌陷、脱位、骺早闭等并发症。使股骨头能获得良好的包容和塑形，尽可能恢复原先的形状及功能。股骨头骨骺骨软骨病主要依靠手术治疗配合矫形支具、石膏固定一般治疗方式。治疗目的在于使髋关节活动恢复正常，促进疾病的自限性过程，避免遗留畸形。

### （一）中药治疗

**1. 中药内治**

（1）瘀血阻滞 肢节伤折，骨折疼痛，似同针刺固定不移，动则加剧，活动受限，身倦乏力，少气，自汗，舌质暗或有瘀斑，脉涩。治以活血搜损，通络止痛，方用风伤丸或搜损寻痛丸加减。

（2）肝肾亏虚 关节畸形，承重失度，反复劳伤，隐痛酸重，活动受限，面色无华。偏于阴虚者，常伴心烦失眠，口燥咽干，手足心热，舌质红，少苔，脉弦细；偏于阳虚者，伴精神萎靡，神疲气短，手足不温，小便清利，舌淡、苔白，脉沉细无力。治则补肾壮骨，益气活血，方用左归丸或右归丸加减。

**2. 中药外治**　多用活血化瘀及通络镇痛药物以缓解症状，可用海桐皮汤等局部热敷、熏洗，还可用回阳玉龙膏调酒外敷，中药舒筋通络之品水煎熏洗，正红花油、双氯芬酸钠乳胶剂、麝香正骨水外擦患处。

### （二）固定治疗

**1. 卧床牵引**　卧床牵引或单纯卧床休息 3～4 周，以缓解疼痛，增加髋关节的活动范围。

**2. 蛙形石膏固定**　石膏固定具有简便易行，固定牢靠等优点。尤其适用短期固定，便于进一步观察，估计股骨头骨骺坏死的范围，以及下一步的治疗，可与外展支架交替使用。用双下肢管形石膏，双膝关节处以横木连接固定于外展 30°～50°，内旋 5°～10°，屈膝 10°～20°。不固定髋关节，可以起坐上学，定期复查，每次固定 3 个月左右，如有必要，拆除石膏休息数日后再行下次石膏固定，这样可以防止膝关节僵硬和关节软骨变性。

**3. 外展矫形支具固定**　用苏格兰外展支架将患儿双下肢固定于外展 45°、内旋 10°，双下肢夹角 90° 位，两腿分开用可调式铁杆固定。患儿可带支架活动，并鼓励患儿屈髋半卧位休息。

### （三）手术治疗

经非手术治疗无效者，可采取相应手术治疗，如股骨上端内翻截骨术：目的是把股骨头置于髋臼内，恢复正常生理结构。骨盆截骨术：恢复正常的生理结构。使髋关节活动度尽早恢复正常，使早期活动。滑膜切除术，促进股骨头血运，改善股骨头的缺血性坏死，使其可以自行矫正髋关节的畸形。

### 八、预防调护

日常生活中良好的正确护理，能够促进患儿恢复。患者应遵医嘱进行治疗，从疑似阶段开始就应该卧床休息，限制下肢浮肿活动，诊断明确应该严格制动，避免继续损伤。术后患儿，可不负重情况下循序渐进地恢复患肢活动，避免再次损伤，注意休息。

（刘敏　杨文龙）

## 第三节　胫骨结节骨软骨病

胫骨结节骨骺炎发于胫骨结节处，胫骨结节是髌韧带的附着点，约 16 岁时该处骨骺与胫骨上端骨骺融合，18 岁时胫骨结节与胫骨上端骨化为一整体，故在 18 岁之前此处易受损而产生骨骺炎，甚至缺血坏死，称胫骨结节骨骺炎，又称 Osgood-Schlatter 病，胫骨结节骨骺炎。本病好发于 12～15 岁少年，以男孩多见，双侧发病患儿约占

30%。本病属于中医学"骨蚀"的范畴。

## 一、致病机制

胫骨结节骨骺未融合，衔接薄弱，容易受到损伤。当进行跑、跳、踢等剧烈运动时，股四头肌长期、猛烈收缩，可使髌韧带反复牵拉附着处的胫骨结节，致结节软骨慢性损伤，影响血液供应而发生坏死。随着创伤性炎症和修复性反应的交织，促使成纤维细胞化生和成骨细胞的活动，使髌韧带及其附近软组织出现骨化，使胫骨结节增大，明显向前突出。

## 二、诊查要点

### （一）症状

**1. 疼痛** 只要能引起股四头肌收缩或牵拉股四头肌的动作均引起疼痛，休息后缓解，运动后疼痛逐渐加重，部分患者疼痛明显时导致跛行。

**2. 肿胀** 胫骨结节处髌腱肥厚，胫骨结节增大突出，局部软组织可有轻度肿胀，膝关节内一般无积液、无压痛，无滑膜增厚。

### （二）体征

胫骨结节增大、隆起、坚硬、压痛明显，并发腱下滑囊炎时可出现积液，触摸时有波动感。

## 三、辅助检查

### （一）实验室检查

没有明显特异性，但相关检查可起到鉴别诊断作用。

### （二）影像学检查

**1. X 线检查** 早期表现为局部软组织肿胀，髌韧带增粗肥厚显著，继之产生肌腱的钙化和骨化，胫骨结节呈舌状隆突，密度增高、碎裂，且与骨干轻度分离，形成大小、形态不一的骨碎块。分离部位的骨骺边缘可见小的裂隙状缺损。骨骺修复后胫骨结节可恢复正常或略有增高隆起，但常可留下分离的碎骨块，至成年时为胫骨结节上方的游离体，长期游离于髌韧带内。

**2. CT 检查** CT 表现与 X 线类似，均能显示髌韧带的肿胀增厚，胫骨结节的骨质增生及骨化，对胫骨结节有无撕脱骨折及小骨片的显示具有优势，但是对骨化结节形成前的胫骨结节骨骺炎的诊断有一定局限性。

**3. MRI 检查** 胫骨结节骨软骨病分为 5 期：正常、早期、进展期、终末期、愈合期。①正常：尽管患者已有症状，但是 MRI 显示正常。②早期：无炎症表现，无二次骨化中心撕脱。③进展期：二次骨化中心部分软骨撕脱。④终末期：可见游离骨片。⑤愈合期：胫骨结节骨性愈合，无游离骨片（图 9-4）。

### 四、治疗方案

减少活动，避免剧烈运动，一般休息后可逐渐自愈。症状严重时可于膝关节伸直位制动，同时予以中药外敷、熏洗或理疗等，对于出现胫骨粗隆骨软骨病的患者，多以药物治疗为主，绝大多数不需要手术治疗。

#### （一）中药治疗

**1. 中药内治** 肢节劳损，肢体疼痛，活动不利，身倦乏力，少气，自汗，舌质暗或有瘀斑，脉涩。治以活血止痛，益气，方用补肾活血汤加减。

**2. 中药外治** 多用活血化瘀及通络镇痛药物以缓解症状，可用海桐皮汤等局部热敷、熏洗，还可用回阳玉龙膏调酒外敷，中药舒筋通络之品水煎熏洗等。

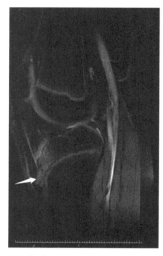

注：箭头所指见髌韧带胫骨结节附着处信号增高影，考虑胫骨结节骨软骨炎。

**图 9-4　右膝关节 MR 抑脂象**

#### （二）封闭治疗

患者仰卧位，患膝垫厚枕，在膝关节屈曲放松的情况下，于胫骨结节压痛最明显处做好标记，常规消毒铺巾，抽取复方倍他米松注射液 1mL（或曲安奈德注射液 40mg）、盐酸利多卡因 4mL、灭菌注射用水 4mL，于标记处进针，皮下注射 0.5mL，垂直进针，至骨膜注射 2mL，然后将针头稍退后，分别向四周刺入注射各约 0.5mL，拔针后按揉片刻，使药液均匀分布。

#### （三）针灸治疗

循经取穴及取阿是穴，也可选用关节内或周围的穴位治疗，并可配合电针治疗。根据寒热虚实，辨证与辨病相结合灵活运用。耳针可取压痛点。

#### （四）针刀治疗

令患者仰卧位，患部常规消毒，1% 利多卡因 2～4mL 局部麻醉，用小针刀在胫骨结节外侧中点进针，刀刃与肌腱方向平行进针达骨膜后，顺肌腱方向纵行疏通剥离，一般至感觉骨质与周围粘连的筋膜有松动感时出针，若 X 线示胫骨结节有缺血坏死，可选用大号针刀在结节最高处（额状面）垂直皮肤进针，垂直推入至手感坚实，上下推拨软组织使骨骺表面剥离，钻孔深度 1.5～2.5cm，突破胫骨皮质与髓腔相通，见有新鲜血液渗出。伤口消毒擦洗干净后，加压包扎，术后换药两次，无须制动，术后 1 月内避免剧烈活动。

### （五）体外冲击波治疗

**1. 定位**　一般采用 X 线定位结合痛点定位。

**2. 治疗方法**　患者取仰卧位，患肢伸直。一般建议使用发散式冲击波治疗，使用聚焦式冲击波治疗时，应注意避免焦点作用于生长骨髓。根据患者对疼痛的敏感度逐渐增加能级，能流密度为 0.10 ～ 0.18mJ/mm$^2$，以痛点为中心进行治疗，每次治疗冲击 1000 ～ 2000 次。

**3. 疗程**　间隔 3 ～ 5 天治疗 1 次，5 次为 1 个疗程，可行多疗程治疗，治疗期间患肢避免过度活动。

### （六）手术治疗

5% ～ 10% 的患者保守治疗无效，可能伴随膝关节疼痛、下跪困难、活动受限等症状直至成年期；对于这些患者，待骨成熟后可考虑根据患者的症状、生活质量选择手术治疗。手术方式包括胫骨骨碎片切除术、胫骨结节钻孔术、胫骨结节骨钉置入术、胫骨结节部分切除术（缩小）、髌腱纵行切开术等，或联合应用上述手术。

## 五、预防调护

进行体育活动时，注意保护膝盖，做准备运动，可佩戴护具。发生腿部外伤及时处理休息，避免剧烈活动。手术患者卧床，禁止体育活动，恢复后在专业指导下锻炼。注意调节情绪，避免急躁易怒，建议每 3 个月复查 1 次。

（刘敏　杨文龙）

# 第四节　跟骨骨骺骨软骨病

跟骨骨骺在 8 ～ 12 岁出现，约 16 岁与跟骨骨体闭合。跟骨骨骺软骨病是影响儿童发育期跟骨骨骺的疾病，又称 Sever 病或 Haglund 病，本病好发于 6 ～ 14 岁儿童，多见于男性患儿，双侧多于单侧，常因跟腱急性或慢性牵拉引起，15 岁后多自愈，预后良好，但疾病周期很长，而且伴有跟骨局部的肿胀、疼痛，不能行走。本病属于中医学"骨蚀"范畴。

## 一、致病机制

跟骨骨骺软骨病主要由在负重时跟腱急性或慢性牵拉跟骨骨突所致。跟骨骨软骨病常因外伤等因素使跟骨骨化中心发育过程中骨骺血运障碍导致骨化核缺血，扰乱了骨的正常生长发育过程，继而发生骨化中心软化坏死最终导致骨骺的塌陷、压扁。疾病后期病理表现为骨的再生、重新钙化，再次塑形的过程，常常遗留骨畸形。

## 二、诊查要点

本病主要临床症状为主要为足跟后部疼痛、肿胀和有压痛，患儿用足尖行走或呈轻度跛行。奔跑、跳跃、行走过久或牵拉跟腱附着处过久，可使疼痛加剧，患儿因此不能参加体育活动。检查可见足跟后方圆形肿胀，有压痛，被动背伸足时或用足尖站立时均可使疼痛加重。

## 三、辅助检查

### （一）实验室检查

没有特异性，但相关检查能起到鉴别诊断作用。

### （二）影像学检查

X 线片上可见跟腱附着处有软组织肿胀，跟骨体与骨突之间的间隙增宽。骨突形状不整齐，变扁或碎裂，较健侧小，密度较高，有时呈分节状或斑点状致密影。与骨骺相对应的跟骨部分变得粗糙不平。骨突常为 2 ～ 3 个骨化中心，彼此不融合（图 9-5）。有人指出，正常跟骨骨突可有几个骨化中心，且形态可各异，密度较高，边缘也可不整齐，与本病表现近似，故诊断应密切结合临床。

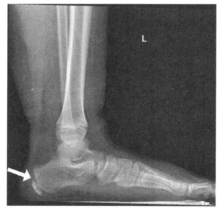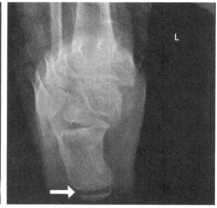

（a）左跟骨侧位　　　　　　　　　　（b）左跟骨轴位

注：左跟骨侧轴位见跟骨骨骺形态欠规整，密度稍高，并存在节裂现象，骺软骨欠等宽，符合跟骨骨骺软骨炎改变。

**图 9-5　跟骨骨骺骨软骨病 X 线表现**

## 四、鉴别诊断

### （一）跟腱炎

跟腱炎可发生于各个年龄段，最好发于 40 岁以上中老年女性。临床主要表现为跟骨结节部晨起时疼痛，严重时局部可有疼痛感或是麻痹感，甚至会产生无法踏地行走的情况，一早起床站立时这种疼痛尤其明显，不过步行一段时间后，这种疼痛反而会减轻。

### （二）跟骨下脂肪垫损伤

跟骨下脂肪垫损伤多因外伤、行走站立过久特别是负重行走、爬山等原因使跟骨下方着力处的脂肪垫损伤，发生疼痛，以及局部肿胀、压痛。

### 五、治疗方案

病变轻时可让患儿少走路、少站立，避免剧烈运动，以减轻并放松跟腱的张力和压力以及跟骨的拉力，抬高鞋跟 1 ～ 2cm 或更换松软的皮鞋，症状可自行消失。如果局部肿痛较重，并伴有滑囊炎，可局部注射醋酸曲安奈德等糖皮质激素类以缓解症状。

### 六、预防调护

跟骨骨骺骨软骨病是一种自限性疾病，自愈时间较长。采取上述措施后，大多数患者的急性症状能够迅速得到缓解，其预后普遍较好。

（刘敏）

## 第五节　足舟骨骨骺骨软骨病

足舟状骨缺血性坏死在临床上较少见。在儿童又称 Kohler 病，在成年人出现则命名为 Müller–Weiss 病，常常是由于创伤、发育障碍或其他疾病等原因破坏营养舟状骨的血运，导致软骨内骨化（软骨形成与成骨作用）异常或骨细胞死亡而出现，好发于2 ～ 10 岁的瘦小儿童，以 5 ～ 6 岁儿童多见，约占 2/3，男性多于女性，男女比例约为3∶1，常单侧发病。本病属于中医学"骨蚀"范畴。

### 一、致病机制

足舟骨骨骺骨软骨病的病因尚不明确，主要与血供紊乱、感染、发育异常、遗传等因素有关。①血供紊乱：损伤或疲劳使骨化中心被挤压，造成中央动脉供血中断，营养血管阻塞，造成其缺血性坏死，从而导致足舟骨骨骺骨软骨病。②感染因素：足舟骨软骨病与感染有关，但实验室检查通常在正常范围。③发育异常：部分无症状的足部可见类似的足舟骨影像学改变，故有学者认为足舟骨软骨病与发育异常有关。④遗传因素：有报道同卵双胞胎发生足舟骨软骨病，故可能与遗传相关。

### 二、诊查要点

### （一）症状

**1. 疼痛** 本病的临床表现主要为疼痛，患者常诉足背疼痛，负重后加重，晚上亦痛，以足内侧中部局部疼痛或触痛为特点。

**2. 跛行**　患者常用足外侧行走，不能跑跳，严重者不能行走；症状可在数天后减退，或持续几年。

### （二）体征

在足舟骨上方有轻度肿胀及压痛，足舟骨处轻度肿胀，有压痛、触痛，足内外翻时可引起疼痛，足弓弛缓，严重者足弓塌陷，并存在明显的前足旋后畸形。

### （三）并发症

**1. 舟状骨缺血性坏死**　足舟状骨骨软骨病的实质为舟状骨缺血性坏死，临床表现为避痛性跛行，局部疼痛，患儿用足外侧负重行走，局部软组织可以反应性增厚和水肿，胫后肌腱附着点可有炎症改变。

**2. 骨关节炎**　舟骨变形、扁平、硬化、表面粗糙，关节边缘有骨赘形成，从而引发骨关节炎。表现为患足疼痛和僵硬，受影响关节附近的肿胀，活动范围有限，行走困难，骨质凸起。

## 三、辅助检查

### （一）实验室检查

没有特异性，但相关检查能起到鉴别诊断作用。

### （二）影像学检查

**1. X 线检查**　可以了解骨与关节损伤或疾病的部位、范围等，为本病最常使用的检查方法（图 9-6），可见足舟骨密度增深、变薄，骨小梁呈碎裂状，关节间隙增宽，还有局部骨斑片状硬化。

**2. CT 检查**　在一些常规 X 线检查不能明确而又有疑似症状的病例中，应进行 CT 检查，可得到更清晰的图像，有助于诊断。

## 四、治疗方案

### （一）治疗原则

足舟骨骨软骨病的治疗原则是缓解症状，无症状患者一般不需要治疗，有症状者主要采用保守治疗，影响患者生活可进行手术治疗。

### （二）固定治疗

若局部有肿胀、压痛，可用内翻 10 ～ 15°、跖屈 20° 的行走石膏保护 6 ～ 8 周，以放松胫骨后肌腱。前 3 周扶双拐不负重步行，后 3 ～ 5 周扶单拐行走。在去除石膏后，可通过增加鞋内垫软垫和鞋跟内侧 0.5 ～ 1.0cm 以缓解胫骨后肌牵拉。

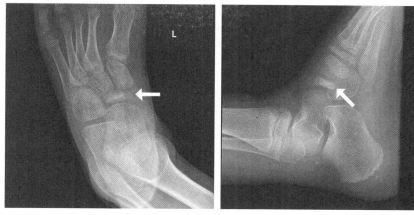

（a）左足正位　　　　　　　　　　　（b）左足侧位

注：左足正侧位见足舟骨体积缩小、密度不均匀增高，皮质欠规整，考虑足舟骨骺软骨病
改变。

**图 9-6　足舟骨骨骺骨软骨病影像学表现**

### （三）手术治疗

**1. 手术适应证**　关节融合术适用于因足舟状骨软骨病而并发骨关节炎的患儿，具有缓解关节骨性强直、减轻疼痛和终止病变发展并提供关节稳定的作用。

**2. 手术方式**　关节融合术包括病灶清除、关节融合、骨移植、矫正畸形等一系列手术。

### 五、预防调护

加强营养补充，鼓励患者多摄取高蛋白食物，如牛奶、鱼肉粥等。同时，保持饮食清淡，建议多喝新鲜蔬菜水果汁以补充维生素等营养物质。在治疗早期，要求患者尽量休息，避免剧烈运动。随着患者病情的改善，可根据具体情况逐步引导其进行适当的运动，以促进康复。此外，必须按照医师的指导用药，并注意观察药物可能产生的不良反应。

（刘敏　杨文龙）

# 第六节　剥脱性骨软骨炎

剥脱性骨软骨炎（osteochondritis dissecans，OCD）是指由各种原因导致的区域性关节软骨及其深层的骨质缺血坏死，并与周围健康骨质分离的一类关节疾病，好发于 10 ～ 50 岁，男性多于女性，儿童发病罕见。OCD 可发生于全身各关节，以膝关节最常见，其次为踝关节和肘关节。本病属于中医学"骨蚀"范畴。

## 一、病因病机

**1. 损骨血凝**  跌仆闪挫，伤及骨骼筋脉，轻者伤筋、重者则伤筋损骨，以致气血淤滞，运行失畅，壅闭不通，久而成痹。

**2. 体虚劳损**  肝主筋，肾主骨，肝肾充，则筋骨劲强，关节滑利，运动灵活，患者体虚肝血肾精渐亏，气血不足或伤及肝肾，加之长期劳损致使筋骨失养而发病。

**3. 风寒湿侵袭**  外伤后起居不慎，冒风受寒，涉风冒雨或身劳汗出衣着湿冷等皆可导致风寒湿邪入侵，经脉痹阻，气血不通，筋骨失养而发病。

## 二、致病机制

剥脱性骨软骨炎是指外伤后，骨软骨骨折或反复轻度外伤导致血运障碍，由骨软骨坏死脱落所致；或与细菌栓子或脂肪栓塞终末动脉及家族遗传等有关。碎片包括软骨和其下方骨质。碎片与母骨之间有纤维蒂相连或无蒂游离。母骨和碎片离断面有纤维组织或纤维软骨覆盖和少量新骨形成。完全游离碎片成为游离体吸收滑液营养而不断增大。游离体大小、数目不等，可发生关节绞锁。蒂断裂导致关节内血肿，关节磨损产生关节炎。

## 三、诊查要点

### （一）症状

早期多无明显症状，仅有少数患者在运动中或运动后出现疼痛，局部皮温升高或轻微的跛行等。随着病情的进展，多数患者主诉关节疼痛，可出现关节钝痛、活动后加重，休息后减轻。关节肿胀轻，只有少数患者有关节积液。受损关节活动受限，活动范围减少，当关节内出现游离体时，可有关节内异物感、僵硬、关节交锁等机械症状。

### （二）体征

膝关节屈曲时可触及股骨踝的局限性触痛。约 16% 的患者在屈膝 90°，胫骨外旋，逐渐伸直至大约 30° 时会出现疼痛，从解剖学上，这个动作会引起胫骨踝间隆起内侧与股骨内侧踝外侧面的撞击。部分患者可直接接触关节内游离体和缺损。游离体可导致关节绞锁、血肿和创伤性关节炎。股骨内髁和外踝、髌股关节面、肱骨外髁、桡骨小头、踝关节的距骨内上均可发病，可引起压痛。

## 四、临床分型

Cahill 将本病的病理改变分为 4 级。

Ⅰ级：受累骨软骨呈压缩性骨折改变，关节软骨软化，软骨下骨水肿，但关节面尚完整。

Ⅱ级：骨软骨块部分剥离，但仍有骨桥与周围骨连接。

Ⅲ级：骨软骨块已完全剥离，剥脱处骨质凹陷下去，底部附有纤维组织，边缘不整呈火山口样变，但骨软骨块仍位于火山口缺损内。

Ⅳ级：骨软骨分离脱落合并游离体形成。

## 五、辅助检查

### （一）实验室检查

没有特异性，但相关检查能起到鉴别诊断作用。

### （二）影像学检查

**1. X 线检查**　典型损伤的 X 线表现为轮廓清晰的局限性软骨下骨质硬化，与周围正常骨质分离（图 9-7）。完全剥脱并移位者，在股骨髁可见透亮缺损区，关节腔内可见游离体。X 线检查在本病中较常见，但平片对疾病的诊断价值有很大局限，因 X 线片不能直接显示软骨，也常遗漏骨内小病灶或尚未剥离的骨性病灶，不能早期发现病灶，也不利于病灶分期。

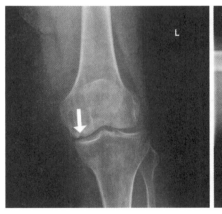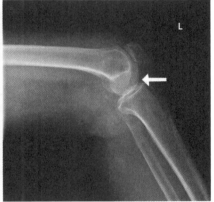

（a）左膝关节正位　　　　　　　　　　（b）左膝关节侧位

注：左膝正侧位见骨关节面及边缘骨质增生硬化，髁间隆突增生、变尖，膝关节内侧间隙变窄，箭头所指见股骨内髁局限性骨质透亮缺损区，边缘硬化，提示左股骨内侧髁剥脱性骨软骨炎。

**图 9-7　股骨内侧髁剥脱性骨软骨炎影像学表现**

**2. MRI 检查**　MRI 可显示膝关节解剖结构，无须造影直接显示软骨结构的独特能力及对骨髓病变显示的敏感性，已成为早期诊断剥脱性骨软骨炎和进行分期的有效方法。

### （三）关节镜检查

关节镜作为一种创伤较小的手术方法，被认为是评价关节软骨的"金标准"。但在临床中发现，关节镜检查与 MRI 检查相对有一定的不足。关节镜不能检测出未发生大体形态变化的早期骨软骨病变，引起 MRI 与关节镜认识上的差异，这在 I 型 OCD 病变中表现尤为突出。

## 六、鉴别诊断

### （一）骨性关节炎

骨性关节炎好发于中老年人，主要以关节间隙狭窄、关节周围骨质增生、关节活动受限为主，好发于髋、膝、踝关节等负重关节，可伴有软骨剥脱，但主要以半月板磨损为主。

### （二）膝关节滑膜炎

膝关节滑膜炎并没有年龄的限制，在任何年龄阶段都会发生。对于年轻人来说，通常会有较大的运动量，因此在运动中易因膝关节受到打击、扭转、运动过度而发生肿胀、疼痛、活动困难、走路跛行、局部皮肤温度高、皮肤肿胀紧张或关节穿刺出血性液体等。关节穿刺抽出液体多为黄色，清澈，或有血液而呈粉红色，细菌培养阴性。主要以滑膜的炎性渗出为主，也可伴有软骨剥脱。

## 七、治疗方案

根据剥脱性骨软骨炎的年龄，损伤程度、部位、性质、范围不同，选择合适的治疗方案，临床上以保守治疗为主，主要包括休息、制动及对症处理等，少部分患者需要外科手术治疗。

### （一）固定治疗

儿童 OCD 查体多为阴性，由于其骨骺尚未愈合，治疗只需制动以减轻疼痛，防止游离体的发生。如出现关节肿胀和交锁，且进行性加重，可以使用管形石膏屈膝 30° 位固定。待症状消失后，立即进行活动，X 线片上出现愈合征象时，可以加大活动量，可以使愈合时间提前 6 ～ 12 个月。

### （二）手术治疗

**1. 手术适应证**　若保守治疗失败、关节内游离体或持续 3 个月症状不消失者，应手术治疗。

**2. 手术方式**　目前有多种手术治疗剥脱性骨软骨炎的方法，包括关节镜下软骨下骨钻孔术、剥脱软骨片固定术、骨软骨片摘除术、剥脱创面清理术、自体或异体软骨组织移植术、自体软骨细胞移植术等。单纯去除剥脱骨块术已淘汰，是因疗效差，易引起继发性关节软骨损害等并发症。治疗可将剥脱骨块重新置入火山口内，用克氏针或可吸收的内嵌型螺钉内固定，位置需精确，以使关节面平整。自体骨软骨移植可暂时性减轻患者症状和改善关节功能，但长期效果尚不明确。

## 八、预防调护

在进行运动之前，应充分进行热身运动，特别是膝关节的无负重活动。对于轻度症状的患者，应禁止进行奔跑、跳跃等剧烈运动和长途跋涉。对于中等和严重症状的患者，应卧床休息，待症状完全消失后，再逐渐恢复活动。

（刘敏　杨文龙）

# 第十章　下肢骨关节发育异常

---

**【学习目标】**

1. 掌握发育性髋关节发育不良的特殊体征、影像学表现、中医手法复位方法；膝内翻膝外翻的诊断要点、临床分型。

2. 熟悉髋关节发育不良的分期治疗方案、手法治疗；先天性马蹄内翻足的概念、分期治疗方案。

3. 了解固定时间和练功锻炼、熟悉治疗方法；发育性髋内翻、先天性胫骨假关节的概念与治疗方案。

---

## 第一节　发育性髋关节发育不良

发育性髋关节发育不良（Developmental Dysplasia of the Hip，DDH），又称发育性髋关节脱位、先天性髋关节脱位，是儿童骨科中一种较常见的由先天性发育异常所致的髋关节畸形，是指包括髋臼、股骨及关节囊等结构的发育异常所致的髋关节稳定性下降或丧失，从而导致髋关节半脱位或者完全脱位等功能障碍。由于程度不同，可分为髋关节发育不良、髋关节半脱位和髋关节全脱位。后两者属于中医学"脱臼"的范畴。该病发病以女性多见，男女发病率比约为 1∶5，单侧脱位多于双侧脱位。单侧脱位中，左侧多于右侧，约为 10∶1。

### 一、病因病机

肾藏先天之精，主生殖，肾精化肾气，肾气为人体先天之本，在体合骨，生髓。《素问》记载："肾主骨。"在肾的生理作用中，主人体生长发育和各脏腑的气化，在出生之前，肾精是生命构成的重要物质，出生后，能促进人体的生长发育和生殖，肾精、肾气主宰着人体的生长发育，《灵枢》曰："肾藏精。"又曰："肾者……其充在骨。"其都说明肾主骨生髓，骨的生长发育，均须依赖肾之精气的营养和推动。根据肾精及肾气主司人体生长发育和生殖的理论，临床上对先天性疾病的发病原因也主要在于肾精的先天不足，在小儿发育性髋关节脱位的致病机制中考虑为肾精的先天不足导致小儿骨骼发育异常，在生长发育过程中，关节囊、关节周围软组织不能正常发育，导致髋关节一系列病理改变，最终导致髋关节脱位。

## 二、致病机制

发育性髋关节发育不良的病因尚不明确，但往往是由多方面因素造成的。与种族、地理位置、性别、胎儿期的发育、妊娠期的内外环境等因素均有关。初产和臀位产的婴儿较多，或是在分娩中因胎位不正造成难产而受伤。女性发病较多，可能与母体产前内分泌诱导的关节松弛、原发性髋臼发育不良有关。发育性髋关节发育不良的病理变化包括骨质变化及周围软组织改变两部分。

### （一）骨与关节变化

**1. 髋臼改变**  髋臼变小变浅，臼底部卵圆窝充满脂肪纤维组织，髋臼盂唇增厚。髋臼后上方由于股骨头的挤压形成假臼，髋臼前缘内上方也可有缺损，臼内的股骨头韧带由于长期牵拉而增粗。严重者随着年龄的增长，在成年后发生退行性病变，脱位的股骨头与假臼之间出现髋关节骨性关节炎。髋臼前倾角度增大是髋关节脱位病理改变之一，髋臼前倾是指髋关节在横断面上髋臼前倾的角度。脱位患儿患侧角度常大于健侧。

**2. 股骨头改变**  股骨头脱位后股骨头失去与髋臼的正常刺激。早期股骨头发育延迟，股骨头变小，骨化中心出现晚。随着年龄的增长，脱位后由于髂骨的压迫使股骨头受压处扁平。X线片上股骨头位置常位于股骨干的顶端。

**3. 股骨颈改变**  股骨颈变粗短，股骨颈前倾角增大，颈干角亦增大，α 角增大，股骨头颈偏心距减小。

**4. 骨盆和脊柱改变**  髋关节单侧脱位时，由于患儿双下肢不等长，故脱位侧的骨盆往往会出现发育不良的情况，因此会出现髂骨翼倾斜，亦可伴有脊柱侧弯。而双侧脱位时，随着身体重心位置发生改变，则可以观察到代偿性的骨盆倾斜和脊柱前倾。

### （二）髋关节周围软组织变化

**1. 关节囊**  髋关节脱位时，由于股骨头向上、后移位，关节囊被牵拉变长，高位脱位者关节囊上部远离髋臼，而在关节囊中段形成一个狭窄部分，使关节囊分为上部包裹股骨头和下部附着于髋臼周围的两个膨大部分，形成葫芦状。

**2. 股骨头圆韧带**  大多数年龄较大的患儿，尤其已有假臼形成的，其圆韧带多已撕裂消失。即使完整存在，也常变成纤维化的扁状，其中血管也不复存在。

**3. 髋关节周围的肌肉**  对于臀中、小肌和内收肌及髂腰肌，由于髋关节脱位后随股骨近端上移而短缩，尤其是内收肌和髂腰肌短缩，则成为髋关节复位的障碍。

## 三、诊查要点

患儿常有臀位产史、家族史等。该病的症状体征会随年龄增长而出现不同表现，故分别根据新生儿和婴儿期及幼儿期叙述。熟悉不同阶段患儿应有的症状体征和检查方法，利于早期发现和治疗。

（一）新生儿和婴儿期

患儿下肢伸直位或屈髋位时，髋关节外展受限，母亲常因发现患儿肢体活动不正常而就诊。典型主诉为患儿肢体呈屈曲状，且不敢伸直，活动较健侧差，无力，牵拉时可以伸直，松手后又呈屈曲状；有些患儿呈外旋位、外展位，或两下肢呈交叉位，甚至有髋关节完全呈僵硬状态，少数在牵动患肢时有哭闹病史。触诊感到脱位侧股三角区空虚而凹陷，股动脉搏动减弱，关节外展受限，内收肌紧张。

单侧髋关节脱位常见患侧下肢短缩，尚伴有臀部、大腿内侧或腘窝皮肤皱褶加多、加深或不对称，会阴部加宽，更换尿布或洗澡时在髋关节部位可闻及弹响声等。特殊检查提示下肢短缩试验、下肢短缩试验、奥托兰尼（Ortolani）征、蛙式试验阳性。

（二）幼儿期

患儿已开始站立行走，然而较正常的幼儿较晚。站立时臀部高耸，腰部前凸更为明显。跛行常是患儿就诊的唯一主诉。单侧脱位表现呈摇摆状跛行步态。双侧脱位患儿或年龄较大者会出现典型的"鸭步"步态，但多无疼痛，一般活动不受限，内收肌严重挛缩者可有外展受限。由于股骨头不在股动脉的后面，因此触诊可发现脱位侧股三角空虚，股动脉搏动减弱或摸不到动脉搏动。特殊检查单腿独立试验阳性。

四、临床分型

髋关节发育不良是指因某种因素导致患儿出生时或在发育过程中出现髋关节发育异常，包括出生时就已存在的髋臼发育不良或髋脱位，也包括日后随生长发育才出现的髋臼发育不良、髋关节半脱位和髋关节脱位。根据脱位程度，可分为以下四度（图 10-1）。

Ⅰ度：股骨头骨化中心位于髋臼外上缘的垂线之内，髋臼陡直（髋臼发育不良）。

Ⅱ度：股骨头骨化中心位于髋臼外上缘的垂线外，但低于髋臼外上缘的水平线。

Ⅲ度：股骨头骨化中心在髋臼外上缘的水平线上。

Ⅳ度：股骨头骨化中心在髋臼外上缘的水平线之上。

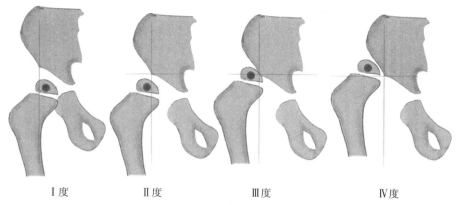

Ⅰ度　　　　　Ⅱ度　　　　　Ⅲ度　　　　　Ⅳ度

图 10-1　髋关节发育不良分型

## 五、辅助检查

### （一）肌骨超声检查

小于 6 个月的患儿首选髋关节肌骨超声检查，应用最广泛的是 Graf 法。Graf 法是通过测量 α 角（骨性髋臼顶与垂直轴的夹角）和 β 角（软性髋臼顶与垂直轴的夹角），它们分别代表骨性髋臼的角度和软骨部分的角度（表 10-1）。

表 10-1　Graf 法

| 诊断 | α 角 | β 角 |
| --- | --- | --- |
| 正常 | > 60° | < 55° |
| 发育不良 | 50° ～ 60° | 55° ～ 77° |
| 半脱位 | 43° ～ 50° | > 77° |
| 全脱位 | < 43° | 测不出 |

### （二）影像学检查

一般超过 6 个月的患儿可行 X 线检查（图 10-2）。拍摄 DDH 患儿的 X 线表现有髋臼指数增大、沈通氏线中断、正常股骨头骨化中心不位于由 H 线和 P 线所构成 Perkin 方格的内下 1/4 象限内。髋臼指数随年龄的增大而变小，2 岁时应该在 24° 以内。小于 5 岁儿童，髋臼指数是测量髋臼发育的可靠指标。当患儿大于 5 岁，对于细微的髋关节发育不良，测量 CE 角的价值更大，而对于成人患者，则为最有用的指标之一。

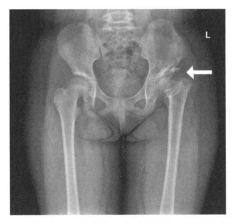

注：9 岁儿童，双髋关节正位片可见左侧股骨头骨骺结构欠规整，股骨颈变短，髋臼毛糙，髋关节周围见小结节钙化灶，提示左侧先天性髋关节发育不良。

**图 10-2　发育型髋关节发育不良影像学表现**

### （三）CT 检查

对于大龄儿童的 CT 三维重建比较有价值，CT 横断扫描有利于观察髋关节是否复位。

### （四）MRI 检查

MRI 检查用于显示闭合复位或切开复位后股骨头与髋臼之间的对应关系，对软骨和关节盂唇都可以显示。

## 六、鉴别诊断

### （一）佝偻病

走路时可呈两侧摇摆步态，但患儿常有方颅、肋骨串珠、双膝内翻或外翻，学立及走路时间与正常儿童基本相同，无跛行。X 线片无股骨头脱位或半脱位征。

### （二）先天性髋内翻

步态跛行或摇摆，髋关节外展明显受限，特伦德伦堡征阳性，但望远镜试验阴性，X 线片可明确诊断。

### （三）小儿股骨头坏死

小儿股骨头坏死又称股骨头骨骺骨软骨病。早期也有无痛性跛行，髋外展、旋内活动受限，发病年龄在 3～9 岁，男孩较多，常有患髋屈曲内收畸形。X 线片显示股骨头骨骺致密、囊性变，或骨骺碎裂、变扁等变化，股骨头可稍向外移位，内侧关节间隙增宽，但髋臼指数正常，股骨头仍在臼中。

## 七、治疗方案

股骨头髋臼同心是两者相互促进匹配发育的基本条件，尽早复位并维持一定的关节运动，能够刺激头臼按照生理需求发育。年龄越小发育速度越快，头臼适应性越好，即可恢复正常状态。因此本病早期诊断，早期治疗十分重要。诊断、治疗越早，所采用的方法越简单，效果也越好，并能获得功能和发育接近正常的髋关节。掌握早期诊断方法是降低残废率的关键，且对于不同年龄阶段应采用不同治疗方法。

### （一）新生儿（0～6 个月）

新生儿期是治疗许多先天性骨骼肌肉疾病的最佳时期。对于月龄在 6 个月以下的患儿，通过闭合手法复位后，可运用 Pavlik 约束带维持髋关节的屈曲外展外旋位固定，一般都可获得良好的疗效（图 10-3）。1～2 周复查 1 次 B 超，若 3 周后复查 B 超显示同心圆复位，继续维持 2～4 个月，然后使用外展支具直至髋臼指数 < 25°，中心边缘角 > 20°，若 3 周后 B 超及临床检查提示未取得复位，则停用 Pavlik 约束带，改用支具（固定体位吊带）或闭合石膏固定。

对于有轻、中度内收肌痉挛的患儿，主要是将脱位的髋关节复位。在保持髋关节人字位的同时，适时适度进行髋部手法按摩及髋关节外展外旋运动，以松

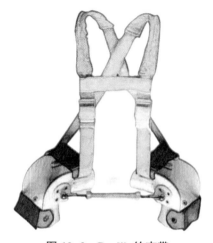

**图 10-3　Pavlik 约束带**

弛内收肌群。其间可行肌骨超声复查。

复位应在全麻下进行，复位方法：①屈髋拔伸法：患儿仰卧，术者面向患儿，一手固定骨盆，拇指扣住髂前上棘，其余四指按住大转子，另一手握住患儿膝关节，屈髋90°，牵引患肢做对抗牵引，并同时向前方顶压股骨大转子，当感到股骨头复位入髋臼的弹动感说明复位成功，复位操作要轻柔缓慢，切忌暴力牵拉推压，强力外展。②回旋法：清代钱秀昌在《伤科补要》中首创此法，应在全麻下进行，体位同屈髋拔伸法，术者握患儿膝关节部在向上提拉的基础上，将大腿内收、内旋，髋关节极度屈曲，使膝关节贴近腹壁，然后将患肢外展外旋伸直，在此过程中，如听到弹响或感到弹动，说明复位成功，这一过程恰似"？"，故亦称划问号复位法。回旋法应用杠杆原理整复脱位力量大，故应施行手法要轻柔，切忌使用暴力。

若完全脱位合并内收肌紧张者，需先行皮牵引两周，再切断内收肌，将骨头拉至髋臼中心平面以下，手法复位成功后，双髋外展，呈蛙式位固定，可用外固定支架，或双髋人字石膏固定于屈髋90°，外展40°～45°的位置，固定时间为6个月。每3个月拆除更换1次，去除外固定后，为促进髋臼发育，改用双下肢内旋石膏或外展内旋支架再固定3个月。制动期间需自动或被动屈伸髋关节，促进髋关节生长发育，若复位失败或固定期间再脱位则须切开复位去除妨碍复位的软组织，使股骨头中心位于髋臼内。

### （二）婴幼儿期（7～18个月）

对于小于18月龄的患儿，常通过手法复位即可完成股骨头和臼的同心圆复位，年龄越小，复位相对越容易，其疗效也越好，对于不能自然复位的髋脱位，一般采用手法牵引复位，石膏或外展支具固定。其要点为复位前应行充分的牵引，克服髋部周围软组织挛缩，以利髋关节渐进外展自然复位；复位成功后选择最稳定的"安全区"位置外固定6～9个月；严禁强力粗暴复位及反复复位。若闭合复位失败，应行内收肌切断术复位。复位后保持髋关节人字位固定位置，以防止股骨头因压力过大而缺血坏死。

### （三）儿童期（18～36个月）

在该年龄组能以非手术疗法为主，复位前应做双下肢髋屈曲位，皮肤悬吊牵引2～3周，对股骨头脱位超过3cm，内收肌群挛缩严重的患儿应切断部分内收肌起点及髂腰肌止点然后再进行牵引或闭合复位。一般要在全麻下复位，固定方法以双髋人字石膏为首选，或用外固定支架来保持髋关节屈曲、外展。外固定时间一般为6～9个月，每3个月更换1次石膏并复查X线片，了解复位情况。解除外固定后应对患儿进行髋、膝关节功能锻炼，使双髋关节恢复至功能位置，然后测定股骨颈前倾角，若大于30°，应用双下肢外展内旋石膏固定3个月，若闭合复位失败，应行切开复位，消除阻碍复位因素，术后仍需使用石膏行外固定。

### （四）儿童期（3～7岁）

对于3岁以上的先天性髋关节脱位，由于继发性病理变化更趋严重，已不能用手法获得复位，应该采取切开复位的方法，有时还需进行必要的辅助性手术，否则再脱位等并发症极易发生。术前可行股骨下端或胫骨结节骨牵引，重量不要超过 6 ～ 8kg，拍片显示股骨头牵引至两"Y"形软骨连结水平，即可进行手术。

### （五）儿童期（8岁以上）

该年龄组患儿软组织和骨结构畸形逐渐趋于固定，复位的可能性较小，即使复位，也不能获得满意的髋关节功能，为了改善髋关节的稳定性，减少腰椎前凸，减少腰痛和髋关节痛，只能采用姑息补救办法，如股骨大转子下截骨术、髋臼加盖术等。全髋关节置换手术应在适当的年龄段进行。必须指出，任何疗效不确实的手术，不应该轻易尝试，主要是为了防止股骨头坏死和骨性关节炎的发生。

## 八、预防调护

早期诊断和治疗对本病至关重要。越早诊断和治疗，方法越简单，效果越好，并能获得接近正常的髋关节。固定时需注意预防股骨头坏死。儿童髋关节发育潜力大，再塑性强，应在发育未停止前选择适当的手术方法进行治疗，目的是矫正畸形，恢复髋关节正常结构，为髋关节继续发育创造条件，预防骨性关节炎。

（涂宏）

# 第二节　发育性髋内翻

发育性髋内翻又称先天性髋内翻，女性多于男性，常在幼儿时发病，表现为股骨颈的颈干角呈进行性减小，跛行进行性的加重，是造成儿童跛行的原因之一，单侧发病多于双侧，临床发病率较低，性别和种族无明显差异。

## 一、致病机制

发育性髋内翻的病因及发病机制暂且不明，有人认为与遗传因素、先天性股骨颈部发育异常、外伤、缺血性坏死、内分泌有关。该病好发于先天性发育异常者、家族中曾有髋内翻者。一部分人认为是宫内受压或分娩时创伤引起股骨上端骺软骨损伤，或血运障碍造成继发性生长畸形；另一部分人认为是先天存在股骨头骨骺异常，直立行走后，由于重力和内收肌作用于薄弱部位而致髋内翻。

该病病因不明，70% 的患儿伴有腓骨等肢体部分缺损。病理改变主要在于股骨颈内侧干骺端在骨化过程中受到抑制和干扰，局部组织结构大量纤维化，显微镜下可观察软骨细胞较少且排列混乱，缺少骨化，形成力学结构薄弱区。当肌肉牵拉及负重时，颈干角减小，股骨近端的应力平衡被打破，应力加大。剪切应力增大，股骨头骺板倾斜，股骨头骨骺渐向内下方移位，颈干角进行性减小，股骨大转子上移至与髂骨相邻，外展肌群起止点距离缩短，收缩力臂减小，水平力臂增大，收缩效能降低，髋内翻程度日益加重，最后呈手杖样外形。

## 二、诊查要点

大多数患儿在 1 ～ 1.5 岁学步走路时或以后才发现。

### （一）症状

通常出生时无异常，婴儿哺乳期间也很难发现。早期在行走时以患肢髋关节疼痛为主，患肢无力易疲劳，行走时身体摇晃、跛行。常因患儿跛行及大转子部隆突畸形逐渐明显而被发现。

### （二）体征

站立时，患肢呈外旋及轻度内收位，骨盆斜向患侧，脊柱侧凸畸形，双侧病变表现腰前凸增大。患侧臀肌萎缩，臀沟比健侧下降。

患者仰卧位检查，腹股沟部可触到增生的股骨头颈。大粗隆顶点高出 Nelaton 线，患髋外展、内旋及后伸受限，但内收外旋及屈髋可正常。Trendelenburg 征阳性，同时望远镜征、外展试验、套叠试验等均为阴性。

随着患儿行走及年龄增加，症状日益加重，患儿一侧患病时出现患侧肢体短缩，导致身体不平衡，行走时一瘸一拐，双侧患病时步态则呈典型鸭步步态。

## 三、辅助检查

本病主要依靠 X 线明确诊断，而且能清楚显示病变的范围及程度，并为手术提供唯一可靠的依据。患儿股骨颈干角减小，正常儿童颈干角在 130° 上，髋内翻患儿进行性减小，4 ～ 7 岁左右可达 90°（图 10-4）。颈短，股骨头骺线增宽，在股骨颈内侧邻接骺板处（或骺板与干骺端下方）可见一相对低密度 "V" 形三角骨块。晚期由于股骨头病变，颈干角可达 90° 以下，但 Shenton 线连续，同时双侧髋臼 "Y" 形软骨的水平线与股骨头骺线间的夹角，即 HE 角测量多 > 25°，骨骺闭合成形成手杖畸形。

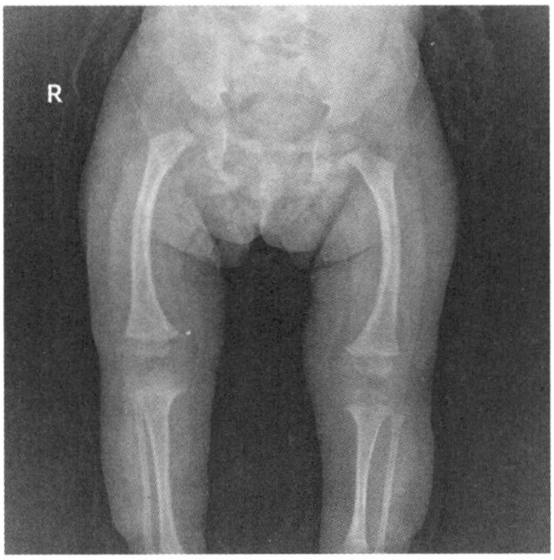

注：双髋正位见患儿双髋关节稍内翻，双膝干骺端边缘毛糙

**图 10-4　1 岁儿童髋关节内翻影像学表现**

## 四、鉴别诊断

### （一）多发性骨软骨病

骨软骨病患者虽然也会出现髋关节活动受限及肢体短缩等症状，但骨软骨炎患者在 X 线片上股骨头、颈无分离现象，后者多以身体矮小为特征，累及四肢，有家族史。

### （二）先天性髋关节脱位

先天性髋关节脱位患者可出现跛行，症状出现较早，从幼儿期学步时开始。检查见股骨头在髋臼之外，大多数患者套叠试验阳性，X 线片可明确诊断。

### （三）股骨头骨骺缺血性坏死

股骨头骨骺缺血性坏死主要症状包括内旋髋关节引起疼痛、跛行等，但体格检查也出现托马斯征、"4"字试验阳性；晚期可有髋关节脱位、下肢短缩试验及单腿独立试验征可呈阳性。在 X 线片上股骨头、颈无分离现象，头致密、扁平，故可通过典型症状及 X 线检查相鉴别。

### （四）先天性短股骨和先天性弓形股骨

以上均可合并髋内翻，同属于股骨上端发育缺陷，但各有其不同的特点。前者有明显股骨短缩，常伴有其他部位发育异常；后者以转子下骨干弯曲为特征，短缩和内翻程度较轻，可通过典型症状及 X 线检查与本病相鉴别。

## 五、治疗方案

对于轻度髋内翻可采用非手术治疗。一般认为对先天性髋内翻的患儿，应尽早进行矫正手术，不宜采用非手术治疗。因为随着年龄增长，负重活动频繁，颈干角会越变越小，甚至代偿而出现其他畸形，使手术效果不佳。

### （一）保守治疗

对于轻度髋内翻（颈干角 > 100°、HE 角 < 45°），临床症状不典型，且病情进展较为缓慢者，可采用非手术治疗，还可以用坐骨负重支架减轻髋部负重，加高健侧鞋底，加强被动外展活动，小针刀、手法松解髋周软组织挛缩等，如果非手术治疗效果不佳，则尽早手术治疗。

### （二）手术治疗

手术目的是通过截骨矫形将垂直骨骺线改造成水平骨骺线。

**1. 手术适应证**　髋内翻畸形导致跛行、缩短、外展功能受限，保守治疗无效时需及时手术。X 线片提示颈干角为 100° ～ 110°、HE 角 > 45° 时，应手术治疗以增大颈干角，恢复生理压应力，消除剪应力。手术最佳年龄为 4 ～ 8 岁，最高不超过 15 岁，因为随着年龄的增长，负重活动频繁，颈干角会越变越小，甚至代偿出现其他畸形，导致矫正困难，疗效不佳。

**2. 手术方式**　常用手术方式有股骨转子下斜行截骨术、股骨转子楔形外展截骨术、股骨转子间倒 "V" 形插改角截骨法。注意避免损伤股骨近端骨骺和早期融合，截骨后充分外展髋部防止髋内翻复发。术后采用髋人字石膏、外展石膏支架固定或皮肤牵引，

6～8周后可去除牵引和拆除石膏，并进行功能锻炼。待X线检查显示截骨处愈合后，才能下地行走。

## 六、预防调护

生活中婴幼儿需尽量避免各种危险因素，对于亲属中存在髋内翻的人群，要注意幼儿行走的姿势及行走的时间，如有异常需要及时就医。饮食方面，发育性髋内翻患儿应该合理饮食、均衡分配。发育性髋内翻术后需进行必要的肌力及关节活动度训练，配合手法松解髋周软组织挛缩，以防止肌肉萎缩及关节活动度受限。同时也要及时适当地给予患儿心理辅导，促进早日康复。

（涂宏）

# 第三节　先天性膝内翻与膝外翻

膝内翻与膝外翻是指以患者自然站立或双下肢伸直状态下，两足内踝（膝关节内侧）接触而双膝关节内侧（内踝）分离不能靠拢为主要表现的下肢畸形疾病。膝内翻又俗称"O"形腿（双膝）、"D"形腿（单膝），膝外翻又称"X"形腿（双膝）、"K"形腿（单膝）。本病发病率与地域环境有关，一般而言，寒冷地区高于温热地区。在我国东北、华北等地发病率较高，而长江以南则较低，女性多于男性，双侧多于单侧。

## 一、致病机制

膝内翻畸形多为胫骨上端骨骺或股骨下端骨骺发育异常，主要是胫骨变形，有时也累及股骨，因而导致膝内翻。随着下地行走时间增多，可逐渐引起继发性膝外侧副韧带松弛、退行性关节炎、髌骨脱位及髌骨软化等症。本病与发育、遗传、年龄和继发因素相关，具体如下。

### （一）发育因素

2～5岁幼儿开始练习走路时，有些呈轻度膝外翻，6～7岁及以后逐渐减轻。这是因为维持足弓的肌肉尚不够发达，使双足经常有外翻趋势，间接使膝关节外侧压力大于内侧，造成股骨内髁发育相对较快，平足外翻者多见。这种短期现象又称"特发性膝外翻"，随身体发育，畸形也会自行矫正。

### （二）遗传因素

遗传是膝内翻、外翻的重要病因，多数是由先天胚胎发育障碍引起的，可导致股骨远端或胫骨近端骨骼发育异常，常伴有膝关节屈曲、过伸，畸形和髌骨脱位等。

### （三）年龄因素

步入老年期，膝关节内侧关节软骨逐渐发生退行性变，内侧半月板萎缩变薄，内侧间隙变窄，在负重外力作用下外侧韧带松弛，同时出现骨质疏松，这些因素均可导致膝内翻发生。

### （四）继发因素

佝偻病是引起膝内翻、外翻的重要原因，且膝内翻概率大于膝外翻。这是由于维生素 D 缺乏、内分泌紊乱、腹泻等导致钙缺乏，引起骨骼软化，加之负重、行走姿势的影响，逐渐在胫骨形成外凸的弧度。此外，外伤所致的骨骺损伤有可能引起该处骨骺的发育不平衡，因而继发膝内翻或膝外翻畸形；半月板损伤、骨折畸形愈合、膝关节结核、化脓性感染、类风湿关节炎等也可导致此类畸形疾病的发生。

## 二、诊查要点

患者多有佝偻病史，或幼年时长期腹泻史或膝关节其他创伤疾病史。婴儿开始站立行走时出现膝内翻或膝外翻才引起家长重视。患肢可有疼痛，负重行走时显著加重，患膝可有肿胀或不同程度的功能障碍，活动后可加重。畸形明显的儿童行走笨拙，奔跑能力下降，易疲劳，身体往往较胖。

### （一）膝内翻

嘱患者平卧于检查床上或双下肢伸直站立时，髌骨朝前，可观察到患膝关节向外侧凸起，小腿胫骨部位呈内翻畸形，两膝关节内侧缘不能接触，若使之并拢则两小腿将相互交叉。内踝并拢或互碰时，双膝分离，此时测量两膝关节内侧间距离可表示膝内翻的程度。自髂前下棘向下经髌骨中心的重力线，正常时通过第 1、2 跖骨之间，膝内翻时则偏向外侧，通过第 3、4、5 跖骨。再测量股 – 小腿内侧缘向内所成的角度，即为下肢成角畸形的角度。另可行膝关节侧方应力试验，了解外侧副韧带松弛情况。患膝关节周围可有压痛，行走时呈蹒跚步态，足趾内偏，单侧畸形则可见跛行步态。

### （二）膝外翻

患膝关节周围可有压痛，双侧膝外翻时步态蹒跚，行走时双膝内侧互碰，称为"碰膝征"，单侧畸形则跛行，步态异常易跌倒，这是由于膝内侧韧带受到经常不断向外应力的牵拉，造成韧带松弛而导致膝关节不稳定；由于存在异常应力的牵拉，则会出现患膝关节内侧及大腿内侧肌群疼痛，并且经久不愈。平卧位两膝并拢时，两内踝显著分开；两踝间距离长度表示膝外翻的程度。严重膝外翻导致股四头肌力线外移，Q 角（胫股骨夹角）增大，在屈膝过程中增大了发生髌骨向外脱位的风险；还可行膝关节侧方应力试验，了解内侧副韧带松弛情况。

## 三、临床分型

### （一）膝内翻

根据下肢全长正位 X 线片，测量两膝关节内侧间距来划分畸形的程度：0 ～ 5cm

为轻度，6 ～ 10cm 为中度，10cm 以上为重度。

## （二）膝外翻

膝外翻目前常用 Ranawat 分型分为三型，具体见下表（表 10-2）。

表 10-2　膝外翻的 Ranawat 分型

| 类型 | 股胫角 | 外翻挛缩 | 内侧组织 |
| --- | --- | --- | --- |
| Ⅰ 型 | < 10° | 可矫正 | 无松弛 |
| Ⅱ 型 | 10° ～ 20° | 部分矫正 | 松弛但保留部分功能 |
| Ⅲ 型 | > 20° | 不能矫正 | 功能丧失 |

## 四、辅助检查

### （一）X 线检查

**1. 膝内翻**　畸形多出现在干骺端（股骨内上髁发育较小）。骨骺线在外侧增宽，骨干内侧骨皮质较外侧增厚，关节面向外倾斜，胫骨向内弯曲呈内翻位，膝内翻时胫骨角（胫骨干轴线与通过胫骨高平部内、外侧最远端的切线，在外侧所形成的夹角）增大，正常时 90°，胫骨角大于 100° 时可确诊。若有佝偻病者，则会出现骨骺边缘不清，骺板增厚，预备钙化带模糊，呈毛刷状骨质疏松。两胫骨间或股骨下端内侧髁的髁间距离亦可反映膝内翻程度。

**2. 膝外翻**　表现为股骨干下端成角改变，可见股骨外上髁骨化障碍，胫骨上端内侧发育较快，关节面向外倾斜，且伴有股骨下端、胫骨上端及腓骨上端骨骺横向生长增厚肥大，胫骨角变小。拍摄两侧股骨和胫骨全长，并做两侧对比，新生儿正常膝关节有 5° ～ 15° 外翻角，大于此角度应考虑膝外翻。测量胫股角（胫骨纵轴与股骨纵轴所形成的夹角）及干骺端骨干角（胫骨纵轴和骨骺水平线所形成的夹角）可判断膝外翻发展程度。

### （二）CT 及 MRI 表现

多排螺旋 CT 的容积重建技术有利于从多个角度观察骨骼旋转、畸形角度及程度；MRI 主要是对于诊断膝关节软骨、周围韧带及软组织的改变、有无积液等提供帮助，有利于治疗方案的确定。

## 五、鉴别诊断

### （一）佝偻病

病变广泛，全身骺板皆可受累，可见鸡胸方颅畸形等。

## （二）外伤性骺板早闭

有明显外伤史，X线可见骨桥形成。

## （三）胫内翻（Blount 病）

胫骨内髁软骨发育不良引起的胫内翻，多有家族史，60% 双侧发病，X线可见受累侧小腿向内弯曲，胫骨内髁增大，其上方关节面向内、下、后方倾斜。邻近骨骺的干骺端内侧部分也向内侧扩展，且可出现斑点状密度不均匀或不规则钙化，胫骨干内侧皮质增厚。膝关节 MRI 提示胫骨关节面逐渐由水平发展至塌陷，内侧半月板代偿性增厚。

## 六、治疗方案

### （一）保守治疗

该疾病应尽早治疗，防止畸形加重。3 岁以下的小儿一般不需治疗，生理性膝内翻与膝外翻常能在发育中自行矫正。对于 5 岁左右的患儿，可采用手法矫正术、夹板矫正术，或足弓支持垫、矫形鞋等进行保守治疗（注意手法不可粗暴，固定压迫不可过紧）。保守治疗无效可在患儿 5 ～ 6 岁后采取手术截骨矫正治疗。若因佝偻病、缺钙等导致膝关节畸形，应先治疗原发性疾病。

对于幼儿特发性膝外翻，采用推拿手法结合主动运动疗法，可增强膝外翻的拮抗肌力，可松解外侧软组织的挛缩并刺激骨骺生长，配合夹板或布带捆绑法矫正可使发育趋于正常。同时，为了尽可能矫正下肢负重力线，在鞋底和鞋跟的内半侧垫高约 0.5cm，以便矫正足外翻趋势，减少对膝内侧韧带的牵扯，从而间接地改善膝外翻畸形。

### （二）手术治疗

手术治疗主要适用于出现严重畸形经非手术治疗无效后 5 岁以上的患儿。骨骼发育成熟、骨骺闭合时，仍有明显畸形者及双踝间距或双股骨内髁间距＞7cm 者，一般需行截骨矫形术，以纠正下肢力线。术前根据 X 线片来确定膝内外翻畸形来源部位，由此来选择股骨髁上截骨矫形术或胫骨高位截骨矫形术手术类型，并通过 X 线片计算选择合适的截骨点和截骨角度，膝内翻畸形应稍矫枉过正，术后予石膏外固定，并按术后三期辨证给药治疗。早期予以活血化瘀、清热凉血等药；中期予以和营生新、续筋接骨药物促进愈合；后期因正气受损予补益肝肾、补养气血等药，直至骨骼牢固愈合。

### 七、预防调护

在原发疾患控制的情况下，一般病例经及时治疗往往预后良好，延误治疗会引起关节并发症，即使再截骨矫正仍可残留症状。固定期间应注意股四头肌收缩练习，去除外固定后，即加强股四头肌的功能锻炼，及时配合推拿按摩与理疗，以增强肌力促进康复。

（涂宏）

# 第四节　先天性胫骨假关节

先天性胫骨假关节是发生于胫骨中下 1/3 处的连接障碍性疾病，是一种罕见且治疗十分困难的疾病，也是一种特殊类型的骨不连。发病率男女比例相当，左侧受累稍多于右侧，双侧同时受累者十分罕见。病因不明，约有 50% 的患儿同时罹患神经纤维瘤病并存在皮肤色素沉着斑块，主要表现为胫骨中下 1/3 向前成角，甚至骨折形成假关节，假关节处向前凸出明显，踝关节移向胫骨长轴后方，足呈过度背伸位。患儿常伴有神经纤维瘤或皮肤色素沉着等特征。

## 一、致病机制

本病发病原因不明，现存在多种学说，如子宫内创伤、产伤骨折、全身性代谢紊乱、血管异常、骨纤维异常增殖、神经纤维瘤病等。先天性胫骨假关节大体病理改变：胫骨中下 1/3 向前凸弯，弯曲的胫骨在行走或轻度时发生断裂，且经常规治疗后久不愈合，有时合并腓骨假关节。胫骨中段呈沙漏样（hourglass）萎缩；胫骨囊性损害（多发生于中下 1/3 交界处）；病变骨端骨质硬化、骨髓腔闭锁，大部分病例合并腓骨病损。病理切片发现有神经纤维瘤或类似纤维异样增殖症，常为血运缺乏的瘢痕组织。根据先天性胫骨假关节的病理改变，可分为 3 型。

### （一）假关节型

出生时即有胫骨中下段缺损，形成假关节，腓骨弯曲。假关节处有较坚硬的纤维组织或软骨相连，骨端随年龄增长而逐渐萎缩变细。尤以远端更甚，呈笔尖状，骨端脆弱，皮质变薄。周围软组织也发生萎缩。

### （二）囊肿型

出生后胫骨中下 1/3 处呈囊性变，临床上不易发现。轻微外力即可造成骨折且不愈合，继而形成假关节。

### （三）弯曲型

出生时胫骨下段向前弯曲，胫骨前弓处骨皮质增厚，髓腔闭塞，胫骨萎缩硬化。外伤后容易造成骨折，常规治疗后不能获得骨愈合而形成假关节。持续发展后，断端的骨质会被吸收呈圆锥形，骨端硬化，严重者骨端呈笔尖状，整个胫骨萎缩，骨质疏松。有的人因为不认识这种疾病的复杂性，错误地为了矫正向前成角畸形做了截骨术，因而出现假关节。

## 二、诊查要点

患有先天性胫骨假关节病的婴儿出生后，即有胫骨前凸弯曲畸形或即有胫骨中下

1/3 骨折，或形成假关节。多为一侧发病，有时可合并腓骨骨折，外观有可能正常，常在病儿蹬动两腿时，出现骨折及畸形，偶然发现该病。多数患儿全身皮肤有散在性浅棕色色斑或神经纤维瘤结节。未发现本病的患儿在生长发育过程中，会出现患肢变短，小腿逐渐弯曲成畸形，可维持多年不发生骨折，但偶然轻度外伤或误行手术矫正弯曲畸形后，即不愈合而形成假关节。

### 三、辅助检查

#### （一）实验室检查

无特异性检查指标，但一些生化指标，如钙、磷测定、骨碱性磷酸酶等有一定意义。

#### （二）影像学检查

胫骨可以出现向前外侧凸出弯曲变形、胫骨中下 1/3 骨缺损、不连接、形成假关节（图 10-5），以及凹侧骨皮质增厚、骨髓腔狭窄等表现，腓骨可伴有相应的改变。其早期与胫骨弯曲相同，或胫骨中下 1/3 处有囊性变，骨质变薄，或局部变细，髓腔狭窄或阻塞。偶尔轻度损伤或误行手术矫正弯曲畸形后出现久不愈合，逐渐两断端间骨质吸收、硬化，多数形成圆锥形，且有相当长的一段髓腔消失，腓骨亦可伴发相应的改变。同一患者不同时期摄片胫腓骨可有不同的表现。另外，患者还可伴有患肢轻、中度骨质疏松、纤维性骨皮质缺损，出现明显生长障碍等，亦可出现患骨两骨端外形及关节均无异常。

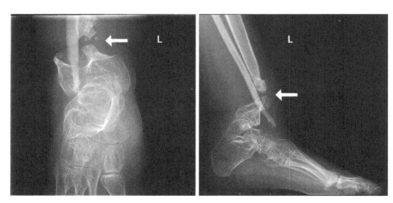

（a）足部正位　　　　　　　　　（b）足部侧位

注：图（a）可见胫腓骨不连，胫骨假关节形成；图（b）同样可见胫骨假关节形成，腓骨近端向前移位，踝关节变形，足弓变高。

**图 10-5　先天性胫骨假关节影像学表现**

### 四、治疗方案

由于本病原因不明，虽然治疗方法很多，但目前尚无理想可靠的治疗方法。

## （一）固定治疗

对先天性胫骨弯曲的患儿采用保护性支具固定，通过使用稳定且适宜的前方带有护具的膝-踝-足矫正器，可以延缓骨折和假关节形成，使得患儿达到合适的手术年龄，从而提高术后愈合率。尚未形成假关节仅有胫骨弯曲者，切忌行手术矫正。仅有胫骨囊肿形成者，慎行囊肿刮除。切忌施行手术矫正畸形，以免形成假关节，并服用补肾健骨的中药。

## （二）手术治疗

单纯胫骨弯曲畸形者，应加以保护，严禁行骨矫形术，以免假关节形成。假关节已形成者，治疗极为困难，虽然能矫形植骨，但多不成功，常发生术后骨不连接，或植骨被吸收，导致手术失败。故手术时应彻底切除病骨，采用自体质量较好的皮质松质骨，或带血管的腓骨移植。术后应适当内固定，并有足够长的外固定，以期植骨成活。若植骨吸收时，应尽早再植，故常需多次手术，才能愈合。骨愈合后也应用支具固定保护，到成年后再考虑矫正肢体不等长畸形。

手术的基本要点是彻底切除硬化萎缩的骨端和增厚的软组织，建立血供良好的植骨床，施行可靠内固定，充分自体骨移植。现在常用的手术方式有吻合血管的健侧腓骨移植加髂骨植骨术、伊利扎诺夫（Ilizarov）技术、外固定器固定及植骨术、髓内针固定及植骨术、两侧髓外贴附植骨术、截肢等。

## 五、预防调护

必须为患儿提供合理且全面的膳食，确保其营养均衡。饮食应以清淡为主，鼓励多吃蔬菜和水果，避免摄入过多的辛辣刺激性食物。对于尚未形成假关节但仅存在胫骨弯曲的患儿，严禁通过手术进行畸形矫正。否则，一旦实施手术，将会形成假关节，导致难以想象的后果。

（涂宏）

# 第五节　马蹄内翻足

马蹄内翻足是儿童常见的足部先天性畸形，约占足部先天性畸形的75%以上。畸形因素除了足内翻、踝跖屈、足前部内收这三个主要因素，胫骨内旋也是其中之一。其发病率约为1‰，男性发病率较高，为女性的两倍，单侧略多于双侧。马蹄内翻足可单独存在，亦可伴有其他畸形，如多趾、并趾、隐性脊柱裂、多关节挛缩症等。

## 一、致病机制

本病病因尚无定论，学说繁多。遗传为重要病因，常有家族史；也有人认为与胎儿发育异常或足在子宫内的位置不正有关。

## （一）遗传因素

遗传因素在该病的发病过程中发挥重要作用，但其遗传方式、外显率等均不清楚，易感基因尚未确定。存在家族史的人群发病率要比正常人群高出 20～30 倍，故认为发病受基因因素的影响，属常染色体显性遗传伴有不完全外显率。

## （二）宫内机械因素

羊水过少、子宫内压力过大、胎儿在子宫内姿势不正常，足被外力强制于马蹄内翻位，使足发育畸形。

## （三）胚胎发育因素

多在胚胎的早期 3～4 个月时受到内、外因素的影响，引起足的发育受阻。

## （四）神经和肌肉功能缺陷

本病患者若同时患有脊髓神经发育不全、脑脊膜膨出症等，则该患儿肢体萎缩和组织纤维化较明显，腓肠肌肌纤维失去正常形态，粗细排列杂乱。腓骨肌的神经纤维和运动终板退变，显示本病可能是一种神经源性疾病。

## （五）血管异常

大部分先天性马蹄内翻足均有胫前动脉发育不良或缺如，或终止在踝关节水平处，足背动脉消失。有的胫前动脉虽存在但发育差，类似胎儿血管发生时的第一期阶段，粗大的胫后动脉成为主要血管。用多普勒检查也证实了足背动脉的缺如。血管畸形可能是原发病理之一。

## 二、诊查要点

先天性马蹄内翻足畸形出生后即显现出来，故诊断并不困难，临床上一般分为松软型和僵硬型。

## （一）松软型

畸形较轻，踝和足背外侧存在一定的皮肤皱褶，足轻度内翻下垂，足前部内收，足跟大小正常，小腿肌肉轻度萎缩。用手法被动背屈、外翻足时，虽有弹性阻力，但可以矫正其内翻、内收畸形，能使患足接近或达到中立位。

## （二）僵硬型

畸形较严重，足跟窄小，乍看似无足跟而呈棒形，故又称棒形足，足下垂和内翻畸形明显，从后方看，跟骨内翻（图 10-6）。踝与距下关节跖屈畸形明显，距骨跖屈，可从足背侧皮下摸到突出的距骨头，小腿后侧肌肉萎缩，内踝处和足跟内侧有明显皮肤皱褶，而足外侧及背侧皮肤拉紧变薄。有时可能伴有其他畸形，如先天性髋臼发育不良、关节挛缩症等。

## 三、辅助检查

先天性马蹄内翻足首选 X 线摄影检查，一般拍摄患足前后位和高度背伸位的侧位片，投照时最好取负重体位（图 10-7）。单侧畸形要投照健侧以做对比。前后位，球管应与足跖面呈 45°，侧位要以足中部为投照中心。X 线片可见出生后跟骨和距骨已有骨化中心。在正位片上显示距骨与第 1 跖骨长轴线及跟骨与第 4、

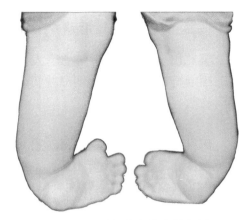

**图 10-6 马蹄内翻足典型表现**

5 跖骨长轴线形成夹角（跟距角）。跟距角正常为 20°～40°，而马蹄内翻足患者该角可缩小为 10°，甚至消失。侧位 X 线片正常距骨轴线与跟骨跖侧面延长线的交角（跟距角）为 30°～45°，患病时可减小至 20° 或更小，距骨偏宽，近端关节面呈切迹状，舟骨也显得宽阔，且发生内移及旋转，骰骨也向内侧及足底移位。

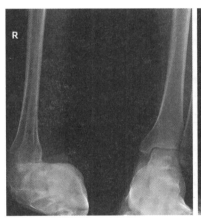 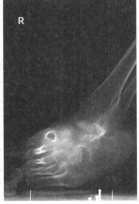 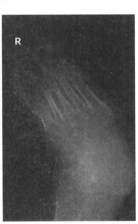

（a）右足正位片 （b）右足侧位片 （c）右足斜位片

注：从图中可见右足呈内翻畸形改变，踝关节骨质硬化，关节间隙变窄，符合右足马蹄内翻畸形改变。

**图 10-7 先天性马蹄内翻足影像学表现**

## 四、鉴别诊断

较大儿童需仔细检查，与神经麻痹性马蹄内翻足相鉴别。

### （一）脊髓脊膜膨出症

除腰部有畸形外，足部有感觉障碍，并且括约肌功能障碍。

### （二）脊髓灰质炎后遗症

婴儿出生时足部外观正常，发病年龄多在 6 个月以上，有脊髓灰质炎病史，单侧多见，引起畸形的肌肉肌力明显减弱或完全瘫痪，可伴有其他肌肉瘫痪。

### （三）神经源性马蹄足

因神经疾病引起的马蹄足，随儿童发育畸形逐渐变得明显，应注意肠道和膀胱功能有无改变，足外侧有无麻木区，特别注意腰骶部小凹或窦道及皮肤的色素改变，必要时应行 MRI 检查确定是否存在脊髓栓系。肌电图及神经传导功能检查对于了解神经损伤有帮助。

### （四）脑瘫后马蹄足

围产期或生后有缺氧史，大多于出生后就发现异常，马蹄足畸形随生长逐渐明显，但在睡眠中可消失或减轻，一经刺激畸形更明显。马蹄为主，内翻少，无内收，畸形多为双侧性或同侧上下肢，双下肢交叉步态，下肢肌痉挛明显，常伴有智力减退。

### （五）多关节挛缩症

四肢多关节畸形，马蹄足呈双侧性，足畸形为全身多个关节畸形的一部分，全身大多数肌肉萎缩、变硬，脂肪相对增加，马蹄足僵硬不易矫正，髋、膝关节常受累。

## 五、治疗方案

本病的诊断并不困难，但是由于病变程度差异较大、临床症状轻重不一，故在诊治过程中应当全面了解、准确评判，区分松软型和僵硬型，以确定需要采用何种治疗方法。先天性马蹄内翻足的治疗越早越好，应在出生后即开始进行。新生儿时期是治疗先天性马蹄内翻足的最好时机。本病的治疗目标是早期、完全矫正畸形并维持矫正至生长停止。

治疗婴幼儿或青少年以矫正畸形为主要目的；对于中老年患者，多以减轻脊柱侧弯畸形所带来的反复慢性腰腿痛等症状。总之，一经发现即应就医，越早越好。早期治疗方法简单，疗效好；成人畸形严重，矫正困难，疗效不佳。

### （一）中药治疗

中药治疗适用于轻型患儿，如舒筋活血汤湿敷熏洗足部，常配合手法纠正畸形。

### （二）手法治疗

**1. 6 个月以内或松软型者**　可应用手法逐渐矫正，然后用胶布固定于矫正后的位置。尤其在新生儿阶段，利用生长速度快的有利因素来达到矫正的目的。每日由家长操作 3 ～ 4 次，每日由医师检查并观察效果，做必要的调整。具体手法如下。

（1）矫正内翻畸形　术者一手握踝部上方，另一手握前足，以轻柔手法先将前足做外翻动作。手法并非将内侧软组织直接拉长，其作用在于刺激软组织发育，可逐渐延长，使畸形得以矫正。

（2）矫正马蹄状跖屈畸形　必须将足维持在轻度外翻或中立位时进行。以轻柔手法将中立位的足由距小腿关节背屈，范围由小到大，逐渐达到 90° 以上。避免由足中部跖跗关节背屈，否则容易出现纵弓下陷，形成"摇椅足"。

**2. 6 个月至 3 岁**　手法配合石膏外固定逐渐矫正，可以两侧同时进行矫正。手法步骤同前，每次用手法矫正部分畸形后，用管形石膏将患足包括足趾固定于矫正后位置，但应露出足尖部，以便观察末梢血液循环。石膏上端应超过膝关节，使屈膝 90°。且同时可以矫正小腿的旋前畸形，以防止石膏管型的滑脱。每周进行手法操作及更换石膏 1次，6 周后每 2 周 1 次，畸形基本矫正后可延长至每 4 周更换 1 次，直至完全矫正。

### （三）固定方法

**1. 楔形石膏矫正法**　新生儿至 7 ～ 8 岁的儿童均可应用，且均可获得较为满意的效果。先予手法按摩、矫正内收，然后内翻，最后背屈。手法操作完成后行长腿石膏管型固定（屈膝 90°），待石膏干后，在踝关节前外侧处切除一块楔形石膏，然后将足向外上推挤，使楔形缺损处合拢，每 2 ～ 3 周又按以上方法重复 1 次。以此逐渐矫正畸形，但操作中应注意石膏的松紧度和塑形，以免压迫皮肤造成褥疮。

**2. 丹尼斯 – 布朗（Denis–Browne）支架矫正法**　该支架由一长条金属板和两个脚踏板组成，使用时将脚用胶布固定于脚踏板上，然后再将该脚踏板用附设的螺母固定于金属板上，最后调整角度，使患足固定于外展 60° 或 60° 以上。

**3. 外翻矫形鞋矫正法**　患儿会行走后，应穿足跟外侧垫高、跗骨外翻的特制外用矫形鞋以巩固畸形矫正后的疗效，直至患儿能正常走路而不再复发为止。

**4. 钢丝牵引固定法**　利用一枚克氏针穿入跟骨，再用钢丝连结后牵引，并且将这些装置打入石膏内来矫正先天性马蹄内翻足。本法适用于 6 岁以内，且按摩治疗无效及复发畸形者，第一次治疗超过 3 个月而不成功者均可应用此法。

### （四）手术治疗

**1. 手术适应证**　手术治疗主要用于非手术治疗畸形矫正不满意或畸形复发和年龄较大未经矫正的患儿，多在 6 个月后施行。

**2. 手术方式**　由于对马蹄内翻足畸形病理认识的差异，也针对不同畸形程度和病理类型，目前常用的手术治疗方案分为以下几种情况：软组织手术和骨性手术，软组织与骨性相结合的手术，后内侧松解手术和后内外侧松解手术，以及早期矫正畸形、建立肌力平衡的手术。总体而言，一般在 10 岁以前，不宜手术治疗，以免损伤骨骺。

（1）软组织松解术　皮下跟腱切断术、跟腱延长术、踝后关节囊切开术、跖筋膜切断术、肌腱移植术，以及足后、内、外侧松解术等。后内侧软组织松解术基本原则是彻底松解后内侧三角韧带的胫跟部分、距腱膜和距舟韧带等挛缩组织；切开内侧关节囊时谨防损伤关节软骨面。必要时尚需延长胫骨后肌腱。术后石膏固定 2～3 个月。

（2）骨性手术　部分松质骨挖除术、三踝关节固定术、跟骨截骨术、胫骨旋转截骨术、截骨矫正关节融合术、Ilizarov 技术＋非切骨法、Ilizarov 技术＋切骨牵伸法等。

### 六、预防调护

本病为遗传性疾病，需做好优生优育及优教，预防疾病发生与发展。本病与宫内机械因素、环境等因素有关，妊娠期应注意卫生，避免不必要的药物，预防病毒和细菌感染。孕妇应穿宽松的衣服，创造良好环境利于胎儿发育。婴儿出生后出现马蹄内翻足，应指导家长掌握手法治疗技巧。手术治疗后要指导患者做好功能锻炼、定期更换石膏，以维持良好的固定位置，防止畸形复发。

（涂宏）

## 第六节　踇外翻

踇外翻是指足部踇趾向外倾斜角度超过正常生理范围的一种前足疾病。这种病变可能会导致多种症状，包括在踇趾跖趾关节内侧骨性凸起处形成疼痛性滑囊（即⬜囊炎），以及经常伴随其他足趾的畸形和前足痛等症状，如锤状趾、疼痛性胼胝、跖趾关节脱位和小趾内翻等。常因先天性第 1 跖骨内翻或横弓塌陷，前足增宽而引起，本病可以发生在任何年龄阶段，婴幼儿时期不易发现，但在中老年妇女中更为常见，有明显家族史。本病俗称为"大脚骨"或"大觚拐"。

### 一、致病机制

本病病因尚无定论，学说繁多。遗传为重要病因，常有家族史；也有人认为与胎儿发育异常或足在子宫内的位置不正有关。

**1. 遗传因素**　具有遗传性的踇外翻患者相较于无遗传背景的患者，出现畸形的年龄更早，病情加重的年龄也相应提前。特别是具有遗传性的患者，畸形出现的年龄普遍集中在 11～20 岁这一年龄段，而无遗传史的患者发病时间则相对分散，没有明显的集中趋势。

**2. 穿鞋因素**　穿鞋方式与踇外翻的发生具有紧密关联，但并不是造成踇外翻的唯一原因，狭窄或高跟鞋的选择被认为是引发踇外翻的重要外部因素之一。

**3. 足骨性结构异常**　踇外翻的发生可能与足的骨性结构异常有关。这些异常的骨性结构可能包括扁平足、前足或拇指的旋前、第 1 趾骨近节过长及第 1 跖骨内翻等情况。这些骨性结构异常可能导致足底力学分布不均，增加了踇外翻的发生风险。

### 二、诊查要点

先天性踇外翻常为双侧，也有单侧者。踇趾外翻，第 2 趾因受拇指挤压常骑在拇指背侧或形成锤状趾（图 10-8）。第 1 跖骨头内侧隆起，由于鞋的挤压和摩擦，局部软组织增厚，容易发生踇囊炎。第 2、3 跖骨头跖面因负担加重，形成胼胝体。急性囊炎可引发跖趾关节内侧红肿、疼痛、滑囊积液。

### 三、辅助检查

一般行负重正、侧、轴位 X 线检查，常规测量足正位 X 线上角度踇外翻角 > 15°，或伴有第 1、2 跖骨间角 > 9°。正位 X 线片可显示跖趾关节半脱位、脱位的程度以及是否有跖趾关节炎的表现。

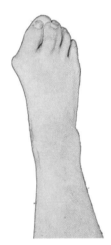

图 10-8 外翻外观改变

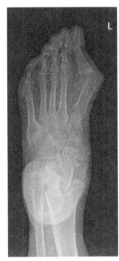

（a）左足正位片　　（b）左足斜位片

注：左足外翻角（A 角）> 15°，第 1、2 跖骨间角 > 9°，为外翻畸形改变，伴第 1 跖趾关节半脱位。

图 10-9 外翻影像学表现

### 四、治疗方案

#### （一）中药治疗

外用樟脑酊、红花油按摩足趾能改善血液循环，消肿止痛。中药外洗方可选择消肿活血汤、海桐皮汤等熏洗患处。

#### （二）固定方法

对于轻度外翻患者，治疗方法主要是以减轻症状为主，包括穿着合适的鞋子以减少前足的受压和摩擦。对于轻度畸形的患者，建议在踇指与第 2 趾之间放置由硅胶制成的夹趾垫，这样能够减轻外翻状况并缓解疼痛。同时，夜间矫形夹板也是一种有效的方法，它可以将趾固定在内翻位置。然而，对于较严重的畸形患者，支具治疗只能延缓病情的发展和缓解疼痛。如果同时伴有扁平足，患者应穿着配有纵弓垫的矫形鞋，这样可以提升足弓并防止外翻进一步发展。

### （三）手术治疗

**1. 手术适应证** 疼痛较重患者和保守治疗无效或反复发作患者可行手术治疗。手术治疗的目的是矫正第 1 跖骨的内翻畸形和趾近节趾骨的外翻，从而恢复到第 1 跖趾关节的对合

**2. 手术方式** 手术方法包括软组织松解、骨赘切除、截骨拼接对合关节等。常见的术式：①远端软组织重建术。②跖骨头颈截骨术、Chevron 截骨术。③跖骨干截骨术（Scarf 截骨术）。④跖骨基底截骨术（Ludloff 截骨术）。⑤内侧楔骨截骨术。⑥趾骨截骨术。⑦第 1 跖趾关节技术，包括关节成形术、关节融合术、人工关节置换术。⑧跖楔关节融合术。⑨微创外翻矫形术等。

## 五、预防调护

预防外翻至关重要。为了减少对足部的摩擦和刺激，应避免长时间站立或行走。在穿鞋方面，应选择宽松、舒适的鞋子，并使用鞋垫来增加足部的缓冲。应该高度重视穿鞋习惯对足部健康的潜在影响，并选择尺寸适中、高度合适且符合人体工学原理的鞋子以降低发生足部病证的风险。

（杨文龙）

# 第七节　扁平足

扁平足，又称平足症，是由于足部骨骼、关节和韧带结构的异常导致足弓下陷甚至消失，该病证发展到一定阶段可并发足部骨关节及软组织病变，导致下肢疼痛、无力、行走受限等临床症状，是一种常见的足部畸形。在足弓低平的人群中，大部分并不会出现临床症状。在婴幼儿时期，由于足弓下方存在较厚的脂肪垫，足弓尚未显现。随着年龄的增长，脂肪垫变薄，足弓在外观上得以显现，部分患者出现临床症状。

## 一、致病机制

扁平足有先天性和后天性。前者与家族遗传史有关，后者主要是因外伤、骨折、肌腱损伤导致的。

### （一）先天因素

由遗传或发育因素，或者足骨、韧带或肌肉的结构异常所引起。

### （二）后天因素

**1. 慢性劳损** 双足长期负重站立、体重增加、长途行军或负重过多等，可能引起维持足弓的肌肉、韧带、关节囊和腱膜等软组织损伤，从而导致足弓下陷。

**2. 足部受伤** 足部创伤后，如骨折畸形愈合或韧带断裂等，可能会引发足弓低平。另外，跟骨骨折后，跟距、距舟和跟骰等关节可能会出现创伤性关节炎，从而导致扁平足。

**3. 足部骨病** 一些足部骨病，如类风湿关节炎和骨关节结核等，也可能导致足骨变形和足弓扁平。

## 二、诊查要点

扁平足特有的临床表现包括足内侧纵弓丧失、足跟外翻畸形以及距骨内侧凸起。扁平足的起病过程较为隐匿，早期可出现踝中部和中足在负重后的疼痛和肿胀，症状可放射至小腿下部。在疾病早期，行走时可能会感到疲劳无力。随着病情的发展，患者通常可以自行发现足弓外形塌陷，常用足内侧行走，表现出跛行。此外，足部骨关节及软组织出现病变，弓高丧失、前足逐渐外展、后足逐渐外翻，表现出明显的平足畸形。当跟骨外翻和前足外展明显时，

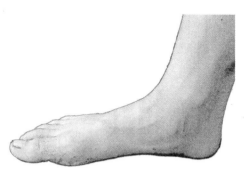

**图 10-10 扁平足临床表现**

可能会发生跟骨和外踝之间的撞击而引发疼痛，导致患者无法正常穿鞋。此外，患者还可能表现出距下关节等足关节的退行性病变及关节炎，出现足部明显疼痛。有的患者还可能发生跖骨应力疲劳性骨折，长期下来，还可能导致整个下肢或脊柱出现代偿性改变（图 10-10）。

## 三、临床分型

关于扁平足有较多的分类，根据不同的分类标准，可以分为不同类型。根据体征，可分为可复性（柔韧性）平足和固定性（僵硬性）平足；根据症状表现，可分为症状性平足和无症状性平足；根据病因，可分为先天性平足和获得性平足；根据年龄，可分为小儿期平足、青少年期平足和成人期平足等。

### （一）根据体征分类

**1. 可复性扁平足** 站立状态下，体重负荷会导致足弓出现塌陷或消失的现象，而当负荷解除后，足弓结构又能恢复正常。这种类型的扁平足主要归因于足底脂肪组织的堆积以及肌肉和肌腱力量的薄弱，这在婴幼儿阶段尤为常见。多数婴幼儿在出生时，足弓处于较低位置，而超过 30% 的婴儿出生时存在跟骨外翻现象。随着婴幼儿生长发育的成熟，在 10 岁左右，足弓结构逐渐趋于正常，多数情况下无须通过手术治疗来干预。

**2. 僵硬性扁平足** 无论是否进行负重，足弓塌陷或消失的情况均有所发生。这种类型的扁平足在成年人中更为常见，主要是由形成足弓的距骨、舟骨、楔骨之间的相互位置发生改变所引起。若患者距下关节活动受限且出现跗骨疼痛，则需考虑是否存在跗骨

联合症状。保守治疗对于矫正此种情况较为困难，而手术治疗则可以取得较好的效果。

## （二）根据病因分类

**1. 先天性扁平足**　随着负重增加，患者足部逐渐出现特定症状，主要表现为足部外翻畸形并能过度背屈至足背贴住胫骨，然而足内翻受限。此外，舟骨结节部位可伴有轻度肿胀和压痛，劳累后如跑步、跳跃或行走症状会加重。多数情况下，为有效治疗该病证，需采取手术治疗。

**2. 后天性扁平足**　可分为松弛型和痉挛型。

（1）松弛型　松弛型患者自觉足部易于疲劳，负重时间较长或劳累后足部酸痛疲乏。严重时足内侧有肿胀。站立时可见足前部外展，距舟部向内突出，跟骨外翻，跟腱外移，足纵弓变平或消失。在发病初期，避免负重或充分休息后，上述症状及体征可消失。

（2）痉挛型　在松弛型病情的基础上，如果病情进一步发展，足踝部的一些肌肉就会逐渐出现强直性挛缩，甚至形成永久性的结构挛缩。在这种情况下，即使在不负重的情况下，相应的体征也会持续存在。被动内翻试验将引起剧烈的疼痛和活动受限。

## 四、辅助检查

### （一）影像学检查

站立位患足正侧位 X 线片可见舟骨结节完全塌陷，与载距突的距离增加，自跟骨结节底部至第一距骨头底部作连线，并从舟骨结节至此连线作垂直线，其长度多小于 1cm。此外，影像学上内弓角、外弓角增大即可诊断（图 10-11）。

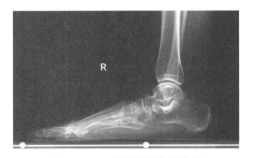

**图 10-11　扁平足影像学表现**

### （二）足印法

足印法要求身体重心平衡，赤足蘸滑石粉或水，踩在黑平板上留下印记。也有人采用压敏纸留下足印记，沿大趾内侧至足跟内侧缘作一切线，过足印最凹处与切线作一垂线，其延长线横切足印，测量足底凹陷处宽度记为 $A$，横切足印宽度记为 $B$。评定：正常足 $A:B \geqslant 1:2$；轻度扁平足 $A:B=1:1$；重度扁平足 $A:B=1:2$（图 10-12）。

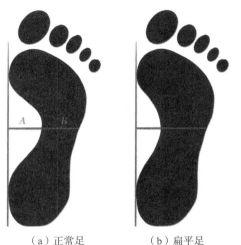

（a）正常足　　（b）扁平足

**图 10-12　扁平足足印法**

## 五、治疗方案

### （一）中药治疗

可服用健步虎潜丸等强壮筋骨药。酸痛或僵硬者局部用海桐皮汤或八仙逍遥汤熏洗。

### （二）固定方法

扁平足患者通过使用适合的矫形足弓垫，可以有效地改善足弓形态，增加水平行走时的连续性，同时能够减小足内翻和胫骨内旋的角度，降低跖骨头的压力峰值、后跟压力冲击力和前掌压力。在足跟着地时，踝关节背伸角度增加，足内侧接触面积增加，外侧接触面积减少，从而更接近于正常状态。

### （三）功能锻炼

加强跖屈肌的锻炼，如用足前部着地行走、加强足跖屈训练等。

### （四）手术治疗

**1. 手术适应证** 手术治疗主要应用于非手术治疗效果不理想，疼痛难以忍受且影响负重行走、负重的中、重型扁平足患者，同时患者年龄需大于 10 岁。

**2. 手术方式** 软组织手术主要包括肌腱修复、肌腱转位、三角韧带及弹簧韧带的恢复等方面。跟骨内移截骨术、外侧柱延长术及关节制动术等骨性手术也在范围内。在提升软组织手术和骨性手术的综合效果同时，需要根据 X 线片测量结果来确定足纵弓下降幅最大的部位，进而根据具体需求，选择合适的手术方法。

## 六、预防调护

为预防扁平足，不建议过早教幼儿走路。由于幼儿年龄越小，足弓的承重能力越弱，过早行走易对孩子的足弓产生较大压力，增加扁平足的风险。在学会走路后，应避免让孩子站立和行走时间过长，尤其是负重行走。当孩子感到疲劳时，应及时休息。此外，家长还应注意控制孩子的营养摄入，避免营养过剩，以减轻足部负重。

（杨文龙）

# 第八节 高弓足

高弓足是指一类以足内侧纵弓异常增高，负重时足弓无法放平的足部畸形。足弓增高通常伴有一系列畸形，包括爪形趾、前足内收及旋转、中足跖屈、后足马蹄内翻等。

## 一、致病机制

高弓足的病因可精确划分为神经肌肉性、先天性、创伤性和原发性四种类别。神经肌肉性疾病是引发高弓足的主要因素，包括踩刹车、脊髓灰质炎和脑性瘫痪等。创伤性因素主要包括骨筋膜室综合征和足部严重多发骨折等，若治疗环节处理不当，可能导致高弓足畸形的出现。对于神经肌肉疾病或特发性畸形患者，其高弓足的基本发病机制被普遍认为是足内、外在肌的肌力不平衡所引发。足底内在肌的主要功能是实施跖屈跖趾关节和背伸趾间关节的动作。当这些肌肉的肌力较其拮抗剂的肌力相对或绝对减弱时，将打破内、外在肌的肌力平衡，从而导致高弓足的发生。

## 二、诊查要点

高弓足的典型表现为足纵弓异常增高，足长度变短，行走困难并足部疼痛。

### （一）症状

高弓足患者通常会出现足外侧柱疼痛的症状，该疼痛主要集中在足底第 1 和第 5 跖骨头下负重区域。此类患者往往难以进行长时间的行走，足部容易感到疲劳，并出现酸痛感。特别是当后足出现内翻时，会导致踝关节外侧不稳，引发疼痛，从而影响步态的稳定性（图 10–13）。

### （二）体征

**1. 畸形**　典型畸形表现为高弓足、马蹄足和爪形趾畸形。足部纵弓较高，足部长度缩短，可见跖趾关节背伸、趾间关节跖屈。跟腱和跖腱膜挛缩，胫前肌无力。

**2. 继发胼胝体或溃疡**　严重高弓足患者足可在足底跖骨头部位出现较大的胼胝甚至溃疡，甚至发生坏死，常年不愈合。

**3. 继发足各个关节退变和踝关节退变**　由于高弓足发生的位置不同，如前足、中足、后足、导致的关节炎异不相同，若不进行干预治疗，最终导致踝关节退行性改变。

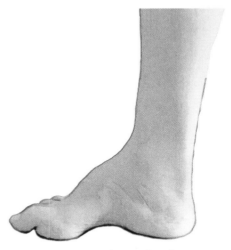

图 10–13　高弓足典型表现

## 三、辅助检查

### （一）影像学检查

站立位患足正侧位 X 线片，完整的 X 线片应包括胫腓骨下 1/3 段。需要详细测量内弓角、外弓角减小即可诊断（图 10–14）。

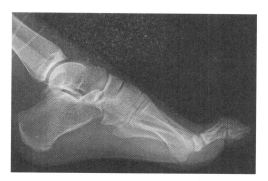

图 10-14 高弓足影像学改变

## （二）足印法

足印法要求身体重心平衡，赤足蘸滑石粉或水，踩在黑平板上留下印记。高弓足足底印记前足和后足断开，即可诊断（图 10-15）。

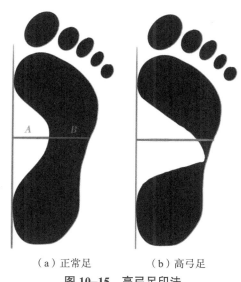

（a）正常足　　（b）高弓足
**图 10-15 高弓足印法**

## 四、治疗方案

### （一）中药治疗

中药治疗适用于轻型患儿，如舒筋活血汤湿敷熏洗足部，常配合手法纠正畸形。

### （二）固定方法

通过定制合适的足弓垫可以减轻前脚掌和足跟两部分的压力，明显减小距骨头的压力峰值、后跟压力冲击力和前掌压。在鞋垫中加厚距骨头位置的部分可以减少前脚掌的压力，同时把鞋垫后外侧加厚，可以减轻行走时足跟部出现的内翻倾向。这些方法可以在减轻足部受力的同时，有效改善高弓足患者的行走和站立姿势。

### （三）手术治疗

**1. 手术适应证**　对于经过正规保守治疗无效或进行性发展、症状明显、肌力不平衡、僵硬性或出现骨性改变的高弓足患者，推荐行手术治疗。

**2. 手术方式**　包括软组织手术及骨性手术两类。针对柔韧性高弓，特别是当肌力存在异常时，首选软组织手术进行调节。对于僵硬性高弓，通常需要在软组织手术的基础上实施骨性手术。骨性手术又包括关节外截骨固定和关节融合术。关节融合术主要适用于重度僵硬性高弓、伴有关节不稳定的高弓及合并严重退行性关节炎的高弓畸形。对于严重高弓畸形的治疗极具挑战性，截骨后采用外固定架调整是一个有效的选择。

### 五、预防调护

养成积极的生活习惯，防止足部受伤，注重保暖，适当减少足部疲劳时间。对于足部出现畸形的情况，应尽快就医，进行适时的纠正和治疗，包括穿着定制鞋或进行手术。在日常佩戴矫形器或定制鞋的过程中，需定期进行维护和检查。在此基础上，通过经常进行充分的足部活动，可以增强足部内肌的强度，预防关节软骨损伤，从而延缓骨性关节炎的发展。

（杨文龙）

# 第十一章　下肢骨关节退行性疾病

---

**【学习目标】**

1. 掌握骨性关节炎的诊断要点、影像学及实验室检查要点。
2. 熟悉骨性关节炎的临床表现、鉴别诊断及治疗方案。
3. 了解骨性关节炎的致病机制、预防调护。

---

## 第一节　概　述

骨关节退行性疾病（osteoarthritis，OA）是一种以关节软骨的变性、破坏及骨质增生为特征的慢性关节病，又称骨性关节炎、骨关节病。本病好发于负重大、活动多的关节，如膝关节、髋关节、踝关节及颈椎、腰椎椎间小关节等，临床表现为关节疼痛、僵硬、活动受限及代偿性骨赘形成。骨关节病不但可以导致关节疼痛、畸形与功能障碍，还可显著升高心血管事件、下肢深静脉血栓栓塞、髋部骨折及全因死亡率的风险。本病在中年以后多发。目前，全球已有超过 3 亿骨关节病患者，而我国 40 岁以上人群原发性骨关节病的总体患病率已高达 46.3%。而且，随着我国人口老龄化程度的不断加剧，OA 的患病率有逐渐上升的趋势。本病属于中医"骨痹""鹤膝风"范畴。

### 一、病因病机

本类疾病属于中医学"痹证"范畴，中医文献中的相关论述相当丰富。《素问·痹论》曰："风寒湿三气杂至，合而为痹也。"《素问·长刺节论》曰："病在骨，骨重不可举，骨髓酸痛，寒气至，名曰骨痹。"《素问·逆调论》曰："骨痹，是人当挛节也。"《景岳全书》曰："痹者，闭也，以气血为邪所闭，不得通行而病也。"

#### （一）肝肾不足

肝主筋，又主藏血，筋为一身之关纽，束节络骨，利全体之运动；肾主藏精，生髓充骨，骨为干，是支持人体的支架，能舒筋生髓。筋骨均有赖于肝血、肾精的滋养和推动，肝肾旺盛，则筋骨强壮，关节滑利，运动灵活。《素问·五脏生成》曰："足受血而能步，掌受血而能握。"其是指中年以后肝气失调，肾气衰少，则筋骨失养，致骨髓空虚，筋挛拘急，复受劳伤或外邪而发本病。

## （二）气滞血瘀

长期某种不良姿势或过度负重活动，致使筋骨劳伤，气血不活，经脉受阻，正如《素问·宣明五气》曰："久立伤骨，久行伤筋。"直接遭受外伤，使本已失荣的筋骨 更易受损，脉络受阻，血溢脉外，气滞血瘀。

## （三）风寒湿邪

《素问·痹论》曰："风寒湿三气杂至，合而为痹也。"年臻老迈，肝肾不足，筋骨失荣，此时又居住潮湿之地或当风露宿，或天气骤变，风寒湿三气乘虚侵袭，痹阻脉络。

## （四）湿热痹阻

《临证指南医案》提出："初病湿热在经，久则瘀热入络。"其病机为湿热相合蕴结下焦，流注下肢关节，气血瘀滞，筋脉失于濡养，致关节肿胀疼痛，活动不利。当以清热利湿、活血化瘀通滞为主。

## （五）气血虚弱

痹证日久，气血两虚，机体失于濡养，肢体关节不荣而萎废。益气养血、舒经活络是基于"气血"论治"骨痹"的根本方法。

综上所述，本病实为正虚邪实之证，肝肾不足是发病的内因，"正气存内，邪不可干"，风寒湿外侵或劳损为常见外因。

## 二、致病机制

### （一）发生机制

骨关节病的发生是从软骨退变开始的，具体发病机制仍未能完全阐明。一般认为是生物性和机械性等多种因素共同作用的结果。在所有骨关节病发病因素中，年龄被认为是最危险的因素之一，主要随着年龄的升高，关节软骨损伤的不断积累作用和自然退变作用所导致，其他还有创伤、过度劳损、肥胖、炎症、遗传、代谢等，也被认为是很重要的发病因素，如创伤后关节内积血，炎症引起的大量纤维蛋白物质均可覆盖于关节软骨面，影响关节软骨的营养代谢，从而导致关节软骨的退行性变。

### （二）病因分类

骨关节病根据病因学分类，有原发性和继发性两种。原发性骨关节病为正常关节无明显局部病因分类情况下发生者，多见于体力劳动者、高血压患者和中老年妇女；继发性骨关节病为继发于某种明确的原因，即在局部原有病变基础上发生，如关节畸形、关节损伤和关节感染后等。不过，这种划分只是相对的，在许多情况下，原发性骨关节病与继发性骨关节病很难截然区分。

## （三）病理特征

骨关节病的病理学特征主要是关节软骨退变、软骨下骨改建和骨赘形成。其次，还包括关节滑膜、关节液、韧带及关节囊等多种病理变化。

正常的关节软骨面呈浅蓝色，有光泽，质地硬韧。关节软骨由软骨细胞和细胞外基质组成。软骨细胞产生细胞外基质，基质主要由Ⅱ型胶原、蛋白聚糖和水组成，胶原纤维排列成一种拱形网状结构，蛋白聚糖被胶原网络包绕，这种结构使关节软骨具有一定的黏弹性，为关节活动提供了一个耐摩擦、低阻力的润滑面，使关节能够承受相当大的压应力和剪切力而活动自如。关节软骨无神经、血管和淋巴管，其营养主要依靠关节活动时软骨基质的泵吸功能从滑液 渗透和软骨下血管获得。

多种因素影响下，软骨发生磨损或软骨细胞出现代谢异常，损伤的软骨细胞释放溶酶体酶和胶原酶等蛋白溶解酶类，使软骨基质降解，出现胶原蛋白网络断裂，网络中的蛋白聚糖降解。发病早期，局部软骨面变为白色、黄色或褐色，不透明，无光泽，压之较软。软骨表面原纤维暴露，称为原纤维化。以后病变向深层发展，形成裂纹、溃疡，以致形成软骨片状剥脱，软骨下骨板暴露。

软骨下骨的改建和软骨的变化几乎同时进行，甚至可能还要早。当关节软骨发生变化时，通过骨代偿性改建，有血管自软骨面周围和软骨下骨板向钙化软骨区侵入，入侵血管周围形成新骨沉积，因而使软骨下骨板致密、增厚和硬化。软骨面脱落后，裸露的软骨下骨板经磨光而呈象牙质。在负重区，致密骨的下方还出现囊性变，囊肿样骨腔内含黏液样、纤维样或软骨组织，囊腔边缘骨质硬化增厚，可能是关节负重运动时产生的压力波通过骨裂孔传导至骨端松质骨，使骨小梁骨折、破坏、萎缩吸收所致。沿关节周围形成骨赘，骨赘中心与松质骨相连，外面被纤维组织或纤维软骨覆盖，通常认为是机体扩大关节承力面积的代偿性产物。

## 三、诊查要点

本病一般发生于中年以后，继发性骨关节病较原发性骨关节病的发病年龄偏小，在50岁以上患者中，多数都有不同程度的X线退行性改变，但因出现临床症状而就诊者只有少数。骨关节炎主要表现为受累关节的疼痛、肿胀、晨僵、关节积液及骨性肥大，可伴有活动时的骨擦音、功能障碍或畸形。

### （一）症状

**1. 疼痛** 本病最常见的表现是关节局部的疼痛。疼痛在各个关节骨关节病中均可出现，其中以膝、髋和指间关节最为常见。初期为轻度或中度间断性隐痛，休息后好转，活动后加重。重度骨关节炎可以出现持续性疼痛或夜间痛。

**2. 肿胀** 早期也呈现一种发作性，在滑膜丰富的关节尤为明显，可出现大量关节积液，位置表浅者可见明显肿大，以后变为持续性。

**3. 晨僵**　患者可出现晨起膝关节僵硬及黏着感，活动后可缓解。本病的晨僵时间较短，一般数分钟至十几分钟，很少超过半小时。

### （二）体征

压痛和关节畸形是骨关节病患者体格检查时常见的体征。关节局部可有压痛，在伴有关节肿胀时尤其明显。关节肿大以指间关节骨性关节炎最为常见且明显，可出现 Heberden 结节和 Bouchard 结节。膝关节可因骨赘形成或滑膜炎症积液出现关节肿大。此外，骨关节病患者由于关节软骨破坏，关节面不平整，所以活动时可以出现骨摩擦音（感），该体征最常见于膝关节骨性关节炎患者。中到重度髋、膝关节骨性关节炎患者也可能出现步态异常。

## 四、辅助检查

### （一）实验室检查

血常规、蛋白电泳、免疫复合物及血清补体等指标一般在正常范围。伴有滑膜炎的患者可出现 C 反应蛋白（CRP）和血沉（ESR）轻度升高。类风湿因子及抗核抗体阴性。继发性骨关节炎的患者可出现原发病的实验室检查异常。抽检关节液时，色泽呈淡黄色，尚清晰，质地微稠，镜下偶见红细胞。

### （二）影像学检查

骨关节病受累关节在 X 线片上的三大典型表现为非对称性关节间隙变窄、关节边缘骨赘形成以及软骨下骨硬化和（或）囊性变。尽管 X 线检查不能直接显示软骨或软组织的情况，但关节间隙可以用于推测软骨损伤严重程度。X 线检查在本病早期无明显变化，以后可见关节间隙狭窄，关节边缘及关节内骨赘形成，软骨下骨板致密硬化，其下方骨质囊性改变，有时可见关节内游离体，后期可出现关节畸形或半脱位表现。

## 五、鉴别诊断

### （一）类风湿关节炎

类风湿关节炎好发于 30 ～ 50 岁年龄段，女性多见，呈多发性、游走性、对称性关节受累，尤其以双手小关节多见，但远端指间关节很少受侵犯，常有全身症状及皮下结节等。类风湿因子阳性，血沉及 C 反应蛋白增高。

### （二）强直性脊柱炎

强直性脊柱炎年轻男性多见，有一定家族遗传倾向性，发病缓慢，多见下腰部间歇性疼痛，活动受限。X 线片，脊柱早期可见椎间小关节模糊，晚期呈竹节样改变，HLA-B27 常呈阳性，而类风湿因子呈阴性。

## （三）痛风性关节炎

痛风性关节炎单关节受累多见，关节症状初期为发作性，发作时局部皮肤发热发红，疼痛拒按，活动受限，血尿酸增高，痛风石的发现可帮助诊断。

## （四）反应性关节炎

反应性关节炎起病急，发病前 2～4 周常有肠道或者泌尿生殖系统感染史，下肢大关节最易受累，呈非对称性，主要累及膝及踝等下肢大关节。肩、腕、肘、髋关节及手和足的小关节也可累及。本病主要表现为关节肿胀，发红发热，压痛及活动受限，同时可有结膜炎、尿道炎等表现，有很高的 HLA–B27 阳性率，类风湿因子阴性。

## 六、治疗方案

治疗的目的在于缓解疼痛、阻止和延缓疾病的发展及保护关节功能。治疗方案应依据每个患者的病情而定。

### （一）中药治疗

**1. 中药内治**

（1）气滞血瘀（多见于发作期、缓解期）　①主症：关节疼痛如刺或胀痛，休息疼痛不减，关节屈伸不利。②次症：面色晦暗。③舌象与脉象：舌质紫暗，或有瘀斑；脉沉涩。④治法：活血化瘀、通络止痛。⑤处方：桃红四物汤加减。

（2）寒湿痹阻（多见于发作期、缓解期）　①主症：关节疼痛重着，遇冷加剧，得温则减，关节屈伸不利。②次症：腰身重痛。③舌象与脉象：舌质淡，苔白腻；脉濡缓。④治法：温经散寒，养血通脉。⑤处方：蠲痹汤加减。

（3）肝肾亏虚（多见于缓解期、康复期）　①主症：关节隐隐作痛。②次症：腰膝无力，酸软不适，遇劳更甚。③舌象与脉象：舌质红，少苔；脉沉细无力。④治法：补益肝肾，舒筋活络。⑤处方：偏肾阳虚者，治以温补肾阳，选用金匮肾气丸加减；偏肾阴虚者，可选用知柏地黄丸加减。

（4）湿热痹阻（多见于发作期、缓解期）　①主症：关节红肿热痛，触之灼热，关节屈伸不利。②次症：发热，口渴不欲饮，烦闷不安。③舌象与脉象：舌质红，苔黄腻；脉濡数或滑数。④治法：清热祛湿，通络止痛。⑤处方：四妙散加减。

（5）气血虚弱（多见于缓解期、康复期）　①主症：关节酸痛不适。②次症：倦怠乏力，不耐久行，头晕目眩，心悸气短，面色少华。③舌象与脉象：舌淡，苔白；脉细弱。④治法：补气养血。⑤处方：八珍汤加减。

**2. 中药外治**　对于瘀滞型，可采用活血散瘀膏外敷；对于寒湿痹阻型，可采用丁苏桂热罨包外敷。

### （二）西药治疗

**1. 非甾体类抗炎药**　此类药物可较快地止痛和改善症状，但对骨关节病的基本病变结构不产生影响：主要包括非甾体消炎药和阿片类镇痛药。非甾体消炎药对骨关节病患者的炎症表现如关节疼痛、肿胀、积液及活动受限有较好的治疗作用，至今仍是骨关节病的主要症状性治疗药物，其疗效确切，但也有相当明显的副作用，主要表现在消化性溃疡、消化道出血和肾功能损害。

**2. 软骨保护剂**　这类药物虽然起效缓慢，但能减缓、稳定骨关节病软骨退变过程，临床使用的主要包括有硫酸氨基葡萄糖、盐酸氨基葡萄糖、硫酸软骨素和双醋瑞因等。可减轻关节疼痛症状，延缓和改变骨关节炎的病理过程。氨基葡萄糖能特异作用于关节软骨，补给软骨基质，恢复正常代谢，是目前唯一能阻断关节炎病理恶性循环、促进软骨修复的良药。

**3. 透明质酸钠**　透明质酸是关节液和关节软骨基质的主要成分，目前临床上广泛使用，每周 1 次，共 5 次，疗效可持续半年至 1 年左右。

### （三）手术治疗

骨关节病后期，关节病变严重，持续疼痛及明显的功能障碍，通过保守治疗无明显改善者，可考虑手术治疗。手术方式的选择具体需根据患者实际情况而定，常用方法有关节镜下关节清理术、骨赘切除术、游离体摘除术，矫形截骨术、人工关节置换术和关节融合术等。

### 七、预防调护

健康教育，包括疾病发生发展规律和多种发病因素。告知正规功能锻炼、避免负重、减轻体质量等方式，增强自我管理意识及能力，起到预防及稳定作用。良好的健康教育能增强医患沟通、防止过度锻炼。推荐股四头肌锻炼、有氧运动、游泳、太极拳等。太极拳可提高人体稳定性，增强下肢肌力，改善本体感觉，减轻膝关节疼痛，改善关节僵硬程度。功能锻炼可增强膝关节周围肌力，改善关节活动度，稳定膝关节，提高临床疗效，减轻疼痛，促进恢复关节形态及功能。

（杨文龙　邱明亮）

## 第二节　髋关节骨性关节炎

髋关节是以慢性进行性软骨变性、软骨下及关节周围新骨形成为主要特点的退行性疾病，是骨关节病的好发部位之一，多见于老年人，男性多于女性，单侧多于双侧。本病可分为原发性和继发性，但临床上继发性较为常见，以髋关节疼痛、僵硬、功能活动障碍为主要临床表现。

## 一、致病机制

### （一）病因

**1. 原发性髋关节骨性关节炎**　具体发病原因不清楚，可能受遗传、体质、代谢及内分泌等因素影响，使关节软骨发生退变所致，此型临床不多见。

**2. 继发性髋关节骨性关节炎**　常继发于先天性髋臼发育不良、先天性髋关节半脱位、股骨头骨骺骨软骨病、股骨头骨骺滑脱、股骨头缺血性坏死、类风湿关节炎等，约占此型发病的 80%。此外，下肢不等长，髋内、外翻畸形，以及各种髋部外伤、感染也是发病的重要因素。

### （二）病理

在多种不同因素作用下，髋关节软骨面所承受应力分布不均匀或过于集中在某一处，使传导到软骨细胞的机械性压力升高，软骨的生物学稳定性和对生物力学的适应性降低，使关节软骨发生磨损或软骨细胞出现代谢异常，软骨细胞释放基质金属蛋白酶，作用于胶原和蛋白聚糖，使软骨基质成分破坏，最终导致关节软骨发生退变、碎裂、脱落、骨质裸露。以髋关节外上方受累最多见，这可能与髋臼发育不良发生率较高有关。在原有的软骨和新生的软骨降解的过程中，产生的颗粒和降解产物进入滑膜衬里，引起细胞吞噬反应，导致滑膜炎症和渗出，滑膜产生的炎性因子又反过来加速软骨的破坏，当侵蚀进展到软骨下骨板和骨髓时。软骨下骨板致密硬化呈象牙质变，软骨下骨可出现大小不等的囊样改变，由于血管增生，沿髋臼盂唇形成大量骨赘，好似关节软骨的延伸，覆盖于股骨头外上方，通常认为是人体试图扩大关节承力面积的代偿性结果。后期滑膜出现广泛肥厚纤维化，关节囊及周围韧带挛缩，大量骨赘形成，股骨颈变短变粗，股骨头变扁增宽，关节功能发生障碍。

## 二、临床表现

### （一）症状

**1. 疼痛**　起病隐匿、发展缓慢；早期仅在过度承重活动或劳累后感到髋部轻微胀痛或酸痛不适，休息后好转。以后随着病情发展，疼痛逐渐加重，严重时股骨近端骨内静脉压明显增高（大于 5.33kPa），甚至会出现静息痛。疼痛常伴有跛行，部位可在髋关节前、后、内侧，但以内侧腹股沟处多见，并可向大腿内侧、膝关节附近放射。疼痛还可激惹多条神经放射至臀部或大腿后、外侧。髋关节内外展、内外旋和伸屈产生疼痛，当体位发生变化时，如从坐位或卧位站立时诱发症状。

**2. 关节僵硬**　伴随着疼痛的出现，受累髋关节常有僵硬感，表现为晨僵和关节胶着现象，即在晨起或长久固定某一姿势后，感觉关节活动不灵便，但当活动片刻后可缓解，一般持续时间不超过 30 分钟。

**3. 功能障碍**　早期常较轻微，随着病情进展，症状逐渐加重，髋关节活动范围逐渐减小。首先表现在髋关节内旋和外展活动，随后即为内收、外旋和伸展受限，直至固定于屈髋、内收、外旋位。如果首先出现伸展受限，则应考虑其他疾病的可能，如腰大肌脓肿或髂耻滑囊炎等。

## （二）体征

患侧行走跛行，髋关节或有肿胀，患侧腹股沟纹变浅，局部皮肤不红，皮温常不高或微增高，周围可有明显压痛，尤其髋关节前方更明显。髋关节常处于屈曲、内收、外旋畸形位，因此体位时关节囊相对最松弛，关节容积最大，关节积液所造成的压力最小。托马斯征阳性，"4"字试验阳性。

## 三、辅助检查

### （一）实验室检查

常无特殊改变，血常规、尿常规、血沉、C 反应蛋白一般都在正常范围。在进行关节穿刺时，关节液呈淡黄色，质地清晰微稠，镜下偶见红细胞。

### （二）影像学检查

髋关节骨性关节炎标准 X 线检查为双侧髋关节正位、患髋侧位 X 线片，可根据需要增加髋关节侧位及其他特殊体位 X 线片（图 11-1）。髋关节间隙变窄是用于诊断髋关节 OA 的最佳影像学证据，此外，还可见髋臼边缘骨赘形成、软骨下骨硬化和（或）囊性变，部分严重髋关节 OA 患者也可以出现股骨头变形。合并髋臼发育不良者 X 线片可见髋臼较浅、股骨头向外上方半脱位或脱位等表现；合并凸轮样畸形者 X 线片可见股骨头、颈交界处凸轮样畸形等表现。对于髋、膝关节 OA 患者，双下肢全长 X 线片还可用于评估下肢力线是否异常。

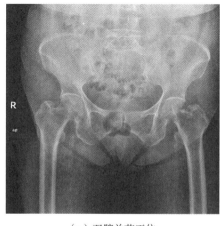 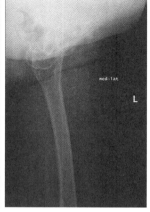

（a）双髋关节正位　　　　　　　　（b）左髋关节侧位

注：双侧髋臼边缘、双侧大转子边缘骨质增生、硬化，双髋关节间隙变窄。

**图 11-1　髋关节骨性关节炎影像学表现**

### 四、鉴别诊断

#### (一) 强直性脊柱炎

本病可伴有髋关节炎的表现，但主要以侵犯骶髂关节和椎间小关节为主。X 线片常见骶髂关节炎和椎间小关节模糊或竹节样改变，还常伴有肌腱末端病及虹膜睫状体炎，且多发于青壮年男性，HLA-B27 呈阳性。

#### (二) 股骨头缺血性坏死

本病与髋关节骨性关节炎在临床症状上有很多相同之处，均以髋关节隐渐性疼痛开始，逐渐出现持续性疼痛，活动受限，以至于跛行。但前者多有长期酗酒史，或肾上腺皮质激素使用史，或髋部外伤或骨折史。X 线片在不同发病时期可有某些特征，如早期的新月征、中期的台阶征、后期的股骨头碎裂变扁，关节间隙多正常。晚期多继发髋关节骨性关节炎，MRI 可更早、更准确地做出诊断。

### 五、诊断标准

髋关节骨关节炎诊断标准如下表所示（表 11-1）。

**表 11-1　髋关节骨关节炎诊断标准**

| 序号 | 表现 |
| :---: | :---: |
| 1 | 大多数髋痛 |
| 2 | 血沉 < 20mm/h |
| 3 | X 线片有骨赘形成 |
| 4 | X 线片髋关节间隙狭窄 |

其中，符合 1+2+3 条，或 1+2+4 条，或 1+3+4 条，可诊断为髋关节骨关节炎。

### 六、治疗方案

#### (一) 中药治疗

根据肝肾不足、气滞血瘀、寒湿痹阻证型辨证，分别治以补益肝肾，舒筋活络；活血化瘀，通络止痛；祛寒除湿，舒筋通络。

#### (二) 西药治疗

采用控制症状和改善病情两大类药物，具体用药可参见相应内容。症状较重者，也可配合使用内服药物消炎镇痛，常用外用药物有乳胶、膏剂、酊剂、贴膏等，可以有效缓解局部疼痛，改善关节功能，且无明显不良反应。

### （三）物理治疗

物理治疗包括各种热疗、电疗、磁疗，以及针灸、推拿按摩等。目前，临床使用较多的有中草药熏洗、中药离子导入、超短波、超声波治疗等，也可将各种理疗与局部按摩相结合，可先行局部理疗，然后再给予局部手法弹拨，可以起到较好地改善局部血液循环，舒筋活络，消肿止痛，能明显解除肌肉痉挛，增加关节活动的功能。

### （四）手术治疗

手术治疗的目的：①减轻或消除髋关节疼痛。②防止或矫正髋关节畸形。③防止髋关节破坏进一步加重。④改善髋关节功能。

**1. 手术适应证**　通过各种保守治疗无法改善或控制症状者，则需采取手术治疗。

**2. 手术方式**　具体的手术方法需根据关节软骨损伤情况、患者年龄及个人意愿而定。手术方法可分为两类：一类是保留患者髋关节的手术如关节镜下冲洗和游离体摘除术、骨赘切除术、髋臼囊肿刮除植骨术、截骨术、闭孔神经切断术等；二类是髋关节重建术，如髋关节融合术、半髋置换术和全髋置换术。

（1）关节镜术　对于关节负重面软骨比较完整、边缘骨赘增生明显或关节内游离体形成者，可行关节清理术或游离体摘除术。关节镜下可清楚了解关节内病变，刨削增生炎变滑膜、磨削部分骨赘、清除游离体等机械性摩擦物质，解除关节内绞锁因素和功能紊乱，阻断炎症过程的恶性循环。加上大量生理盐水持续加压冲洗，可较好地清除关节内各种致炎、致痛因子及其他病理产物。

（2）截骨术　对于明显髋内、外翻畸形或髋关节包容性不良，但关节面软骨仍比较完整的患者，通过相应截骨，如髋臼旋转截骨、髋臼周围截骨、股骨上端内外翻畸形截骨矫形术等，可以直接矫正解剖异常，矫正负重力线，增加髋臼包容覆盖率，可以更好地完善关节面应力负荷的均衡分布，减小骨髓内的压力，对于减轻症状和改善关节功能都有一定效果，并可以延缓骨关节炎进程，推迟行人工关节置换术的时间。

（3）人工关节置换术　髋关节持续明显的疼痛和严重功能障碍，且患者年龄又在50岁以上，又无严重心、脑、血管疾病者，人工髋关节置换是一个不错的选择，可较好地解除关节疼痛，保持关节功能活动度和均衡肢体长度。具体方法有髋关节表面置换术和全髋关节置换术等。

### 七、预防调护

髋关节是身体主要持重关节之一，易因负荷过大而损伤退变。为预防髋关节骨关节炎，需要避免或改善加重负荷的不利因素，如控制饮食、减轻体重、减少跑跳和避免久站久行、避免跷二郎腿、使用拐杖手杖支持保护。加强关节周围肌肉和韧带运动，进行非负重的有氧锻炼，如游泳、骑自行车、散步等，避免过度活动导致髋关节损伤。

（杨文龙　邱明亮）

# 第三节　膝关节骨性关节炎

膝骨性关节炎（knee osteoarthritis，KOA）是临床常见的骨关节病之一，是一种多发于中年以后的常见的慢性退行性骨关节炎，临床以关节疼痛、变形和活动受限为特点，病情反复，缠绵难愈。随着人口老龄化的进程，发病率呈逐渐上升趋势，严重影响老年人的生活质量和活动能力，越来越引起人们的重视。数据显示，我国症状性KOA（诊断明确，存在膝关节疼痛等症状且需要就诊）的患病率为8.1%，女性高于男性，且呈现明显的地域差异，西南地区（13.7%）和西北地区（10.8%）较高，华北地区（5.4%）和东部沿海地区（5.5%）相对较低。而且在所有骨关节病中，需要采取治疗特别是外科手段干预的比例，以膝骨关节炎最高。

## 一、致病机制

### （一）原发性膝关节骨关节炎

在年轻患者中，膝关节骨关节炎是由关节软骨代谢的先天性异常引起，常见于有退行性骨关节炎倾向的家族或患有黏多糖疾病患者；在老年患者中，膝关节骨性关节炎的发生主要是由关节软骨的营养紊乱所致，常见于50岁以上的肥胖女性，老年性组织变性再加上积累劳损是起病的主因。

### （二）继发性膝关节骨关节炎

常见因素有膝关节内、外翻畸形及其他成角畸形，韧带损伤引起的膝关节不稳、半月板损伤或半月板切除术后、膝关节感染性病变后。另外，关节内不恰当的糖皮质激素的使用，也可能导致膝关节骨性关节炎的发生。

原发性膝关节骨性关节炎与继发性膝关节骨性关节炎是一组具有不同病因学，却有相似的生物学、形态学及临床特征的疾病。当人体渐趋老化时，因损伤或疾病，关节软骨中Ⅱ型胶原纤维出现退化，逐渐出现断裂及变短，使关节软骨失去弹性，接着便发生断裂、大疱、糜烂与溃疡，使软骨表面呈毛刷状，不平的软骨面相互摩擦，位于胫股关节间的半月板因此多会受损；反之，受损的半月板又会像一把锉子使关节软骨产生极为有害的三体摩擦，使关节软骨损毁进一步加重。随着疾病的发展，软骨脱落使软骨下骨板裸露硬化，硬化的骨板下出现囊性变。早期以内侧胫股关节面和髌股关节面单独或混合受累最多，而外侧胫股关节面受累较轻；后期则全关节均可累及。

## 二、临床表现

### （一）症状

膝关节骨性关节炎的主要临床表现为早期的疼痛、关节僵硬和骨擦感，后期可出现关节功能障碍或关节畸形。该病起病缓慢隐渐，初起疼痛轻微，以髌骨下疼痛最为常见，劳累或受凉后加重，尤以上、下楼梯或下蹲时明显，休息后缓解。同时伴发症状还有关节僵硬，常在晨起或长久固定某一体位而突然变换姿势时出现，持续时间一般不长，几分钟到十几分钟，一般不超过 30 分钟，活动片刻后减轻，活动过多又加重。随着病情的发展，疼痛会越来越明显，出现持续性或夜间疼痛，关节屈伸活动时常有摩擦音或弹响，由于膝关节内常伴有半月板损伤或游离体，部分患者可出现关节绞锁现象，后期关节周围组织挛缩、骨赘形成，可见关节肿大，活动范围越来越小，甚至固定于某一屈曲位置或内、外翻畸形。

### （二）体征

浮髌试验，髌股研磨试验，内、外翻应力试验多为阳性，关节间隙常有压痛，尤其膝内侧压痛更为明显剧烈。当伴有半月板损伤时，麦氏征常为阳性。

### 三、辅助检查

#### （一）实验室检查

当伴有严重滑膜炎时，血沉和 C 反应蛋白可能出现轻度异常，当膝骨关节炎继发于某些感染性病变后，应注意原发病本身理化指标异常情况。

#### （二）影像学检查

**1. X 线检查**　X 线检查包括站立正位、侧位、髌骨轴位及下肢全长位 X 线片（图 11-2）。其中，正位片可用于评估胫股关节是否存在骨赘形成、关节间隙狭窄、骨质硬化或囊性变、关节畸形，以及髌骨脱位或半脱位等情况。对于髌股关节 OA 患者，髌骨轴位 X 线片更有利于评估髌股关节骨赘形成、关节间隙狭窄、骨质硬化、是否存在髌骨倾斜和脱位或半脱位，以及滑车发育不良等情况。除上述典型表现外，部分患者 X 线片可显示不同程度的关节肿胀、关节内游离体甚至关节变形。对于髋、膝关节 OA 患者，双下肢全长 X 线片还可用于评估下肢力线是否异常。

**2. MRI 检查**　可表现为关节软骨面粗糙，软骨出现变薄，严重者膝关节软骨出现碎裂或完全消失，暴露出软骨下骨，关节腔内可见不同程度的关节积液。

#### （三）关节镜检查

可见关节滑膜明显增生肥厚，充血水肿，以髁间窝及髌上囊聚集最明显，多呈绒毛状；关节软骨发黄灰暗、软化起疱、溃疡或脱落、软骨下骨板外露，呈象牙质变；边缘骨赘形成，髁间棘尖锐；半月板退变或破裂。

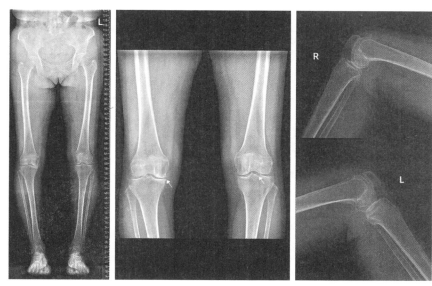

　（a）双下肢全长位片　　　　（b）膝关节正位片　　　　（c）膝关节侧位片

注：双下肢全长位片见关节面欠光整，关节面下密度欠均，内侧间隙变窄，局部骨质增生，提示双膝关节骨性关节病。

**图 11-2　膝关节骨性关节炎 X 线表现**

## 四、鉴别诊断

### （一）类风湿关节炎

本病可出现膝关节肿痛，关节僵硬或活动受限，但多见于中青年女性，且呈多发性、游走性、对称性关节受累，常伴随双手小关节受侵犯。实验室检查类风湿因子、抗环瓜氨酸抗体及抗角蛋白抗体等抗体阳性，血沉及 C 反应蛋白增高。

### （二）色素沉着绒毛结节性滑膜炎

本病发于膝关节时，可出现关节肿胀、疼痛、活动受限，亦可因关节内游离体形成而出现绞锁、弹响，但多发于青壮年，且常为单侧膝关节发病，关节周围有时可扪及结节状肿块，关节穿刺可见大量血性液体，后期 X 线片可见关节面两侧有骨质缺损或骨赘形成。

### （三）滑膜软骨瘤病

本病发于膝关节时，主要症状为关节肿胀、疼痛和活动受限，有时伴有关节绞锁、弹响。但该病常见于青壮年，多单侧膝关节发病，且 X 线片常见关节内外多个大小不一的钙化或骨化结节，而关节间隙和关节面常无异常改变。

## 五、诊断标准

膝关节骨关节炎具体诊断标准如下表（表 11–2）。

**表 11–2　膝骨关节诊断标准**

| 序号 | 表现 |
| --- | --- |
| 1 | 近 1 个月反复膝关节疼痛 |
| 2 | X 线片（站立或负重位）显示关节间隙变窄、软骨下骨硬化和囊性变、关节边缘骨赘形成 |
| 3 | 关节液（至少 2 次）清亮、黏稠，白细胞少于 2000 个 / 毫升 |
| 4 | 中老年患者（40 岁以上） |
| 5 | 晨僵少于 30 分钟 |
| 6 | 活动时有骨摩擦音（感） |

其中，符合 1+2 条，或 1+3+5+6 条，或 1+4+5+6 条，可诊断为膝关节骨关节炎。

## 六、临床分型

膝关节骨关节炎 Kellgren–Lawrence 的放射学诊断分级，将膝骨关节炎分为 5 级（表 11–3）。

**表 11–3　膝关节骨关节炎 Kellgren–Lawrence 诊断分级**

| 分级 | 描述 |
| --- | --- |
| 0 级 | 正常 |
| Ⅰ 级 | 关节间隙可疑变窄，可能有骨赘 |
| Ⅱ 级 | 有明显骨赘，关节间隙可疑变窄 |
| Ⅲ 级 | 中等量骨赘，关节间隙变窄较为明显，有硬化性改变 |
| Ⅳ 级 | 大量骨赘，关节间隙明显变窄，严重硬化性病变及明显畸形 |

## 七、治疗方案

在所有骨关节病中，膝关节骨性关节炎的治疗方法最多，但迄今为止，还未发现哪种方法可以有效逆转、中止骨关节病病程，或改变骨关节病的病理结构。但通过治疗，可以解除症状，改善关节活动度，增强关节稳定性，延缓病变进程，所以治疗时应根据患者不同情况选用恰当的方法治疗。

### （一）中药治疗

证属肝肾不足者，治以补益肝肾，舒筋活络；气滞血瘀者，治以活血化瘀，通络止痛；寒湿痹阻者，治以祛寒除湿，舒筋通络。

## （二）西药治疗

西药治疗主要有解热镇痛药、非甾体类抗炎药、阿片类镇痛药、硫酸氨基葡萄糖、盐酸氨基葡萄糖、硫酸软骨素和双醋瑞因等，具体可参见相关内容。常用外用药物如乳胶、膏剂、酊剂、贴膏等可以有效缓解局部疼痛，改善关节功能，且无明显不良反应。此外，关节僵硬明显，但关节软骨损伤不严重者，每周注射 1 次，连续 5 次为 1 个疗程。

## （三）手法治疗

**1. 体位**　患者端坐于床边，双小腿自然悬吊，干净毛巾保护刀口。

**2. 揉按法**　术者先轻揉膝周软组织数分钟，同时寻找髌周及膝内外侧明显压痛区域，再着重对疼痛区域点揉按摩。施行手法时先轻后重，再由重变轻，轻重交替变化，以增强镇痛作用。

**3. 弹拨理顺法**　术者分别在缝匠肌、阔筋膜张肌、股直肌的起止点处进行揉按，横向内外侧弹拨缝匠肌、阔筋膜张肌、股直肌 5 ～ 10 次，自起点向止点顺向理筋 3 ～ 6 次。

**4. 髌骨松解法**　先在髌周内外侧运用食指、拇指揉按 5 ～ 10 次，然后拇指和食指夹住髌骨内外侧向上、下、左、右进行推挤，最后用手掌把髌骨向股骨软骨面下压和摩擦 6 ～ 8 次，这样可以使髌骨在膝关节屈伸时减少与人工股骨踝关节面的摩擦，减轻髌骨的受力，也有利于髌骨内外侧张力平衡。

**5. 伸膝理筋法**　先在髂前下棘阔筋膜张肌的起点处揉按几次，然后顺着肌肉在大腿上的方向由起点至止点（胫骨外侧髁）进行推压。接着分别在膝关节外侧副韧带的起止点进行揉按，继而顺着髂胫束的方向使用手掌的根部推压 6 ～ 8 次。接下来继续在窝处进行揉按，以充分将腘窝处的肌肉松解，缓解其挛缩状态，最后伸直膝关节 7 ～ 8 次。

**6. 屈膝理筋法**　术者先在股直肌的起点处揉按，继而沿着股四头肌走向自上而下推压，以松解股四头肌的挛缩，再顺着股内侧肌和缝匠肌的走向掌根部推按 8 ～ 10 次；再用双手环抱小腿，拇指在前，其余四指顺小腿后外侧肌群自上向下揉按 8 ～ 10 次，再用推法自上向下捋顺小腿肌肉 8 ～ 10 次。

**7. 侧向屈伸扳法**　根据患者手术前膝内外翻的不同，膝内翻者做外翻侧向扳法 8 ～ 10 次，膝外翻则相反手法。最后屈伸膝关节 8 ～ 10 次，结束手法。

## （四）针灸治疗

**1. 体位**　患者取仰卧位，膝下垫枕。

**2. 选穴**　患侧：阴市、梁丘、血海、上血海、内膝眼、犊鼻、足三里、阴陵泉。

**3. 操作**　常规消毒后，阴市穴直刺 1 ～ 1.5 寸，梁丘穴直刺 1 ～ 1.2 寸，血海穴直刺 1 ～ 1.5 寸，上血海在血海穴上 1 寸斜刺 1 ～ 1.5 寸，针尖朝向血海穴，内膝眼向膝中斜刺 0.5 ～ 1 寸，犊鼻穴（外膝眼）向内斜刺 0.5 ～ 1 寸，足三里直刺 1 ～ 2 寸，阴陵泉直刺 1 ～ 2 寸，针刺穴位结束后，进行快速小幅度的捻转平补平泻手法。每日进行 1 次治疗，6 天为 1 个疗程。

### （五）体外冲击波治疗

①治疗程序：患者坐位或仰卧位，双腿放松，痛点定位。②聚焦式冲击波：治疗剂量 0.3 ～ 0.4mJ/mm$^2$，2000 个脉冲，每周 1 次，6 次为 1 个疗程。③发散式冲击波：治疗剂量 0.25mJ/mm$^2$，4000 个脉冲，每周 1 次，4 次为 1 个疗程。

### （六）手术治疗

手术的目的：①进一步协助诊断。②减轻或消除疼痛。③防止或矫正畸形。④防止关节破坏进一步加重。⑤改善关节功能。⑥综合治疗的一部分。

**1. 手术适应证**　主要适用那些经保守治疗均无法控制症状，且关节功能明显受限或关节畸形，严重影响患者的生活质量者。

**2. 手术方式**　手术治疗包括以关节镜为代表的微创手术和开放手术。目前，具体手术方法有很多，选用时一定要慎重，对于那些没有明显关节畸形，相对较年轻，暂不适宜或不愿意进行人工关节置换者，或关节内游离体形成、半月板损伤等，则宜选用关节镜手术，如游离体摘除术、关节清理术、钻孔术等；对于明显关节内外翻畸形，力线严重不良的患者，应采用截骨矫形术；对于关节明显畸形，关节间隙狭窄，或接近消失，症状严重者，可采用膝关节置换术。

## 八、预防调护

平时应忌肥甘厚腻、戒烟少酒，宜常食牛奶、蛋类、豆制品、蔬菜和新鲜水果。膝关节骨性关节炎与体重相关，减轻体重可缓解关节疼痛和功能障碍，控制饮食，加强关节周围肌肉和韧带有氧锻炼，如游泳、骑自行车、散步，加强关节功能训练。忌登山、爬楼梯及深蹲活动，使用手杖、拐杖、护膝减少膝关节过度负重。轻度膝关节内、外翻畸形者可佩戴相应矫形支具。

（杨文龙　邱明亮）

## 第四节　踝关节骨性关节炎

踝关节骨性关节炎又称踝骨关节病、踝增生性关节炎等，是一种以踝关节局灶性软骨退行性变、关节边缘骨赘形成、关节畸形和软骨下骨质硬化为特征的慢性关节疾病。该病发病率是膝关节骨关节炎的 1/12 ～ 1/10，女性高于男性，多由踝部创伤引起，存在冠状面力线异常，包括内翻或外翻畸形，其中以内翻畸形最多见。原发性踝关节炎发病较少，多为继发性，主要由足踝部创伤、畸形、关节不稳、医源性因素等引发。其特点为踝关节软骨损伤后，滑膜肿胀增生，继发关节间隙变窄、软骨脱落、骨赘生成等一系列骨质病理变化，引发踝部疼痛、肿胀、活动受限等症状。本病属于中医学"痹证"

的范畴。

## 一、致病机制

### （一）病因

**1. 慢性劳损**　多发生于某些特殊职业，如以下肢运动为主的足球、体操等运动员，重体力劳动者多见于搬运工人，长期从事爬山登高者如野外考察队员等。从事这些职业的时间越长，发病率及严重程度越高。

**2. 踝关节反复扭伤**　反复扭伤可致韧带松弛，关节不稳，运动中关节发生超常范围的活动导致关节软骨受损。同时反复扭伤后产生急、慢性滑膜炎，关节积血、积液，滑液成分改变，影响软骨的营养及润滑，致使软骨进一步退变。

**3. 关节创伤**　关节的急性扭伤，若暴力较大可使韧带断裂，关节松弛或踝关节半脱位，导致关节软骨损伤、软骨骨折、软骨剥脱等。

**4. 过度肥胖**　体重超重，踝关节超常负重，致使关节软骨磨损增加而发生退变。

**5. 医源性因素**　骨折脱位复位不佳或复位不及时，踝关节骨折为关节内骨折，关节面结构常遭破坏，关节面不平整，后期均可并发骨关节炎。

**6. 踝、足关节畸形**　下肢骨折畸形愈合、发育畸形或扁平足，使踝关节面力线改变，负重不均，磨损关节软骨。

**7. 继发病证**　踝关节伤病后，如踝关节化脓性感染、结核、痛风、类风湿关节炎及大骨节病等，继发踝关节骨性关节炎；或固定过久和功能练习不够，以致关节软骨缺乏生理性压力刺激，软骨缺乏营养而退变。

### （二）病理

踝关节骨性关节炎不仅是骨质增生，还有一系列的病理表现：①关节软骨损伤退变：胫骨距骨关节面软骨损伤后表现失泽、变黄、不平、软化、纤维变、断裂、剥脱或呈剥脱性骨软骨炎表现。软骨片脱离关节内形成软骨关节鼠。软骨内可由周围滑膜侵入滑膜血管翳。②滑膜炎：滑膜受到牵拉撞击引起炎症，关节软骨细胞膜也可作为抗原刺激滑膜。滑膜充血肿胀，日久肥厚、纤维化绒毛增生，甚至被挤压呈纤维软骨化或骨化。③骨唇、骨疣增生：于关节软骨缘胫骨前唇增生呈唇样骨赘，距骨软骨缘呈骨疣状增生。其下骨髓常有充血纤维组织增生。病变可发生在踝前和踝后，如果骨质增生较大可以折断形成关节鼠。④踝周肌腱腱鞘炎：内、外踝下方及踝关节后方有肌腱通过，由于骨的增生刺激或因关节滑膜炎症状波及踝周肌腱引发腱鞘炎。关节囊纤维层的骨止处也有末端病表现。

## 二、临床表现

早期有关节晨僵感，活动后缓解。病情进展一段时间后可出现运动或工作后踝关节疼痛，但休息后可以缓解。以上症状可持续数年甚至十几年，以后出现较为典型的骨关节炎临床表现。

**1. 踝关节肿痛** 踝关节疼痛由运动后疼痛变为运动痛，由休息后疼痛消失变为有休息痛，而且伴有关节肿胀，时消时显。

**2. 踝关节绞锁** 如有关节鼠，常可发生踝关节绞锁，滑膜增生严重时也可卡于关节间隙中出现绞锁症状。

**3. 踝关节活动受限** 踝关节伸屈活动受限且逐渐加重。

**4. 踝关节检查** 关节滑膜肥厚、积液，关节间隙压痛。踝关节伸屈及内外翻时疼痛、活动受限，可触到骨赘的骨性隆突，偶可发现绞锁。

### 三、辅助检查

#### （一）实验室检查

常无特殊改变，血常规、尿常规、血沉、C反应蛋白一般都在正常范围。关节穿刺时，关节液呈淡黄色，质地清晰微稠，镜下偶见红细胞。

#### （二）影像学检查

**1. X线检查** 踝关节的功能为负重和行走，站立位摄片十分必要。早期X线可表现正常，以后出现胫骨前后唇、距骨关节面增生骨唇和骨疣，内、外踝变尖（图11-3）。胫骨后缘可增生甚至折断，似距后三角骨。此外，还可显示关节鼠，距骨剥脱性骨软骨炎时可见距骨上关节面内或外有脱钙或骨块。

**2. CT与MRI检查** CT在足、踝关节疾病中不作为首选影像学检查项目，敏感性、准确性和费用-效能并无优势；MRI在软组织显像方面有优势，一般用于诊断胫后肌腱是否断裂。

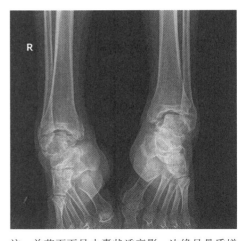

注：关节面下见小囊状透亮影，边缘见骨质增生、硬化，关节间隙变窄，关节关系正常，符合双踝关节骨性关节炎改变。

**图11-3 踝关节骨性关节炎X线表现**

### 四、鉴别诊断

#### （一）类风湿关节炎

部分症状可出现在踝关节，但类风湿以近指关节和掌指关节的病变为主，晨僵时间长，且关节肿痛、滑膜炎症状远较骨关节炎明显，且类风湿因子阳性、血沉增快。

#### （二）大骨节病

本病发病年龄较小，一般为3～15岁，手、足和踝部发病率高，常常多发性、对称性侵犯软骨内成骨型骨骺，导致软骨内成骨障碍、管状骨变短和继发的变形性关节病。血浆碱性磷酸酶（ALP）活性、尿中羟赖氨酸升高，而踝关节骨性关节炎发病多为成人，无地域性，实验室指标变化不大。

### （三）痛风性关节炎

痛风性关节炎局限于个别关节，整个关节呈暗红色，多为第1跖趾关节肿痛。虽然有时也影响踝关节，但多有痛风石和高尿酸血症。实验室检查易于鉴别。

### （四）神经性关节炎

本病由无痛觉所引起，又有无痛性关节病之称，是一种继发于神经感觉和神经营养障碍的破坏性关节疾病。关节逐渐肿大、不稳、积液，关节可穿出血样液体，肿胀关节多无疼痛或仅轻微胀痛，关节功能受限不明显。关节疼痛和功能受限与关节肿胀破坏不一致为本病之特点。本病一般伴有原发病，如梅毒、脊髓空洞症、糖尿病性神经病、脊髓膜膨出、先天性痛觉缺如等。X线有助于鉴别。

## 五、治疗方案

### （一）中药治疗

**1. 中药内治**

（1）风寒湿痹 踝关节酸痛，屈伸不利，局部皮色不红，触之不热，得热痛减，遇寒增剧，活动时疼痛加重，舌苔薄白或白滑，脉弦紧或涩。治以祛风散寒，行气活血，方选蠲痹汤合活血止痛汤加减。

（2）湿热痹阻 关节肿胀、积液，以下肢膝、踝关节为重，伴疼痛、灼热，周身困乏无力，下肢沉重酸胀（胶着感），舌体胖，边有齿印，舌质红，苔黄腻，脉滑数。治以清热利湿，活血消肿，方选积液汤合薏苡仁汤加减。

（3）血瘀阻痹 踝关节痹痛日久，患处刺痛、掣痛，疼痛较剧且麻木，不可屈伸，反复发作，骨关节僵硬变形，关节及周围呈暗瘀色，舌体暗紫或有瘀点、瘀斑，脉细涩。治以活血化瘀，通络止痛，方选复元活血汤合五虫散加减。

（4）肾虚骨痹 踝关节疼痛日久，时轻时重，或筋脉拘急牵引，屈伸加剧，或关节变形，筋肉萎缩，腰膝酸软，形寒肢冷，尿多便溏，心悸气短，食少乏力，面色萎黄，或头晕耳鸣，烦热盗汗，舌淡白，或舌红少津，脉沉细，或沉细而数。治以滋阴壮阳，补益气血。方选金匮肾气丸合四物汤加减。

**2. 中药外治** 可用海桐皮汤或骨科熥洗药水煎熏洗踝关节，或者用消瘀散或活血散瘀膏调敷；也可用狗皮膏外贴。

### （二）西药治疗

西药治疗主要有解热镇痛药、非甾体类抗炎药物、阿片类镇痛药、硫酸氨基葡萄糖、盐酸氨基葡萄糖、硫酸软骨素和双醋瑞因等，具体可参见相关内容。常用外用药物如乳胶、膏剂、酊剂、贴膏等可以有效缓解局部疼痛，改善关节功能，且无明显不良反应。此外，关节僵硬明显，但关节软骨损伤不严重者，每周注射 1 次，连续 5 次为 1 个疗程。

### （三）针灸治疗

可用毫针针刺丘墟、昆仑、悬钟、三阴交、解溪、太冲等穴。也可在上述穴位用温针灸，留针 20 分钟，10 次为 1 个疗程。针刺踝三针，踝三针是由解溪、太溪、昆仑三穴组成分别临近于踝关节的前方、后外方、内后方亦即位于踝关节的周围，三穴合用，具有行气活血、通络止痛、祛风化湿的作用。

### （四）物理治疗

选用热疗、水疗、蜡疗、超声波、醋离子导入等，可缓解疼痛和伴发的肌肉痉挛，有助维持及恢复关节功能。运动前对关节进行 15 ～ 20 分钟的热敷，有助于缓解关节疼痛和减轻僵硬。

### （五）手术治疗

**1. 手术适应证**　长期保守治疗无效，症状严重影响活动，或者有关节鼠、反复绞锁者宜手术治疗。

**2. 手术方式**

（1）踝关节牵引术　适用于年轻患者、伴有关节感染、踝关节置换或融合的前期辅助治疗。通过重力逐步增大踝关节腔、降低关节面的磨损，牵开关节 3 ～ 5 mm，在牵引后使用外固定架或三维空间矫形支架固定，利于关节内软骨修复，达到缓解疼痛的目的。

（2）踝关节清理术　适用于中晚期踝关节的骨关节炎伴有症状的关节内游离体、关节纤维化、骨赘或小软骨缺损。在踝关节镜下进行手术，切除增生肥厚粘连的滑膜、关节内纤维化的组织、摘除游离体、去除骨赘、修整小软骨的缺损等。

（3）骨赘切除术　适用于伴有症状的胫骨与距骨的撞击性骨赘的踝骨关节炎。在踝关节镜下进行手术，铲除骨赘。

（4）关节软骨面修整术　适用于早中期踝关节的骨关节炎伴有关节软骨面破坏者。在踝关节镜下进行手术。清理碎软骨片及纤维软骨。修整软骨面，若软骨面损伤过深而且面积较小时，或剥脱性骨软骨炎可以做微骨折治疗，以期生长肉芽组织，化生成类关节软骨组织。

（5）关节融合固定术　严重的踝关节骨关节炎，疼痛剧烈、难以忍受的患者，若不适用于做人工踝关节置换，可行踝关节融合固定治疗，对于解除症状，恢复足踝的负重行走功能疗效肯定。

（6）踝上截骨术　对于非对称性踝关节骨关节炎，临床上常以内翻型为主，通常可以采用踝上截骨术来改变患者的踝关节与下肢负重力线，以达到调整关节应力分布与治疗踝关节骨关节炎的效果。

（7）人工踝关节置换术　严重的踝关节骨关节炎，疼痛剧烈、难以负重行走，经上述治疗无效、对踝关节术后有一定活动要求时，可以考虑行人工踝关节置换。人工踝关节置换在我国还处在初步应用阶段，应持谨慎的态度。

## 六、预防调护

实践中总结出以下方法作为预防踝关节骨关节炎的措施：①去除引起发病的因素，如下肢负重力线不正应及时矫正。骨折复位要注意对合完好、及时。避免关节扭伤。②对职业性跑跳、爬山者及运动员，提倡使用踝关节支持带，保护关节防止超常范围活动，防止受伤。③控制体重，超重或肥胖的患者须减轻体重。进而减少承重踝关节所受的压力，防止更大的伤害。健康的饮食和有规律的锻炼有助于减轻体重。

（杨文龙　邱明亮）

# 第十二章　下肢骨关节非感染性炎症

【学习目标】

1. 掌握痛风性关节炎、创伤性关节炎的诊断要点、影像学及实验室检查要点。

2. 熟悉血友病性关节炎、银屑病性关节炎、色素沉着绒毛结节性滑膜炎的临床表现、鉴别诊断及治疗。

3. 了解神经性关节炎、致密性骨炎的致病机制、预防调护。

下肢骨关节非感染性炎症，是指人体免疫功能紊乱、骨关节的退行性变等因素引起的发生于骨关节部位的非感染性炎症，包括血友病性关节炎、银屑病性关节炎、色素沉着绒毛结节性关节炎、创伤性关节炎、神经性关节炎、痛风性关节炎、致密性骨炎等，本病是由风、寒、暑、湿、燥、火等外邪侵袭人体，闭阻经络，气血运行不畅所致；或者瘀痰互结、络脉痹阻的肌肉、筋骨、关节的疼痛、麻木、重着、伸屈不利；甚或出现关节肿大灼热等表现的一组病证。

## 第一节　血友病性关节炎

血友病是由遗传性凝血因子缺乏而引起的血液病变，典型特征是凝血时间延长，无特殊原因出血，或仅受轻伤而出血不止。与骨科有关者为关节内血肿，常发生在膝关节，其次为踝、肩、肘等关节，关节内反复出血可导致关节的炎症性改变，即血友病性关节炎。本病好发于男性，而由女性遗传给男性后代。研究发现，患儿首次发生异常出血和首次就诊的中位年龄分别位 1 岁和 15 岁，易受累年龄分别为 1 岁和 15 岁，易受累的关节依次为膝、肘、踝、肩、腕、髋关节，少关节则较少受累。

### 一、致病机制

血友病主要的病理改变是患者血液中缺乏抗血友病球蛋白（AHG）。绝大部分患者（约占患者总数的 90%）缺乏凝血因子Ⅷ称为血友病甲；少数患者系因缺乏Ⅸ因子，称为血友病乙；个别患者缺乏凝血因子Ⅺ，则称为血友病丙。

关节软骨的正常代谢由软骨细胞分泌的胶原蛋白、蛋白多糖和酶维持，蛋白多糖在透明质酸长链两侧结合形成蛋白多糖集聚体，以承受、缓冲关节运动时的压力，因此蛋白多糖与透明质酸决定了蛋白多糖集聚体的形状与功能，分解就会导致骨关节病的发生。关节反复出血刺激大量的蛋白多糖裂解，对关节软骨造成长久且持续的不可逆损伤。关节腔内反复出血导致滑膜增生肥厚、血运增加，呈绒毛状改变；出血后红细胞破坏释放的铁以含铁血黄素的形式沉积于滑膜及滑膜下，导致弥漫性淋巴细胞浸润，产生滑膜炎；反复的滑膜炎导致进行性的软骨和软骨下骨破坏，早期使关节间隙变窄，后期出现关节破坏、成角及强直。

## 二、诊查要点

血友病性关节炎建立于血友病诊断的基础上，患者母系家族中有男性出血病史。一般自 8 岁开始出血的发病率增加，至 30 岁以后关节内出血的发病率将下降。

### （一）症状

轻微外伤，即发生皮下溢血或出血不止和关节内出血。在关节内明显出血以前，患者有关节不适感。一旦发生局部外伤，该部位关节即出现疼痛、压痛、肿胀，皮下瘀血常呈紫蓝色。

在肌肉或筋膜下可因出血而形成假性肿瘤，或称血友病性囊肿，外有包膜，并有骨化。这种假性肿瘤或囊肿可穿破，导致患者大出血而死亡。假性肿瘤亦可压迫主要神经和血管出现相应症状。如因误诊进行穿刺、活检，即可导致严重感染或发生败血症而死亡。少数患者因骨筋膜室出血，可引起缺血性肌挛缩。

### （二）体征

病变后期受累关节出现挛缩和功能障碍，骨骺端肿大，肌肉失用性萎缩，常见膝关节屈曲，向后半脱位、外翻和外旋畸形。髌骨畸形亦较多见，关节内有摩擦音，髋关节可因髋臼的破坏使股骨头脱位。由于肌肉痉挛，常引起关节功能障碍。由于关节囊张力增大出血灶因受压可暂停出血，一旦关节囊内压减低，常引起再度出血。如此反复发作，导致严重的骨关节改变。

## 三、辅助检查

### （一）实验室检查

凝血时间延长，可达 1 ～ 2 小时或更长。其他如出血时间、血小板计数、凝血酶原时间、血块收缩时间及毛细血管脆性试验均正常。血液 AHG 含量减少或缺乏，测定凝血因子Ⅷ、Ⅸ水平，凝血活酶的生长不良更有诊断价值。

### （二）影像学检查

**1. X 线检查**　关节 X 线检查可发现关节囊肿大、密度异常增高、关节间隙变窄或骨性关节面凹凸不平，部分可见关节面下囊性变，继续发展则导致关节强直、滑脱或畸形（图 12-1）。

X 线表现可以分为 5 期：Ⅰ 期骨质正常，关节周围软组织肿胀影；Ⅱ 期出现骨质疏松，关节间隙正常，无骨囊肿改变；Ⅲ 期关节软骨完整，软骨间隙无明显狭窄，髁间窝及尺骨滑车切迹变宽，可见与关节相通的软骨下囊腔；Ⅳ 期关节软骨破坏，关节间隙变窄；Ⅴ 期为关节间隙消失，关节结构紊乱，有屈曲挛缩或半脱位。

**2. MRI 检查**　与 X 线检查比较，MRI 检查能清晰地观察到软组织、骨软骨的变化，如关节积液、关节血肿、滑膜增厚、软骨及软骨下改变、关节下囊肿等。MRI 检出血友病性骨关节病骨侵蚀和关节面下囊肿病灶数明显优于 X 线。但 MRI 检查不能区分关节积液和关节血肿，且因检查时间较长且需要镇静使其在婴幼儿患者中较难实施。

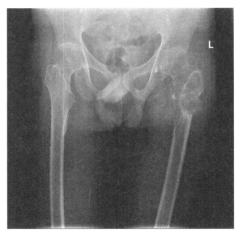

注：该患者为血友病。影像学所见双髋关节间隙狭窄，关节窝扩大，左侧股骨上段囊样膨胀性骨质破坏，部分骨质中断，内侧见软组织肿块影，密度稍高。

**图 12-1　血友病性关节炎 X 线表现**

### 四、临床分型

血友病性关节炎可以分为急性、亚急性和慢性 3 大类型。

### （一）急性关节内出血

患者往往无损伤病史，好发部位顺序为膝、肘、踝、髋与肩部。出血关节肿胀、硬、热、压痛，表面皮肤光亮发红。关节保持屈曲位，活动受限。补充凝血因子后疼痛迅速消失。若处理及时而又不再发生出血，可以无任何后遗症。

### （二）亚急性关节内出血

一般有两次以上急性关节内出血可列为亚急性型，疼痛不明显，滑膜增厚显著，关节活动中度受限。

### （三）慢性关节内出血

亚急性关节内出血持续 6 个月以上，关节出现进行性破坏，直至全部损毁，关节纤维化，挛缩和半脱位，但很少有骨性僵直。

### 五、鉴别诊断

一般首次发病者，应与关节外伤性血肿相鉴别。临床如发现关节血肿的程度与外伤程度不相称时，应考虑血友病。晚期应与关节结核、类风湿关节炎及一般增生性关节炎相鉴别。

## 六、治疗方案

### （一）中药治疗

**1. 气不摄血**  治以补气健脾，固摄止血，常用方药归脾汤加棕榈炭、仙鹤草等。

**2. 瘀血化热**  治以清热泻火，凉血止血，常用方药龙胆泻肝汤或茜根散加减；肺火伤络者可用泻白散加减；胃火迫血者可用玉女煎加减。

**3. 阴虚火旺**  治以补益心肾，滋阴止血，常用方药左归丸加茯神、北沙参、白茅根、旱莲草、仙鹤草、紫珠草等。

**4. 肾元亏虚**  治以补肾壮阳，养血止血，常用方药金匮肾气丸加棕榈炭、侧柏炭、阿胶珠等。

**5. 气血两虚**  治以补气养血，和营止血，常用方药圣愈汤加仙鹤草、藕节、薄荷等。

### （二）西药治疗

急性期应尽快补充凝血因子至一定浓度，促使出血停止。典型血友病应补偿凝血因子，这是目前治疗血友病最主要的措施。可用抗血友病性球蛋白或冷沉淀制剂作为补偿疗法。必要时可输全血。肾上腺皮质激素可减慢出血和炎症反应，亦可加速血肿的吸收，应加大剂量，但只宜短期使用。另外，可随症选用 6- 氨基己酸、抗血纤溶芳酸、止血宁（花生米衣的提取液）等。慢性期可用透明质酸酶行关节内注射，可促使关节内血肿尽快吸收。

### （三）固定方法

用夹板或者石膏固定关节，在创面使用凝血酶泡沫或其他止血粉；弹力绷带加压包扎或用冰袋冷敷；抬高患肢等措施对急性关节血肿的治疗都是必不可少的。有关节屈曲挛缩等畸形者，可分期应用石膏托矫正畸形。

### （四）手术治疗

**1. 手术适应证**  血友病性骨关节病患儿随着病情发展，需要忍受剧烈的疼痛，且关节活动障碍甚至关节活动功能完全丧失。若常规的镇痛、矫形及理疗仍不能缓解疼痛、改善活动者可以考虑手术治疗。

**2. 手术方式**  ①早期可行滑膜切除术，通过切除病变滑膜改善早期症状和降低出血频率，从而延缓血友病病程的术式。②晚期患者关节间隙完全消失，可行人工关节置换术。膝关节置换在血友病关节置换中最多，其次是髋关节。③对于严重的血友病性骨关节病及关节成角而全膝关节置换术不能实施的患儿，可以进行矫正截骨术，包括有髋、膝、踝关节截骨术。虽然截骨术不能恢复患儿的活动范围，但是可以长期缓解患儿的疼痛。

## 七、预防调护

对于重型血友病患儿，预防治疗是延缓骨关节病最主要的治疗措施，而当骨关节病已经发生时就需要血液科医师、物理治疗师、骨科医师等密切合作进行综合治疗。但由于国内经济发展水平及治疗观念的原因，预防性治疗及必要的外科手术开展均不理想，还需在临床实践中探索更恰当的治疗策略。

（石雷　杨文龙）

# 第二节　银屑病性关节炎

银屑病是一种慢性炎症性皮肤病，斑点和丘疹皮肤病变显示为特征性的被银白色鳞屑覆盖的局部斑疹，通常分布于四肢的伸肌侧表面。银屑病性关节炎是一种与银屑病相关的炎症关节病，该疾病病程持续时间长，不易根治，终末期可导致受损部位骨骼的僵直、变形，使生活质量大大降低，又称关节病型银屑病、牛皮癣性关节炎。2%～4%的银屑病患者伴有关节炎。本病好发于 35～40 岁，男女之比为 3∶2，关节炎临床表现往往发生于银屑病病史数年之后。在中医学中银屑病性关节炎没有相应的名称，根据临床表现特点，属于"痹证""白疕"范畴。

## 一、病因病机

本病总的病机多认为内损于肝肾不足，气血失和，外感于风寒湿邪，或因跌仆劳损，致气血运行不畅，脉络痹阻不通而发病。

### （一）肝气郁结

情志不遂，肝气郁结，郁怒伤肝，郁久化火，火热伤阴，阴虚血燥，既不能充润肌表，又不能通利关节筋骨，而引发本病。

### （二）风热湿邪

素体阳盛，内有蕴热，复感风湿热邪，内外合邪，滞留于肢体筋脉、关节、肌肉，经脉闭阻导致气血瘀滞，而发为热痹。

### （三）风寒热邪

素体阳虚，卫气不固，腠理空虚，风寒湿三邪相合，与气血相搏而致气血瘀滞，闭阻经脉关节，而发为痹证。寒为阴邪，其性凝滞，脉络瘀阻，表皮失荣，而发为白疕。

### （四）瘀血阻滞

饮食不节，嗜食肥甘厚腻，日久酿生湿热，热壅成瘀；或病久肝肾亏虚，气血耗伤，而致气血运行受阻，以致经脉闭阻而发生本病。

## 二、致病机制

银屑病性关节炎一般认为是因皮肤病变产生毒素而引起的关节炎。也有学者认为系同一病因先后作用于皮肤和关节这两种不同的器官所致。其基本病理变化是一种慢性炎症，有水肿、细胞浸润和纤维变性。炎性组织溶蚀骨皮质和骨端软骨，并向中心发展，使关节松质骨裸露于关节腔内，最后整个关节内被稠密的纤维组织充塞。本病不产生血管翳，也无骨质疏松，故有别于类风湿关节炎的病理变化银屑病性关节炎很少出现骨性强直，少数严重患者可伴有关节脱位或者半脱位。

## 三、诊查要点

本病多隐匿性发病，1/3 的患者呈急性发作。患者兼有银屑病与关节炎的临床表现，多数先出现皮肤病变，少数两种病变同时发生。

### （一）症状

在关节炎的症状方面类似类风湿关节炎。有的病例先出现指（趾）甲部位的病变，然后波及其他关节。病初有关节的肿胀，皮肤发亮，很像痛风，常反复发作，发作时可出现关节游走性疼痛，功能障碍加重，并可与皮肤病变的加重程度同步。

### （二）体征

多次发作后，病变可波及腕关节，特别是腕尺侧，故能引起腕关节的尺侧畸形。最后病变可累及膝、髋、脊柱等关节银屑病性关节炎多见于红皮病型银屑病。

## 四、辅助检查

银屑病性关节炎能够对诊断有帮助的特征性的影像学表现很少。经常见到指（趾）骨的绒毛状骨膜反应与新生骨并存。早期 X 线表现为关节周围软组织肿胀，指（趾）间关节缘溃损及骨干的骨质增生。后期破坏延伸至远侧指（趾）骨基底关节面，形成杯状切迹；而近侧指（趾）骨端破坏，则形成铅笔头样的锥状尖端。此外，指骨末端也有虫噬样改变。晚期受累关节变形，可见脱位或半脱位。

## 五、临床分型

目前已经明确的关节炎类型有 5 种。

### （一）非对称性少关节炎型

本型最为常见，约占 70%，以手、足远侧或近侧指（趾）间关节及跖趾关节多见，膝、踝、腕、髋关节亦可受累，分布不均匀，因伴发滑膜炎和腱鞘炎，受损指（趾）可呈现典型的腊肠指（趾），常伴有指（趾）甲病变。

## (二) 远侧指 (趾) 间关节型

本型占 5% ～ 10%，为典型的银屑病性关节炎，几乎总是伴发银屑病指甲病变。

## (三) 残毁性关节炎型

本型占 5%，为本病病情严重类型，多发于 20 ～ 30 岁，女性多见。受累部位可加发展到严重的骨溶解，病变关节可发生强直、畸形。常伴有发热、体重下降和严重而广泛的皮肤病变，经常伴骶髂关节炎。

## (四) 对称性多关节炎型

本型占 15%，主要累及手、足小关节，亦可累及腕、膝、踝、肘关节等，多呈对称性分布，需要与类风湿关节炎相鉴别。

## (五) 脊柱受累型

本型占 20% ～ 40%，主要表现为骶髂关节炎，发生在椎体前面和侧面以韧带骨赘为表现的脊柱炎。

## 六、治疗方案

本病临床治疗的关键是积极治疗银屑病。局部发生的关节炎治疗可参照类风湿关节炎治疗。银屑病性关节炎基本无手术指征。

### (一) 中药治疗

**1. 风寒阻络**

症见：关节疼痛游走不定，遇风冷加重，得热则舒，皮损色淡，多呈点滴状，表面鳞屑少，舌质淡，苔白或白腻，脉沉缓。

治法：祛风散寒，活血通络。

方药：黄芪桂枝五物汤合身痛逐瘀汤加减。

**2. 血热风燥**

症见：常有低热，关节红肿热痛，疼痛较为固定，得冷痛舒，遇热则剧。皮损遍及躯干四肢，剥脱性皮损，揩之则出现露滴现象，皮色鲜红，口渴，小便色黄，便秘，舌质红，苔黄厚腻，脉滑。

治法：散风清热，凉血润燥。

方药：消风散合解毒营养汤加减。

**3. 湿热蕴结**

症见：低热，关节红肿，灼热疼痛，下肢浮肿或有关节积液。皮损多发于掌跖及关节屈侧和皮肤褶皱处，皮损发红，表皮湿烂或起脓疱，神疲乏力，纳呆，舌质暗红，舌黄腻，脉滑数。

治法：清热利湿，祛风活血

方药：四妙散合身痛逐瘀汤加减。

**4. 肝肾亏虚**

症见：病程迁延不愈，关节肿大畸形，屈伸不利，腰酸肢软，头晕耳鸣，皮损红斑色淡，大多融合成片，鳞屑不厚，舌质暗红，苔白，脉沉缓。

治法：补益肝肾，祛风活血。

方药：独活寄生汤合血府逐瘀汤加减。

### （二）西药治疗

**1. 非甾体类抗炎药**　适用于轻、中度活动性关节炎，具有减轻炎症、制止疼痛、降低发热和消除肿胀作用，但对皮肤损伤和关节毁损无效。

**2. 抗风湿药**　能延缓疾病进展并减慢疾病对关节和组织的损伤。对于疾病进展且应用非甾体类抗炎药无效的患者应考虑联合应用改善病情抗风湿药治疗，如单用一种药物无效时也可联合用药，以氨甲蝶呤作为联合用药的基础元素。

**3. 生物制剂**　银屑病性关节炎的发病机制是由于机体免疫系统的紊乱，导致大量的T 细胞活化，T 细胞产生肿瘤坏死因子 α，肿瘤坏死因子 α 能将炎症因子趋化至皮肤和关节等处，以致产生炎症反应。抽取患者的关节液，可以检测到高水平的肿瘤坏死因子 α，它能促进基质金属蛋白酶和胶原酶的释放，导致关节软骨的破坏。

### （三）物理治疗

治疗银屑病性关节炎时可采用一些物理疗法，如紫外线照射治疗，该方法主要采用 B 波紫外线治疗，可以单独应用，也可以应用三联疗法，即在服用光敏感药物、外涂焦油类制剂后照射 B 波紫外线，再加水疗。还可采用光化学疗法，包括口服光敏感药物加长波紫外线照射。服用光敏感药物期间避免日光照射，以免引起光感性皮炎。此外，尚有其他物理治疗方式，包括温泉浴、中药浴等，有助于缓解关节疼痛、延缓关节畸形或强直。

### （四）手术治疗

**1. 手术适应证**　外科治疗的指征与类风湿关节炎相似，对已经出现关节畸形伴功能障碍的晚期银屑病性关节炎患者应考虑外科手术治疗，手术治疗目的是减轻疼痛和重建毁损的关节功能。关节镜手术可以减轻疼痛，而进行患处关节功能的重建手术为关节成形术。

**2. 手术方式**　最常见的手术是髋关节、膝关节置换术，还有掌指关节成形术和指腕的融合术。值得注意的是，致病菌在皮肤的生长，有可能会导致手术切口感染，还可能会出现关节置换中假体感染。术前要备皮，对病损皮肤的消毒程序，与正常皮肤消毒程序一致。患者手指关节受累时，最常用的外科治疗部位为近端指间关节和远端指间关节，使手指处于屈曲挛缩位时行掌指关节成形和融合术。

## 七、预防调护

生活中要注意少饮酒，最好不要饮酒。因病使用激素治疗，要在医嘱下进行，接触放射线要注意防护。一旦发病，要早诊断，早治疗，不要延误病情。髋关节发生病变后应减轻负重，少站，少走，以减轻股骨头受压。早期患者可于患髋应用活血化瘀中药湿热敷，并配合推拿手法治疗，以促进局部血液循环，缓解关节周围肌肉痉挛，防止肌肉萎缩。

（杨文龙）

# 第三节　色素沉着绒毛结节性滑膜炎

色素沉着绒毛结节性滑膜炎（PVNS），又称关节内腱鞘巨细胞瘤（TGCT），是以滑膜绒毛结节样增生形成和含铁血黄素沉积为特征的良性病变，其恶性转化和远处转移均较少见。本病好发于 20 ～ 40 岁青壮年，近期的流行病学调查结果显示其发病率大于 1.8/100 万。本病可发生在任何滑膜关节，单关节受累最常见，膝关节最为多见，占 80%，其次是髋、踝和肩关节。肩关节病变多发生在老年人，且无血性积液。手部病变 80% 位于第 1 ～ 3 手指掌侧腱鞘内。手腕足踝等部位多见于年龄较高或 30 ～ 40 岁女性。中医文献中无色素沉着绒毛结节性滑膜炎的相关描述，因其主症为关节肿胀、疼痛，属于中医学"痹证"的范畴。本病多由外伤、劳损，或外感风寒湿邪等而引起。

## 一、病因病机

### （一）外伤劳损

由于外伤、劳损致脉络受损，离经之血溢于脉外，瘀血阻滞，使气血运行不畅，痹阻骨节，导致肢体关节肿胀、疼痛、屈伸不利。

### （二）外邪侵袭

外感风寒湿邪，邪气与正气相搏，聚于关节，流连筋骨，凝滞经脉，则疼痛不已，不可屈伸或肢体沉重，活动失灵。

## 二、致病机制

本病目前原因不明，主要有以下 4 种观点：①创伤及出血：认为可因局部外伤或关节腔出血引起。②炎症：认为本病是一种炎性病变，病变组织中有炎性细胞浸润，关节腔内有渗出物。③肿瘤：认为病变滑膜表面有绒毛状或结节状凸起，属于肿瘤性增生。④脂质代谢紊乱：认为本病可能由脂质代谢障碍引起。

## 三、诊查要点

部分患者有明显的急性损伤或慢性劳损史，发病过程缓慢。由于本病受累部位不一，因而发病部位及症状体征、临床表现也各异。

临床症状多为局部不适，且发作隐袭，肿块常是无痛性的，或疼痛较轻，但局部肿胀相对明显。有的病灶较硬，皮温略高。髋关节病变软组织肿胀并不明显，而骨质侵蚀和囊性改变相对较明显，这是由于关节囊较紧、其内压力增高的缘故。本病因大量积液和滑膜增生，可出现浮髌试验阳性，关节活动受限，关节腔抽吸液呈暗红色或铁锈色液体。

## 四、辅助检查

### （一）实验室检查

血常规、血沉、类风湿因子及 C 反应蛋白检查，无明显改变。关节液大多呈黄褐色或暗红色液体，稀薄而有黏性，含红细胞，但细菌培养阴性。局限型关节液颜色可正常或淡黄色。

### （二）影像学检查

**1. X 线检查**　X 线平片尚不能直接显示滑膜的病理状态，故诊断缺乏特异性征象。但是典型的弥漫型色素沉着绒毛结节性滑膜炎的 X 线征象包括关节囊肿胀，尤其是髌上、下囊的脂肪呈结节状密度增高，关节骨端可见多发的压迫性骨质缺损，类圆形或分叶状，边界清楚，有薄的硬化缘，关节间隙狭窄或增宽。

**2. CT 检查**　可以显示含铁血黄素、滑膜病变的范围，以及骨的囊变和被侵袭的情况。如果有广泛的含铁血黄素沉积，则在 CT 上显示为密度升高。

**3. MRI 检查**　一定程度上能够反映色素沉着绒毛结节性滑膜炎的病理组织学特性，因而具有很高的诊断价值。在 $T_1$ 和 $T_2$ 加权像上，含铁血黄素都表现为低信号或无信号。色素沉着绒毛结节性滑膜炎最典型的特点是在 $T_1$、$T_2$ 及质子像上均表现为关节内低信号的结节性肿块。病变滑膜和灶性肿块在 $T_2$ 加权像上显示最好，表现为低信号区，这是由含铁血黄素沉积造成的。

### （三）病理检查

肉眼所见弥漫性者的滑膜呈棕褐色，有不同程度的充血、水肿、增厚；局限型者表现为带蒂的质硬结节。镜下所见色素沉着绒毛结节性滑膜炎的特点是滑膜表面和滑膜下都有滑膜细胞增生，低倍镜下可见明显的绒毛和结节；高倍镜下可见弥漫的细胞（基质）增殖，同时伴有成纤维组织、多核巨细胞、淋巴细胞及不等量的含铁血黄素沉积。

## 五、鉴别诊断

### (一) 滑膜软骨瘤病

滑膜软骨瘤病是一种由滑膜结缔组织化生引起的滑膜病变，病程缓慢：早期无症状，常持续多年，逐渐出现关节肿胀、疼痛和功能障碍临床上以关节受损和急性疼痛为特点，但经过一段时间，疼痛减轻，关节功能可恢复。无相邻关节面的骨质破坏，滑膜一般不增厚、色素沉着绒毛结节性滑膜炎可见滑膜增厚，关节骨端骨质缺损。

### (二) 类风湿关节炎

类风湿关节炎以关节病变为主，能导致关节发生严重畸形的慢性进行性的自身免疫性疾病，发病以 30～50 岁多见，活动期多呈疼痛、肿胀、活动受限，指、趾小关节常呈对称性肿胀。实验室检查类风湿因子阳性，病情进展期血沉、C 反应蛋白均升高，X线检查也有相应变化。色素沉着绒毛结节性滑膜炎实验室检查均在正常范围，通常表现为关节疼痛、肿胀，但以单关节为主，关节液大多呈黄褐色或暗红色液体。

## 六、治疗方案

### (一) 中药治疗

**1. 外伤劳损**　由于外伤、劳损致脉络受损，离经之血溢于脉外，瘀血阻滞，使气血运行不畅，痹阻骨节，导致肢体关节肿胀、疼痛、屈伸不利。

症见：关节肿胀、疼痛，按之波动感或结节肿块，屈伸不利，跛行，舌质紫暗或有瘀斑，脉涩。

治法：活血化瘀，消肿通络，

药方：桃红四物汤加减。若关节屈伸不利较甚，加伸筋草、鸡血藤、木瓜等舒筋通络。

**2. 外邪侵袭**　外感风寒湿邪，邪气与正气相搏，聚于关节，流连筋骨，凝滞经脉，则疼痛不已，不可屈伸或肢体沉重，活动失灵。

关节肿胀、重着、疼痛，触之有漂浮感或结节肿块，屈伸不利，局部不温，舌质淡，苔白，脉紧或迟。治以祛风除湿，通络止痛，方用羌活胜湿汤加减。若结节重者，增加白芥子、僵蚕的用量。

### (二) 手术治疗

将病变滑膜彻底清除是治疗本病的有效方法。由于彻底切除很困难，因此复发很常见。关节镜下滑膜切除术适用于结节型或弥漫型中不活跃者。开放性滑膜切除术适用于病变活跃的弥漫型患者。对无法彻底切除病变滑膜或合并骨质损害，需采用搔刮及植骨者，应辅以放疗。对病变广泛、骨质破坏严重者，可行人工关节置换术。

## 七、预防调护

色素沉着绒毛结节性滑膜炎患者应避免关节过度活动和过度劳损，以确保身体得到充分的休息。合理的工作与休息时间分配是防止因过度用力导致的组织损伤的重要措施。个别病例存在恶化的可能性，因此应对复发病例进行严密追踪观察，以便及时发现并采取相应的治疗措施。

（杨文龙）

# 第四节　创伤性关节炎

创伤性关节炎是一种继发的骨关节病，又称继发性骨关节炎、外伤性关节炎、损伤性骨关节炎，是由创伤导致的可运动关节的软骨变性、破坏，以及在此基础上的关节软骨、软骨下骨、滑膜、关节囊及周围肌肉和韧带的一系列改变而引起的关节功能障碍。临床表现以关节疼痛、活动受限为主，四肢负重关节发病较多，患者可见于任何年龄，但多见于青壮年。创伤性关节炎在中医文献中并无与之相应的病名。但主要症状是关节疼痛、活动受限，故当属于中医学"痹证"的范畴。

## 一、病因病机

### （一）损骨血凝

跌仆闪挫，肢节受损，轻者伤筋，重则伤筋损骨，以致气滞血瘀，气血运行不畅，痹阻筋脉骨节，久而成痹。

### （二）体虚劳损

肝主筋，肾主骨，肝血充盈，则筋腱得到充养，关节活动灵活；肾精充足，则骨有所养，活动有力。患者损伤后久病体虚，累及肝肾，肝血肾精渐亏，加之长期劳损，致使筋骨逐渐失养，关节活动不利，甚则关节变形而发病。

### （三）风寒湿阻

外伤后感受风寒，或居处潮湿、涉水冒雨、水中作业等，致风寒湿邪乘虚侵袭人体，闭阻骨节、经脉，气血不通，筋骨失养而发病。

## 二、致病机制

创伤性关节炎病理变化主要是关节软骨的变性和继发骨质增生，引起关节间隙进行性变窄，关节边缘有骨刺形成，软骨下骨质可有囊性变。最早期病理改变发生在关节软骨，首先是关节软骨失去正常弹性，然后暴露软骨胶原纤维，脱落的软骨碎屑经纤维素包裹钙质沉着，形成小的关节内游离体，磨损和积累性微小损伤反复刺激关节软骨下骨，使松质骨外露、增殖、肥厚和硬化，这种病理过程不断演化，形成恶性循环，严重影响关节正常活动。其发病机制，可以分为以下 3 种。

### （一）关节急性损伤

关节急性损伤包括无骨折型和有骨折型两类。前者由于关节挫伤、扭伤或脱位整复后，关节周围肌肉、韧带和滑膜等受累，引发滑膜炎，关节内渗出或出血，关节内压力增高；影响关节软骨、滑膜和关节囊。后者由于造成关节软骨及软骨下骨损伤，使关节面不平整，最终导致创伤性关节炎的发生。关节创伤后异物存留，可引起异物反应，亦可造成关节软骨磨损而引起本病。

### （二）慢性劳损

关节活动频繁或特定的姿势，或过度肥胖，或长期单肢过度负重等关节慢性劳损，可引起关节周围软组织、骨组织及关节软骨的慢性损伤，造成相应关节的关节面过度磨损和破坏，导致本病发生。

### （三）其他因素

在原发病基础上的慢性损伤，先、后天畸形（如发育性髋关节发育不良、扁平髋、膝内翻或膝外翻、肘内翻或肘外翻、足部畸形、脊柱侧弯等），骨疾病（类风湿关节炎、骨的缺血性坏死、关节结核等），使关节负重力线长期不正，承压处的关节面遭受过度磨损与破坏，造成软骨的损害而引发本病。

## 三、诊查要点

本病早期受累关节疼痛和僵硬，开始活动时疼痛较明显，活动后减轻，活动多时又加重，休息后症状缓解。病情常反复发作，时轻时重，与运动量及天气变化有明显的关系。关节僵硬往往在早晨起床后或白天一段时间不活动后出现，但僵硬时间较短。晚期关节反复肿胀，疼痛持续并逐渐加重，关节活动逐渐受限，可出现关节积液、畸形和关节内游离体，关节活动时出现摩擦音。畸形多见于因负重力的改变而出现的下肢畸形，如膝关节内、外翻，本病临床以内翻畸形多见。严重者出现关节功能基本丧失，不能负重，下肢病变者不能站立、行走。

不同的病情可有其特殊的病理步态，创伤性关节炎为抗痛性步态，即行走时当患侧足着地后，因负重疼痛而迅速更换健侧足起步，以减少负重，故患肢迈步小，健肢迈步大。

## 四、辅助检查

### （一）实验室检查

创伤性关节炎实验室检查没有特异性，但能起到鉴别诊断作用。

（二）影像学检查

**1. X 线检查**　早期可无明显改变，以后逐渐出现关节面不平整，关节间隙变窄，骨端硬化、变形，可有囊性变，关节边缘部骨赘形成，关节内可有游离体，有时合并关节周围软组织内钙化或骨化。

**2. CT 检查**　容易得到横断扫描图像，还可重建矢状或冠状图像，有利于明确关节及软组织病变的大小、范围和密度变化，以及骨病相毗邻的侵袭。

**3. MRI 检查**　可做任意层面成像，密度分辨率高，可较准确区分同一解剖部位各种组织、脏器的轮廓和相互之间的界限，有利于观察软组织及软骨病变的范围及内部结构。

## 五、鉴别诊断

### （一）骨关节炎

骨关节炎是一种以关节软骨退行性变和继发性骨质增生为特征的慢性关节疾病，以关节疼痛、活动受限和关节畸形为主要症状。两者在发病机制上有根本的区别，创伤性关节炎有明显的外伤史和累积伤。骨关节炎多见于 50 岁以上的中老年人，女性发病率高于男性，而创伤性关节炎可见于任何年龄。

### （二）类风湿关节炎

类风湿关节炎是以关节病变为主，能导致骨骼关节发生严重畸形的慢性进行性自身免疫性疾病。本病不仅侵犯关节和腱鞘、滑膜，也常常损害其他器官，为一种全身性结缔组织疾病，发病以 30～50 岁为多，活动期多呈疼痛、肿胀、活动受限，指、趾小关节常呈对称性肿胀。实验室检查类风湿因子阳性，病情进展期血沉、C 反应蛋白均升高，X 线检查也有相应变化，而创伤性关节炎实验室检查均在正常范围。

## 六、治疗方案

### （一）中药治疗

**1. 损骨血凝**　跌仆闪挫，肢节受损，轻者伤筋，重则伤筋损骨，以致气滞血瘀，气血运行不畅，痹阻筋脉骨节，久而成痹。

症见：关节刺痛，固定不移，动则加剧，关节僵硬，活动不利，舌暗红，有瘀斑，脉涩。

治法：活血、通络、止痛。

方药：风伤丸或搜损寻痛丸加减。患者麻木、活动受限严重者，加炮山甲、乌梢蛇。

**2. 体虚劳损**　肝主筋，肾主骨，肝血充盈，则筋腱得到充养，关节活动灵活；肾精充足，则骨有所养，活动有力。患者损伤后久病体虚，累及肝肾，肝血肾精渐亏，加之长期劳损，致使筋骨逐渐失养，关节活动不利，甚则关节变形而发病。

症见：关节畸形，隐痛酸重，遇劳加剧，活动不利，腰膝酸软。偏于阴虚者，常伴心烦失眠，口燥咽干，手足心热，舌红少苔，脉弦细，偏于阳虚者，伴精神萎靡，神疲气短，手足不温，小便清利，舌淡，苔白，脉沉细无力。

治法：补益肝肾。

方药：左归丸或右归丸加减。阴虚明显者，加玄参、地骨皮、沙参等；阳虚明显者，加狗脊、巴戟天等。

**3. 风寒湿痹阻**　外伤后感受风寒，或居处潮湿、涉水冒雨、水中作业等，致风寒湿邪乘虚侵袭人体，闭阻骨节、经脉，气血不通，筋骨失养而发病。

症见：关节疼痛，活动不利，自觉发凉，得温痛减，遇阴雨加重，舌质淡，苔白滑，脉沉缓。

治法：祛风散寒，除湿通络。

方药：独活寄生汤加减。湿盛者，加苍术、薏苡仁等；寒甚者，加附子、乌头等。

此外还可通过活血化瘀、祛风散寒、通络止痛药物缓解症状，可用中药煎剂局部热敷、熏洗，还可外贴膏药，如狗皮膏等。

### （二）西药治疗

临床常用非甾体类抗炎药，可迅速有效地缓解症状，可选用 COX-2 抑制剂（如塞来昔布等）或 COX-1 抑制剂（如双氯酚酸等），具有镇痛及抗炎作用，一般只在关节症状发作时服用，症状缓解时即应停止服用。一般不使用皮质激素口服治疗。硫酸软骨素、氨基葡萄糖等软骨营养药物可改善病情，缓解软骨的退变。

关节腔内注射透明质酸是一种常用的治疗方法，透明质酸是滑液和关节软骨的主要组成部分，而本病患者透明质酸的分子量和透明质酸的量都有所减少，故关节腔内注射透明质酸是很好的补充。本病很少使用关节腔内注射皮质激素，只有伴有明显滑膜炎症状时才予以应用。

### （三）针灸治疗

针灸可循经取穴及取阿是穴。根据寒热、虚实，辨证与辨病相结合灵活运用。耳针可取压痛点。

### （四）手法治疗

手法治疗可用提、揉、拿、捏等手法，手法由轻到重，以患者有酸胀感为度，并做患肢各个方向的被动活动。

### （五）物理治疗

可采用直流电离子导入法、超短波电疗法、磁疗法、红外线疗法、超声波疗法，以促进创伤性关节炎的炎症吸收，缓解关节周围肌肉痉挛。

## （六）手术治疗

**1.手术适应证**　主要适用那些经保守治疗均无法控制症状，且关节功能明显受限或关节畸形，严重影响患者的生活质量者。

**2.手术方式**

（1）切开复位内固定术　适用于陈旧性骨折对位、对线不良者，以恢复肢体的正常轴线或使关节面平整，消除造成创伤性关节炎的病因。

（2）关节清理术　适用于关节内有游离体，关节边缘骨赘比较明显，但关节负重面尚比较完整者。

（3）截骨术　适用于明显的关节畸形，且关节面基本完整者，通过截骨可以减少骨内压力，矫正重力线，并使比较完整的关节面承担更多的体重负荷。

（4）关节融合术　适用于单发的下肢负重关节，关节破坏严重，疼痛剧烈，而又比较年轻需要从事行走或站立工作者。

（5）人工关节置换术　适用于关节严重破坏，关节疼痛剧烈，影响工作与生活的老年人。

## 七、预防调护

保证关节内骨折解剖对位和生理轴线是预防创伤性关节炎的基本条件。发病后应注意休息，减少关节负重，避免过度的锻炼。疼痛加剧时减少活动，病情严重者可使用拐杖等辅助行走。控制体重增长，有利于关节功能保持。耐心做好患者辅导，帮助认识疾病和掌握自我护理方法。

（杨文龙）

# 第五节　神经性关节炎

神经性关节炎是一种继发于神经感觉和神经营养障碍的破坏性关节疾病，以感觉神经损害和关节损伤为主要症状，又称夏科氏关节病、夏科氏关节、夏科病等。本病为无痛觉引起，又有无痛性关节病之称。本病好发部位各异，如肩、肘、髋、膝、踝、足等关节。患者年龄多为 40 ～ 60 岁，男女比例为 3∶1。中医文献中并无神经性关节炎相应的描述，因其主症为本体感觉和痛觉丧失，关节活动受限，多归属于中医"痹证"的范畴。

## 一、病因病机

### （一）营卫俱虚

患病日久，营卫俱虚，脉络空虚，骨节、经脉失荣，肢节失于濡养，故活动受限。

## （二）脾胃气虚

脾主四肢肌肉，脾胃气虚则运化失常，输布精微乏力，气血生化不足，无以滋养筋骨，四肢关节失去濡养而发病。

## （三）肝肾亏虚

肝主筋，肝藏血，肾主骨，肾藏精，久病伤及肝肾，精血亏损，筋骨失养，髓减骨弱。

## 二、致病机制

神经性关节炎可继发于脊髓梅毒、脊髓空洞症、糖尿病性神经病、脊髓膜膨出、先天性痛觉缺如等疾病。由于支配关节感觉神经的丧失，肩、肘、颈椎、髋、膝、踝、足等关节由于没有痛觉的保护机制导致关节过度使用、撞击，发生破坏。此外，长期应用皮质类固醇、止痛药等，亦可引起关节破坏。由于关节的痛觉和深部感觉丧失，已破坏的关节软骨在尚未修复的情况下继续受到损伤，可使软骨剥脱，继发关节畸形、脱位或半脱位，有的患者甚至发生关节内骨折。

## 三、诊查要点

神经性关节炎起病隐匿，常由一个大关节或数个小关节开始，关节逐渐肿大、不稳、积液。肿胀关节多无疼痛，无局部压痛，关节活动受限也不明显。本病的最大特点是关节破坏的程度与疼痛和功能受限不成正比。关节病变发生后，病变发展较为迅速，晚期关节破坏进一步发展，可导致病理性脱位或病理性骨折，出现各种畸形。

原发神经疾病的不同，可使不同的关节受累，临床表现亦可随原发病各不相同。颈髓的脊髓空洞症是累及上肢关节的常见神经病性疾患，肩关节、肘关节、腕关节和颈椎椎间关节为受累的多发部位，以肩关节最为多见。脊髓梅毒又称脊髓痨，常累及髋关节、膝关节、踝关节和腰椎椎间关节，以膝关节最多见。脊髓膜膨出，以踝和足小关节受累多见。糖尿病性神经病，可发生在足小关节（跗跖关节、跖趾关节、趾间关节等）。

## 四、辅助检查

## （一）实验室检查

原发神经系统疾病的实验室检查表现，如糖尿病性神经病可见尿糖阳性、空腹血糖增高、酮尿、高比重尿等。

## （二）影像学检查

**1. X线检查**　X线检查早期可见关节的退行性改变，关节面轻度硬化、侵袭及破坏，关节肿胀，关节间隙增宽。晚期可见关节脱位或半脱位，受累的关节骨端硬化更明显，可见骨端碎裂不齐，骨膜反应，关节畸形，关节面不规则、塌陷，关节间隙变窄；关节边缘可见到形状不规则的巨大骨赘，脱落后形成大量关节内游离体，此为本病特征性改变；关节周围软组织肿胀，软组织内不规则钙化斑或碎骨片。

**2. CT 检查**　由于 CT 具有高分辨率的优点，能更好地显示病灶的结构、骨质破坏和邻近软组织的情况。可区分 X 线所显示的游离体是位于关节腔，还是软组织内，有助于确定关节腔积液的具体范围和积液量，区分关节积液和软组织肿胀引起的软组织密度增高。对于平片不能诊断或难以确定病变范围的病例，CT 可作为重要的检查手段加以利用。

### 五、鉴别诊断

#### （一）类风湿关节炎

类风湿关节炎是以关节病变为主，能导致骨骼关节发生严重畸形的慢性进行性自身免疫性疾病。本病不仅侵犯关节和腱鞘、滑膜，也常常损害其他器官，为一种全身性结缔组织疾病。发病以 30 ~ 50 岁为多，活动期多呈疼痛、肿胀、活动受限，指、趾小关节常呈对称性肿胀。实验室检查类风湿因子阳性，病情进展期血沉、C 反应蛋白均升高，X 线检查也有相应变化。而神经性关节炎主要是原发神经系统疾病的实验室检查表现。

#### （二）骨关节炎

骨关节炎是一种以关节软骨退行性变和继发性骨质增生为特征的慢性关节疾病，以关节疼痛、活动受限和关节畸形为主要症状。两者在发病机制上有根本的区别，神经性关节炎出现关节病变前已有神经系统原发病变。骨关节炎多见于 50 岁以上的中老年人，女性发病率高于男性，而神经性关节炎患者年龄多为 40 ~ 60 岁。

#### （三）创伤性关节炎

创伤性关节炎是由于创伤导致的可运动关节的软骨变性、破坏，以及在此基础上的关节及周围软组织的一系列改变而引起的关节功能障碍，临床表现以关节疼痛、活动受限为主，以四肢负重关节发病较多。两者在发病机制上有根本的区别，创伤性关节炎多由外伤引起，神经性关节炎则在出现关节病变前已有神经系统原发病变。创伤性关节炎可见于任何年龄，而神经性关节炎患者年龄多为 40 ~ 60 岁。

### 六、治疗方案

#### （一）中药治疗

神经性关节炎乃本虚之证，其病机为营卫俱虚，脾胃气虚，肝肾亏虚，故治疗应补虚为先，宜补益元气，益气健脾，养肝益肾。

**1. 营卫俱虚**　关节酸软乏力，全身倦怠，头晕目眩，少气懒言，自汗，活动时诸症加剧，舌质淡，脉虚无力。治以补益元气，固摄营卫，方用八珍汤加减。

**2. 脾胃气虚**　肢体倦怠，关节乏力，形体渐瘦，面色萎黄，食少纳呆，脘腹胀满，少气懒言，舌淡苔白，脉缓弱。治以益气健脾，养胃渗湿，方用六君子汤或参苓白术散加减。

**3. 肝肾亏虚**　关节肿胀，肌肉瘦削，尿频，腰酸膝软，偏于阴虚者，常伴心烦失眠，口燥咽干，手足心热，口干舌红，脉沉细而数。治以滋补肝肾，养精益髓，六味地黄丸加减。偏于阳虚者，常伴有浮肿、腹胀、阳痿、畏寒、舌红苔白，脉沉细无力。治以益肾固摄，壮阳补骨，方用金匮肾气丸加减。阴虚明显者，加枸杞、杜仲等；阳虚明显者，加淫羊藿、菟丝子等。

### （二）西药治疗

要查明病因，针对原发病进行治疗。如糖尿病性神经病通过饮食和口服降糖药控制血糖，脊髓痨按梅毒进行驱梅治疗，不仅治疗原发病，而且可改善关节症状。若患者疼痛明显，必要时服用非甾体类抗炎药缓解疼痛。

### （三）固定治疗

固定治疗主要是减少关节负重，保护和稳定关节。上肢关节受累应避免用力，减少投掷、挥舞等动作。下肢关节应尽量减少站立时间和行走路程，行走时应扶拐杖，以防关节扭伤。对不稳定关节可用支架保护，以防畸形和骨端破坏的发展。

### （四）物理治疗

物理治疗可采用直流电离子导入、超短波电疗等治疗，每日 1 次，每次 20～30 分钟，20 次为 1 个疗程。如脊髓空洞症，可行空洞节段深部 X 线照射。

### （五）手术治疗

对关节内有大量游离体者，可采用关节清理术，同时应注意术后活动时间要迟，避免参加重体力劳动。必须使用患肢工作或行走的青壮年患者可考虑行关节融合术。因受累关节神经控制差，应尽量采用加压融合术，同时严格掌握手术适应证。对于某些足部病变严重、溃疡经久不愈的病例，可考虑截肢。传统认为关节置换术对本病患者风险太大，但随着技术的提高，当疾病处于非进展期时，对部分患者可行全髋和全膝关节置换术，但并发症较多，应谨慎进行。

## 七、预防调护

针对病因，对原发性神经疾患进行有效治疗，将会减慢关节病变的进展速度，改善关节症状；保护受累关节，上肢病变应尽量少用患手工作；下肢病变应尽量减少负重，行走时可 使用拐杖。破坏较重关节可用支架保护，以防止畸形和骨破坏发展；关节积液过多者，可行关节穿刺抽出积液。

（杨文龙　晁芳芳）

# 第六节　痛风性关节炎

痛风是由于嘌呤代谢紊乱致使尿酸盐沉积在关节囊、滑囊、软骨、骨质、肾脏、皮下及其他组织而引起病损及炎症反应的一种疾病。临床表现为关节的急慢性炎症、痛风石、泌尿系结石及痛风性肾病。多数患者的关节炎表现为发作与缓解交替。反复发作的急性痛风性关节炎为痛风患者的最初临床表现，急性期具有骤然发作和剧烈疼痛的特征。本病好发于跖趾关节、踝关节等处，以中老年男性多见。痛风性关节炎归属于中医"痹证""痛风"的范畴。

## 一、病因病机

痛风性关节炎主要病机为正气虚弱，以"本虚标实"为主，人体正气亏虚，又外感风、寒、湿邪，导致痰湿、瘀血阻滞。在临床上可分为湿热蕴结、痰浊阻滞、瘀血阻络、寒湿浊毒、肝肾阴虚类型。

### （一）湿热蕴结

饮食不节，过食肥甘、厚腻之品，酿生湿热，湿热内蕴，气血凝滞，痹阻不通而发病。

### （二）痰浊阻滞

素体不足，脾运不健以致运化失调，酿湿成痰，痰浊阻滞气机，痹阻不通而发病。

### （三）瘀血阻络

恶血在内，留而不去，腠理闭而不通，复遇风寒，则血气瘀滞，留滞筋脉关节，阻滞关节经络而成痛风。

### （四）寒湿浊毒

久病不愈，正气亏虚，阳气不足，卫外不固，风寒湿邪乘虚侵入人体经脉，留着于肢体、筋骨、关节之间，痹阻不通而发病。

### （五）肝肾阴虚

肝主筋，肝藏血，肾主骨，肾藏精，素体肝肾阴虚或久病伤及肝肾，筋骨失养，而致本病。

## 二、致病机制

血液中尿酸的长期增高是痛风发生的关键原因。尿酸是人类嘌呤代谢的最终产物，主要来源于两个方面：①人体细胞内蛋白质分解代谢产生的核酸和其他嘌呤类化合物经一些酶的作用而生成内源性尿酸。②食物中所含的嘌呤类化合物、核酸及核蛋白成分经消化与吸收后，在一些酶的作用下生成外源性尿酸。

根据高尿酸血症发病的原因，分为原发性和继发性。前者由先天性嘌呤代谢紊乱引起，后者可继发于其他先天性代谢紊乱疾病或慢性肾脏病、血液病等及一些药物或代谢产物等。原发性痛风的病因还不完全清楚，而受寒、劳累、饮酒、饥饿、食物过敏或进食富含嘌呤食物、感染、创伤和手术等为发病的常见诱因。

现代病理研究发现，痛风性关节炎是尿酸钠微晶体沉淀于关节的滑膜、软骨、骨质及关节的周围软组织引起的非特异性炎症反应。这是个复杂的过程，可能是多种因素综合作用的结果。血液或滑囊液中，尿酸钠浓度达到饱和状态，即出现结晶沉淀，故大多数患者的急性痛风性关节炎发作，与高尿酸血症程度呈正相关。关节中血管较少，组织液氢离子浓度较高，基质中黏多糖丰富，是尿酸较易沉积于关节组织的原因。

尿酸钠沉淀于关节软骨和骨质内，逐渐增多突破关节面刺激滑膜，即发生炎症，经过治疗或休息后，炎症消退，但间歇一段时间后又复发。在尿酸钠微晶体导致急性关节炎发作过程中，多形核白细胞起重要作用。痛风时滑膜组织和关节软骨释放的尿酸钠晶体被关节液的白细胞吞噬，白细胞又被破坏释放出蛋白酶和炎性因子进入滑液，酶和炎性因子使关节中的白细胞增多，于是有更多吞噬了尿酸钠结晶的白细胞相继破裂释放出酶和炎性成分，形成恶性循环，进一步导致急性滑膜炎和关节软骨破坏，骨质缺损，关节边缘增生，周围组织纤维化，使关节功能明显受限。

## 三、诊查要点

### （一）症状

突发关节红肿，疼痛剧烈，尤其在肢体远端单关节，如第 1 跖趾关节等多见。症状常在 24 小时内达到高峰，并在数天至数周内自行缓解。早期试用秋水仙碱可迅速缓解症状。饱餐、饮酒、过劳、局部创伤等是常见的诱因。上述症状可反复发作，间歇期无明显症状。在皮下可能出现痛风石结节。随着病程的迁延，受累关节可持续肿痛，活动受限。患者可能有肾绞痛、血尿、尿排结石史或腰痛、夜尿增多等症状。

### （二）体征

急性单关节炎表现，该受累关节局部皮肤有紧张、红肿、灼热，且触痛明显。部分患者可能出现体温升高。在间歇期，可能无明显体征，或者仅有局部皮肤出现色素沉着、脱屑等现象。在耳郭、关节周围，可见偏心性结节，一旦破溃会有白色粉末状或糊状物溢出，且经久不愈。慢性期受累关节持续肿胀、压痛，甚至出现畸形和骨折。同时，可能伴有水肿、高血压、肾区叩痛等症状。

## 四、辅助检查

### （一）实验室检查

**1. 血尿酸测定**　急性痛风性关节炎发作期绝大多数患者血清尿酸含量升高，男性＞420μmol/L（7mg/dL），女性＞360μmol/L（6mg/dL），具有诊断价值。

**2. 血常规和血沉检查**　急性发作期，外周白细胞计数升高，为（10～20）×10⁹/L，中性粒细胞相应升高。血沉增快，但通常＜60mm/h。

**2. 血常规和血沉检查**　急性发作期，外周白细胞计数升高，为（10 ～ 20）×$10^9$/L，中性粒细胞相应升高。血沉增快，但通常＜ 60mm/h。

**3. 关节腔穿刺检查**　肿胀关节腔内可有积液，抽取关节液检查，具有极其重要的诊断意义，约 95% 以上急性痛风性关节炎滑液中可发现尿酸盐结晶，即使在缓解期，亦可在多关节内找到尿酸盐结晶。

**4. 痛风石活检**　穿刺吸取痛风石及其内容物，查到特异性尿酸盐的阳性率极高。

### （二）影像学检查

痛风性关节炎患者多在发病数年或数次发作后才出现骨关节病变，早期急性发作时仅表现为受累关节周围软组织肿胀。反复发作时，软组织内出现不规则团块状致密影的痛风结节，可出现钙化影（图 12-2）。病程较长者，在关节边缘可见偏心性半圆形骨质破坏，随着病情进展逐渐向中心扩展，形成穿凿样缺损，这是慢性痛风性关节炎较为特征性的改变之一。第 1 跖趾关节是好发部位，骨质缺损常见于第 1 跖骨头的远端内侧或背侧，其次是第一趾骨的近侧，常合并邻近软组织的肿胀、踇趾外翻畸形，第 1 跖骨头增大。

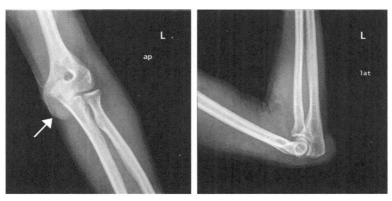

注：左肘关节构成骨见骨质疏松，左肘关节间隙变窄，关节关系如常，左肘关节尺骨鹰嘴下见团状高密度影，考虑痛风石形成。

**图 12-2　痛风性关节炎影像改变**

## 五、临床分型

根据照痛风的自然病程，可以分为急性期、间歇期和慢性期。

### (一）急性期

发病前可无任何先兆。诱发因素有饱餐饮酒、过度疲劳、紧张、关节局部损伤、手术、受冷受潮等。急性单关节炎通常是痛风的首发症状，表现为夜间或凌晨关节痛而惊醒、进行性加重、剧痛如刀割样或咬噬样，疼痛于 24 ～ 48 小时达到高峰。

### (二）间歇期

急性关节炎发作缓解后，一般无明显后遗症状，有时仅有发作部位皮肤色素加深，呈暗红色或紫红色、脱屑、发痒，称为无症状间歇期。多数患者在初次发作后出现 1 ～ 2 年的间歇期，但间歇期长短差异很大，随着病情的进展，间歇期逐渐缩短。如果不进行防治，每年发作次数增多，症状持续。

### (三）慢性期

尿酸盐反复沉积使局部组织发生慢性异物样反应，沉积物周围被单核细胞、上皮细胞、巨噬细胞包绕，纤维组织增生形成结节，称为痛风石。痛风石多在起病 10 年后出现，是病程进入慢性的标志，可见于关节内、关节周围、皮下组织及内脏器官等。典型部位在耳郭，也常见于足趾、手指、腕、踝、肘等关节周围，隆起于皮下，外观为芝麻大到鸡蛋大的黄白色赘生物，表面菲薄，破溃后排出白色粉末状或糊状物，经久不愈，但较少继发感染。

## 六、诊断标准

目前，诊断痛风性关节炎多采用美国风湿病协会 1977 年制订的标准。

### (一）滑囊液检查

滑囊液中查见特异性尿酸盐结晶。

### (二）痛风石检查

痛风石经化学方法或偏振光显微镜检查，证实含有尿酸盐结晶。

### (三）其他表现

具备下列临床、实验室和 X 线征象：12 项中有 6 项相符者：①1 次以上的急性关节炎发作。②炎症表现在 1 天内达到高峰。③单关节炎发作。④患病关节皮肤呈暗红色。⑤第 1 跖趾关节疼痛或肿胀。⑥单侧发作累及第 1 跖趾关节。⑦单侧发作累及关节。⑧有可疑的痛风石。⑨高尿酸血症。⑩X 线显示关节非对称性肿胀。⑪X 线片示骨皮质下囊肿不伴骨质侵蚀。⑫关节炎症发作期间关节液微生物培养阴性。

具备以上 3 项中的任何 1 项者可做出痛风性关节炎诊断。

## 七、鉴别标准

### (一)风湿性关节炎

本病有 A 族溶血性链状菌感染，发病前常有咽炎、扁桃体炎等病史，多见于青少年。典型表现为游走性、对称性多关节炎，常侵犯膝、肩、肘、踝等关节，常伴有心肌炎、环形红斑和皮下结节等表现，实验室检查抗溶血性链球菌抗体升高，血尿酸值正常。

### (二)化脓性关节炎

化脓性关节炎主要由金黄色葡萄球菌所致，多见于小儿和青少年。可发现原发感染或化脓病灶，多发生于髋、膝等负重大关节，多呈急性关节疼痛、肿胀、活动受限，并伴有高热、寒战等症状。关节穿刺液为脓性，可培养出金黄色葡萄球菌，滑液中无尿酸盐结晶，抗痛风药物治疗无效。

### (三)假性痛风

由焦磷酸钙沉积于关节软骨引起，多见于老年人，有膝、肩、踝等大关节急性炎症发作，常伴有关节软骨钙化，X 线片见关节间隙变窄和软骨钙化灶呈密点状或线状，无骨质破坏改变。滑囊液中含焦磷酸钙或磷灰石结晶，血尿酸值正常，秋水仙碱治疗无效。

## 八、治疗方案

原发性痛风缺乏病因治疗，因此不能根治。治疗痛风的目的：①迅速控制痛风性关节炎的急性发作。②预防急性关节炎复发。③纠正高尿酸血症，以预防尿酸盐沉积造成的关节破坏及肾脏损害。④手术剔除痛风石，对毁损关节进行矫形手术，以提高生活质量。

### (一)中药治疗

痛风性关节炎的治疗应以清热除湿、活血通络、祛风散寒、补益肝肾为先。

**1. 湿热蕴结** 关节红肿疼痛，拒按，局部灼热，得凉痛减，伴发热口渴，心烦不安，尿黄，舌红，苔黄腻，脉滑数。治以清热除湿，祛风通络，宣痹汤加减。若口渴、身热心烦者，可加金银花、蒲公英等；湿重者，加车前草、冬葵子等。

**2. 痰浊阻滞** 关节肿胀，甚则关节周围漫肿，局部酸麻疼痛，伴有目眩，面浮足肿，胸脘痞满，舌胖质紫暗，苔白腻，脉缓或弦滑。治以祛湿通络，方用薏苡仁汤加减。关节屈伸不利者，加伸筋草、木瓜等；胸脘痞满甚者，加茯苓、白术、泽泻等。

**3. 瘀血阻络** 关节红肿刺痛，肤色紫暗，局部肿胀变形，屈伸不利，周围或有硬结，肌肤甲错，舌紫暗或有瘀斑，苔薄黄，脉细涩或沉弦。治以活血化瘀，通络除痹，化瘀通痹汤加减。关节久痛，疼痛较甚者，加全蝎、蜈蚣、乌梢蛇等。

**4.寒湿浊毒**　肢体关节疼痛，屈伸不利，冬、春阴雨天气尤易发作，局部皮色不红，触之不热，遇寒痛增，得热痛减，舌质淡，苔白，脉弦紧或濡缓。治以祛寒散邪，除湿通痹，方用独活寄生汤加减。寒邪偏重者，加附子、川乌等。

**5.肝肾阴虚**　病久屡发，日久不愈，肌肤麻木不仁，屈伸不利，昼轻夜甚，甚或关节变形，腰膝酸软，头晕耳鸣，颧红口干，舌质红，少苔，脉弦细或细数。治以补益肝肾，通络止痛，六味地黄丸加减。肌肤麻木较甚者，加防己、鸡血藤、络石藤等；关节变形者，加炮山甲、乌梢蛇等。

## （二）西药治疗

**1.急性痛风性关节炎**　急性痛风性关节炎应尽早使用抗炎止痛药和秋水仙碱，禁用降尿酸及影响尿酸排泄的药物。秋水仙碱是本病的特效药，对于症状较重或难治性病例，具有快速控制疼痛和消炎的作用：①秋水仙碱：首剂量 0.5～1mg，其后每小时 0.5mg，直至症状缓解或出现不良反应，达到治疗量一般为 3～5mg，24 小时内不可超过 6mg。在症状缓解后 48 小时内不需服用，72 小时后改为维持量 0.5mg，每日 1～3 次。②非甾体类抗炎药：为缓解疼痛，应尽早给予非甾体抗炎药治疗，可选用 COX-2 抑制剂（如塞来昔布等）或 COXT 抑制剂（如双氯酚酸等），一般 1～2 天可见效，症状消失应停止服用。

**2.慢性痛风性关节炎**　对慢性期和痛风发作间期，尤其有痛风石、泌尿系结石、痛风性肾病其中任何 1 项者，宜采用降尿酸治疗。降低尿酸水平的药物有两类：一类是促进尿酸排泄的药物，另一类是抑制尿酸生成的药物：①促进尿酸排泄的药物：主要有丙磺舒，丙磺舒初用 0.25g，每日 2 次，然后每隔 1 周将日量增加 0.25～0.5g，直至 1～2g/d 维持治疗，最大剂量每日不超过 3g。本品要求患者肾功能良好，使用该类药物应注意：伴有活动性溃疡、磺胺类药物过敏或肾功能低下及痛风性关节炎急性发作期的患者不宜使用，需大量饮水，加用碳酸氢钠或碱性药物。②抑制尿酸生成的药物：别嘌醇，常用剂量是口服每次 100mg，每日 3 次，如病情需要剂量可加大至每次 200mg，每日 3 次，但应逐渐递增，且最大剂量每日不超过 600mg。

## （三）针灸治疗

**1.主穴**　取受累关节局部瘀阻比较明显的络脉（阿是穴）及足三里、阴陵泉、支沟、内庭、三阴交。

**2.配穴**　肘关节肿痛者，加曲池、合谷；腕关节肿痛者，加合谷、阳池、外关；膝关节肿痛者，加血海、膝眼、阳陵泉；踝关节肿痛者，加昆仑、解溪等；第 1 跖趾关节肿痛者，加太冲。

**3.操作方法**　受累关节局部皮肤常规消毒后，用长度适宜毫针对局部病变处（阿是穴）行围刺法。其余主穴、配穴等穴位常规消毒后取长度适宜毫针直刺，采用小幅度的捻转提插泻法，留针 30 分钟并每隔 10 分钟加强手法 1 次。

**4. 疗程**　每日 1 次，10 天为 1 个疗程。

## （四）手术治疗

对于痛风石巨大，影响关节功能，有穿破皮肤危险或压迫邻近组织，妨碍关节功能活动时，应考虑手术摘除。对穿破皮肤并已形成窦道者，应考虑手术刮除痛风石。对于关节面严重破坏的关节，可行关节融合术或人工关节置换术。术前 3 日及术后 1 周内每日口服秋水仙碱，以防术后急性发作，同时应长期应用丙磺舒降低血尿酸。

## 九、预防调护

### （一）低嘌呤饮食

高嘌呤饮食常可使血尿酸暂时增加，诱发关节炎急性发作，故应少食高嘌呤食物，如肝脏、肾、骨髓、大肠等动物内脏，以及菠菜、芹菜等蔬菜，虾、蟹、牡蛎、墨鱼等水产品。多食碱性食物，如油菜、白菜与瓜类，可促进尿中尿酸溶解，增加尿酸排出量。

### （二）忌酒，多饮水

乙醇可在体内产生乳酸，减少尿酸的排泄，而啤酒含有大量的嘌呤，用应忌酒。多饮水，多喝碱性饮料，以促进尿酸转化。

### （三）减重

痛风性关节炎且较肥胖者，应控制饮食，适当减轻体重。

### （四）避免疲劳，积极进行预防性治疗

痛风性关节炎患者，应避免过劳、紧张、寒冷、外伤等诱发因素。发作期间，应卧床休息，可适当固定患病关节。有痛风家族史者，男性应经常检查血尿酸，如有可疑，即给予预防性治疗。痛风相关疾病，如高脂血症、高血压、冠心病等应积极治疗。

（杨文龙　晁芳芳）

# 第七节　骶髂关节致密性骨炎

致密性骨炎最常见于髂骨，是一种原因不明的发生于骶髂关节髂骨侧，是一种以骨质密度增加为主要影像学特征的疾病。其病因尚不明确，近年来认为，本病是一种特殊缺血性坏死改变，可能与妊娠、感染、外伤、机械性劳损等有关。本病好发于 20 ～ 35 岁青年女性，以妊娠期女性多见，其主要表现为下腰部，骶尾部疼痛。多呈慢性、间作性疼痛，可向臀部及大腿后侧扩散，继而出现运动障碍，可有晨僵症状。本病属于中医学学"腰痛""痹证"的范畴。

## 一、病因病机

### (一) 瘀血阻络

局部劳伤，复感风寒湿邪，寒性凝滞，致筋脉拘急，运行迟缓而瘀滞；水湿、痰浊内阻，血行不畅，瘀血内阻，痹阻骨节筋脉而成痹证。

### (二) 肝肾亏虚

肝主筋，肝藏血，肾主骨，肾藏精，精血相生，女子妊娠、分娩多有劳伤，耗精伤血，因而损肝伤肾，筋骨失肝肾之养而致病。

### (三) 寒湿痹阻

风性开泄，寒湿之邪依附于风而侵袭人体，寒湿之邪入里留于关节，寒性凝滞，湿性重着，可阻滞气血，使筋骨失于濡养而发为痹证。

## 二、致病机制

致密性骨炎通常被认为与妊娠和泌尿系感染有关，是由感染和炎症毒素引起的骨质改变。妊娠后期骨盆韧带的松弛可能导致骨髓关节松动，失去稳定性，此时若受到异常刺激或损伤，可能诱发致密性髂骨炎。另外，一些学者认为本病是由于骨盆倾斜角改变，使髂骨周围韧带紧张，造成髂骨供血不良，引起致密性髂骨炎。此外，致密性骨炎的发病与骨盆的负重和局部解剖结构有关，某些职业和劳动可能会加重髂骨耳状面对重力传导的负担，因此职业因素在病因上具有一定的作用。

妊娠、分娩及外伤均可导致骶髂关节韧带撕裂，使局部血供受阻。因此，本病早期局部出现充血、水肿及渗出增加等情况，逐渐出现增生与变性反应，胶原纤维致密化并朝着硬化演变。血管形成厚壁血管，易闭塞而导致髂骨耳状面的缺血和缺氧，骨质呈现硬化性改变。单侧和双侧均可发病，以髂骨骨质密度增高为特点的非特异性炎症。骨髓关节囊显示纤维增生、弹性降低及松动样改变，继发于盆腔内炎症者亦出现类似的病理改变。

## 三、诊查要点

患者多有妊娠、外伤及盆腔感染等病史。

### (一) 症状

本病一般症状较轻甚至无任何症状。首发症状为腰髋部或下腰部疼痛，80% 为单侧发作，偶尔在臀下部及大腿后侧出现放射痛，但无典型的坐骨神经痛，步行、站立、负重及劳累后疼痛加重，休息后症状减轻，疼痛多可忍受。

## （二）体征

骶髂关节部压痛及叩击痛，骨盆分离、挤压试验、"4"字试验等均阳性。

## 四、辅助检查

### （一）实验室检查

实验室检查无特殊性。HLA-B27多为阴性。

### （二）影像学检查

**1. X线检查**　表现为单侧或双侧骶髂关节中下部局限性骨质硬化，一般局限为髂骨侧，表现为髂骨侧有三角形或梨形的边缘清晰、均匀一致的致密带，硬化边缘清晰，关节间隙内可有"真空"样改变，关节面一般不受累，关节间隙正常。

**2. CT检查**　CT显示髂骨耳状面呈均匀性密度增高硬化区，且硬化区常呈三角形，尖端向上，骶髂关节光滑锐利，关节间隙无改变，无骨质破坏及骨质疏松，也无软组织肿块。

## 五、鉴别诊断

### （一）强直性脊柱炎

致密性骨炎与强直性脊柱炎发病部位、临床症状相似，极易混淆，需注意鉴别。强直性脊柱炎可有下腰部疼痛，表现为开始为间歇性疼痛，数月、数年后发展为持续性疼痛，常伴有晨僵，活动后减轻，其病变往往从骶髂关节开始。致密性骨炎表现为腰骶部或下腰部疼痛，无明显演变过程，疼痛较轻，劳累后症状加重。影像学检查，强直性脊柱炎可见骶髂关节狭窄，关节面虫蚀样改变，关节面下骨质囊性破坏，伴有局限性骨质疏松，有时可有新骨生成及下腰部韧带骨化等征象；而致密性骨炎病变局限于髂骨侧，关节面一般不受累，关节间隙正常。

### （二）腰椎间盘突出症

致密性骨炎临床表现为反复下腰痛，有时可向下放射至两侧臀部和大腿，下腰活动时可加重症状，但无典型的坐骨神经痛，故须与腰椎间盘突出症相鉴别。两者的病史、症状和体征不同，应详细询问病史，全面查体，合理应用影像学检查，X线检查、CT扫描、MRI检查能为诊断提供有力证据，经过鉴别可做出明确诊断。

## 六、治疗方案

### （一）中药治疗

致密性骨炎的中医辨证治疗应活血化瘀、补肝益肾、祛湿散寒为主。

**1. 瘀血阻络** 腰骶部刺痛，日轻夜重，活动时疼痛，痛处不移，舌质暗红或有瘀斑、瘀点，苔薄白，脉弦涩。治以活血化瘀，通络止痛，方用桃红四物汤加减。阻络重者，加地龙、乌梢蛇。

**2. 肝肾亏虚** 腰骶部酸痛，劳累后加重，眩晕耳鸣，双眼干涩，腰膝酸软，形体消瘦，筋脉拘急，指甲淡白，舌淡，苔薄白，脉细弱。治以补肝益肾，养血止痛，方用大补阴丸加减。失眠、心悸、气短者，加菖蒲、远志、五味子。

**3. 寒湿痹阻** 腰骶部冷痛，伴或不伴周身关节冷痛，畏风恶寒，寒冷和阴雨天加重，舌质淡，苔白腻，脉浮紧或沉紧，治以祛湿散寒止痛，方用独活寄生汤加减。寒证明显者，加附子、乌头；湿证较重者，加薏苡仁、苍术。

## （二）西药治疗

疼痛明显者，临床常用非甾体消炎药可迅速有效地缓解症状，可选用 COX-2 抑制剂（如塞来昔布等）或 COX-1 抑制剂（如双氯酚酸等）。

## （三）针灸治疗

患者取俯卧位，选取腰阳关及患侧肾俞、膀胱俞、八髎穴、秩边、委中、阿是穴等，也可根据疼痛部位选取邻近相应穴位。并依照疼痛的性质及患者体质强弱选用相应的补泻手法和强弱刺激量，必要时可采用电针以加强针麻和镇痛效果。

## （四）物理治疗

以透热活血镇痛为主，可采用超短波治疗、超声波治疗、红外线、蜡疗等。

## （五）手术治疗

若症状严重经上述治疗仍不能减轻者，可考虑行骶髂关节融合术。

## 七、预防调护

本病通常具有良好的预后。在日常生活中，应避免参与可能导致腰部扭伤的剧烈活动（搬运重物）。当症状较轻时，应暂时避免活动和久坐，应卧床休息。局部使用毛巾热敷可以缓解疼痛。

（杨文龙　晁芳芳）

# 主要参考书目

1. 詹红生，杨凤云. 中医骨伤科学. 北京：人民卫生出版社，2021.

2. 黄桂成，王拥军. 中医骨伤科学. 北京：中国中医药出版社，2016.

3. 韦贵康. 实用中医骨伤科学. 上海：上海科学技术出版社，2006

4. 刘玉清，金征宇. 医学影像学. 北京：人民卫生出版社，2015.

5. 董福慧. 中医正骨学. 北京：人民卫生出版社，2005.

6. 孙树椿. 中医筋伤学. 北京：人民卫生出版社，2006.

7. 徐展望，何伟. 中医骨病学. 北京：中国中医药出版社，2018.

8. 胥少汀，葛宝丰. 实用骨科学. 北京：人民军医出版社，2016.

9. 格林斯潘. 实用骨科影像学. 北京：科学出版社，2012.

10. 王亦璁，姜保国等. 骨与关节损伤. 北京：人民卫生出版社，2012.

11. 吴在德，吴肇汉. 外科学. 北京：人民卫生出版社，2013.

12. 国家中医药管理局. 中医病证诊断疗效标准. 南京：南京大学出版社，1994.

13. 唐农轩，范清宇，丁勇. 实用骨病学. 北京：人民军医出版社，2006.

14. 胡永成，马信龙，马英. 骨科疾病的分类与分型标准. 北京：人民卫生出版社，2014.

15. 尹志伟，侯键. 骨伤科影像学. 北京：中国中医药出版社，2016.

16. 童培建. 创伤急救学. 北京：中国中医药出版社，2016.

17. 徐展望，何伟. 中医骨病学. 北京：中国中医药出版社，2016.

18. 黄桂成. 中医筋伤学. 北京：中国中医药出版社，2016.

19. 张俐. 中医正骨学. 北京：中国中医药出版社，2016.

20. 贾卫斗，程开明，宋洁富. 小儿骨科学. 上海：上海第二军医大学出版社，2009.

21. 周红海，于栋. 中医筋伤学. 北京：中国中医药出版社，2021.

22. 柏立群，罗毅文. 中医正骨学. 北京：人民卫生出版社，2021.

23. 贺西京，朱悦. 运动系统与疾病. 北京：人民卫生出版社，2021.

24. 栾金红，郭会利. 骨伤影像学. 北京：中国中医药出版社，2021.

25. 田伟. 积水潭使用骨科学. 北京：人民卫生出版社，2013.